Bildgebung Lymphologie

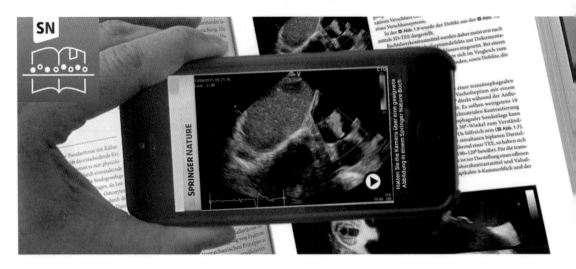

Wolfgang Justus Brauer
Hrsg.

Bildgebung Lymphologie

Sonographie, Lymphangiographie,
MR und Nuklearmedizin

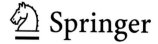 Springer

Hrsg.
Wolfgang Justus Brauer
Radiologie am Zollhof
Freiburg im Breisgau, Deutschland

Die Online-Version des Buches enthält digitales Zusatzmaterial, das durch ein Play-Symbol gekennzeichnet ist. Die Dateien können von Lesern des gedruckten Buches mittels der kostenlosen Springer Nature „More Media" App angesehen werden. Die App ist in den relevanten App-Stores erhältlich und ermöglicht es, das entsprechend gekennzeichnete Zusatzmaterial mit einem mobilen Endgerät zu öffnen.

ISBN 978-3-662-62529-3   ISBN 978-3-662-62530-9   (eBook)
https://doi.org/10.1007/978-3-662-62530-9

Die Deutsche Nationalbibliothek verzeichnet diese Publikation in der Deutschen Nationalbibliografie; detaillierte bibliografische Daten sind im Internet über http://dnb.d-nb.de abrufbar.

Lektorat: Daniel Quinone
Umschlagabbildung (c) Autorenvorlage Herausgeber//Umschlaggestaltung deblik Berlin

Springer ist ein Imprint der eingetragenen Gesellschaft Springer-Verlag GmbH, DE und ist ein Teil von Springer Nature.
Die Anschrift der Gesellschaft ist: Heidelberger Platz 3, 14197 Berlin, Germany

Geleitwort

Warum ist das Bein dick? Ödeme stellen einen erheblichen Einschnitt in die Lebensqualität dar und können erstes Anzeichen einer lebensbedrohlichen Erkrankung sein. Schnelle und gute Diagnostik ist relevant und sollte selbstverständlich sein. Der Alltag ist leider anders: In der Ausbildung der Ärzte werden weder die klinische noch die apparative Diagnostik und die resultierenden Behandlungen hinreichend gelehrt. Eine kleine Gruppe spezialisierter Radiologen hat sich in den vergangenen Jahren mit der Interpretation und Weiterentwicklung beschäftigt und die Diagnostik revolutioniert. Das Wissen wird auf Kongressen verbreitet und dort wiederum einem eingeschränkten Publikum nahegebracht. Ein Lehrbuch, in dem kompakt der aktuelle Stand der Wissenschaft nachzulesen ist, fehlt in den Deutschen Bibliotheken. Begrüßenswert ist die Ergänzung durch eine Online-Version, die regelmäßig aktualisiert werden kann.

Herr Dr. Brauer hat sich als Radiologe und ehemaliger Präsident der Deutschen Gesellschaft für Lymphologie jahrzehntelang mit dem Thema beschäftigt und viele Weiterentwicklungen gehen auf seine Forschung und Expertise zurück. Die Weitergabe seines Wissens ist unbedingt zu befürworten.

Berlin, Juli 2020

Anya Miller
Präsidentin der deutschen
Gesellschaft für Lymphologie

Geleitwort

Von den bahnbrechenden Fortschritten in der apparativen Medizintechnik der letzten Jahrzehnte haben vor allem die bildgebenden Untersuchungsverfahren profitiert. Folge dieser Entwicklung war unter anderem auch eine deutliche Verbesserung der Kenntnisse über Anatomie, Physiologie und Pathophysiologie des Lymphgefäßsystems. Darüber hinaus konnte durch die Anwendung molekulargenetischer Screening-Verfahren auch das Wissen über die bei der Entwicklung und Differenzierung der Lymphgefäße beteiligten Gene deutlich erweitert werden.

Das vorliegende Buch enthält einführend eine detaillierte Darstellung des heutigen Wissens über Anatomie, Genetik, Physiologie und Pathophysiologie des Lymphgefäßsystem. Danach werden die Möglichkeiten und Grenzen der modernen bildgebenden Untersuchungsmethoden detailliert erläutert.

Als Schwerpunkt der Lymphszintigrafie kann die quantitative Beurteilung des Lymphtransportes angesehen werden. Für eine exakte morphologische Beurteilung der Lymphkollektoren und Lymphknoten werden entweder die intranodale Lipiodol-Lymphografie oder die Magnetresonanz-Lymphografie empfohlen.

Die indirekte Lymphangiografie, ermöglicht lediglich eine Darstellung epifaszialer Lymphgefäße. Diese Methode hat jedoch wegen der schnellen Diffusion des benutzten wasserlöslichen Kontrastmittels nur eine begrenzte Aussagefähigkeit.

Bei der hochauflösenden Sonografie wird die Diagnose nahe der Körperoberfläche gelegener Lymphknoten als Schwerpunkt angesehen. Mediastinale, intraabdominale und pelvine Lymphknoten lassen sich zum Teil durch die Endosonografie erfassen.

Aus den etwas nebulösen Bildern früherer Ultraschallgeräte sind durch eine erhebliche Verbesserung der Technik inzwischen aussagefähige Strukturen entstanden, die letztlich auch eine Funktionsdiagnostik ermöglichen.

„Eine alte Methode behält nach geänderter Technik ihren Nutzen“. So kann man den Wandel der seit 1961 bekannten, invasiven Lipiodol®Ultra-Fluid-Lymphografie, neuerdings mit vorwiegend intranodulärer anstatt der früher üblichen intravasalen Injektion des öligen Kontrastmittels, beschreiben. Allerdings sind die Indikationen der Ultraschall-gestützten, intranodulären Technik heute auf einige, vorwiegend traumatische Erkrankungen des Lymphgefäßsystems begrenzt.

Mit Ausnahme von Lymphszintigrafie und Sonografie besitzen die außerdem besprochenen bildgebenden Untersuchungsverfahren CT, MRT und

PET eher eine Art Sonderstaus. Denn trotz ihrer bemerkenswerten Aussagefähigkeit werden sie u.a. wegen Aufwand und Kosten nicht für eine routinemäßige Anwendung bei Lymphgefäßerkrankungen empfohlen. Die diagnostischen Schwerpunkte dieser Methoden liegen bei der Tumordiagnostik.

Ein Bündel wertvoller Informationen für den täglichen Umgang mit
Ödem-Patienten enthält das Kapitel über die klinische Diagnostik und Diffe-
renzialdiagnostik. Die hier in einer übersichtlichen und einprägsamen Form
zusammengetragenen Ergebnisse basieren auf den lymphologischen Erfahrungen des Autors die in den letzten 4 Jahrzehnten erworbenen wurden.

Sämtliche Autoren sind ausgewiesene Experten mit langjähriger Berufser-
fahrung. Mit dem vorliegenden Buch ist ihnen eine über das Thema weit hin-
ausgehende, beeindruckende Zusammenstellung der aktuellen anatomischen,
genetischen, physiologisch/pathophysiologischen Kenntnisse über das
Lymphgefäßsystem gelungen. Neben diagnostischen und therapeutischen
Strategien sind vor allem die Patienten Nutznießer der aufgezeigten technischen Fortschritte.

Ein wirklich lesenswertes Buch für alle, die an Diagnose und Therapie
lymphovaskulärer Erkrankungen interessiert sind.

August 2020   Horst Weissleder
                                                                    Freiburg im Breigau

Vorwort

Das Lymphsystem besteht aus Lymphgefäßen, Lymphknoten und extranodalem lymphatischen Gewebe. Wesentliche Aufgaben liegen in der Entsorgung interstitieller Flüssigkeit und den darin enthaltenen Substanzen durch die Lymphgefäße, wie auch in immunologischen Funktionen durch das lymphatische Gewebe. Lymphknoten haben eine Doppelfunktion: Sie sind sowohl Teil des Entsorgungssystems (sie bilden zusammen mit den Lymphgefäßen das Lymphgefäßsystem) als auch Teil des immunologischen Systems.

Das Lymphgefäßsystem ist also zuständig für Aufnahme und Abtransport von Flüssigkeit, Proteinen, Makromolekülen, langkettigen Fettsäuren, fettlöslichen Vitaminen und anderen Nahrungsbestandteilen, Zellbestandteilen, Bakterien und Viren, der Rezirkulation von Lymphozyten aus dem Interstitium und Rückführung in das Venensystem. Primäre und sekundäre Erkrankungen des Lymphgefäßsystems können Störungen der Homöostase der interstitiellen Flüssigkeit verursachen, deren wichtigste Folgen Lymphödeme und Erysipele sind, aber auch (selten) zu Komplikationen bis hin zu malignen Tumoren führen.

Erkrankungen des Lymphgefäßsystems sind häufig und fast immer chronisch sowie ohne suffiziente Dauertherapie progredient. Sie betreffen die meisten medizinischen Fachgebiete. Zwar sind immunologische und onkologische Erkrankungen des Lymphsystems Bestandteil der ärztlichen Ausbildung, die Lymphangiologie, also der Bereich der Lymphologie, der sich speziell mit dem lymphatischen Transportsystem und dessen Erkrankungen befasst, gehört dagegen nicht oder selten zum ärztlichen Ausbildungskatalog.

Eine gezielte bildgebende Diagnostik des Lymphgefäßsystems kann helfen, diagnostische Weichen und Diagnosen früh zu stellen. Dadurch kann die Zahl diagnostischer Lymphonodektomien, die nicht selten lebenslange Folgeerkrankungen nach sich ziehen, reduziert werden. Eine gute Diagnostik kann dazu beitragen, bei Operationen die Gefahr von Schädigungen des Lymphgefäßsystem zu minimieren. Sie ist unverzichtbar für die Sentinel-Node-Markierung bei onkologischen Maßnahmen und bei interventionellen Eingriffen im Lymphgefäßsystem.

Das Buch über die Bildgebung des Lymphgefäßsystems wendet sich an eine breite Zielgruppe, an Ärztinnen/Ärzte in der Weiterbildung wie auch an Fachärztinnen/Fachärzte und nicht zuletzt an Lymphologinnen/Lymphologen. Es soll Ärztinnen/Ärzten beispielsweise in der chirurgischen Ambulanz oder in internistischen Abteilungen helfen, unklare Lymphknotenerkrankungen zu erkennen und einzuordnen, wie auch Lymphologinnen/Lymphologen insbesondere bei komplexen Krankheitsbildern mit Beteiligung des Lymphgefäßsystems in der diagnostischen Weichenstellung unterstützen. Es zeigt Techniken und Wege, Lymphtransportstörungen zu objektivieren oder auszuschließen, was auch in strittigen Fragen mit Kostenträgern oder gutachterlich von Bedeutung sein kann. Und: Es bietet eine Übersicht über interventionelle, operative und neue erste medikamentöse Ansätze in der Therapie von Erkrankungen des Lymphgefäßsystems. Die Vermittlung für die Diagnostik bzw. Bildgebung wichtiger Grundkenntnisse in der funktionellen Anatomie, Genetik, Physiologie und Pathophysiologie und Klinik ist ebenfalls ein Anliegen des Autors.

Die Idee für dieses Buch basiert auf der intensiven Beschäftigung mit der Lymphologie seit Beginn meiner Facharztweiterbildung im Jahr 1979. Die Grundlagen hierfür hat mein Lehrer und Mentor, Pionier der lymphologischen Bildgebung, Prof. Dr. Horst Weissleder gelegt, der früh mein Interesse für die Lymphologie geweckt hat und mich noch heute lymphologisch begleitet. Ihm möchte ich meinen ganz herzlichen Dank aussprechen. Interessierten darf ich sein zusammen mit Christian Schuchhardt herausgegebenes Standardwerk über die Erkrankungen des Lymphgefäßsystems wärmstens ans Herz legen.

Danke auch an Dr. Dirk Orban. Seine exzellente sonografische Fallsammlung von Lymphadenopathien und unsere vielen Diskussionen darüber haben mich letztendlich ermutigt, ein Buch über die bildgebende Diagnostik des Lymphgefäßsystems zu verfassen. Entscheidend bestärkt aber hat mich Prof. Rüdiger Baumeister, der mir in seiner Eigenschaft als Präsident der Gesellschaft Deutschsprachiger Lymphologen meine lymphologischen Aktivitäten würdigend die Mascagni-Medaille verliehen und so den Anstoß zu diesem Buch gegeben hat. Große Hilfe habe ich von meiner Familie, meiner Ehefrau und unseren Töchtern erfahren, die über Jahre und Jahrzehnte meine lymphologischen Interessen ertragen, toleriert und mich bei dem Zustandekommen dieses Buches unterstützt haben. Unsere Tochter Dr. Verena Brauer hat bei vielen Publikationen den mathematisch-statistischen Part übernommen, ihr verdanken wir wichtige neue Erkenntnisse zu Themen der Funktionslymphszintigrafie und zur Pathophysiologie des Lipödems. Herzlich bedanken möchte ich mich bei Frau Prof. Dr. Beatrice Amann-Vesti aus Zürich und bei den Herren Prof. Dr. Christoph Thalhammer aus Bern und Dr. Jann Arends, Freiburg für das Überlassen sonografischer Abbildungen von Lymphknoten, Herrn Dr. Franz Mairitsch, Wolfsberg/Österreich für lymphangiografische Aufnahmen, Herrn Prof. Dr. Alexander Stahl, Augsburg für funktionslymphszintigrafische Befunde und Herrn Prof. Dr. Dirk Watermann, Freiburg, für die Anfertigung eines eindrucksvollen Videos. Herr Prof. Dr. Wilting hat einen wichtigen Part in der redaktionellen Arbeit übernommen, wir sind ihm dafür außerordentlich verbunden.

Frau Breitenborn, WPV, Wirtschafts- und Praxisverlag Köln hat mit freundlicher Abdruckgenehmigung von Abbildungen aus meinen Zeitschriften- und Buchbeiträgen die Erstellung des Manuskriptes unterstützt, desgleichen Frau Jane Hayward vom Thieme Verlag. Und last but not least: Ohne die engagierte Mitarbeit unserer Co-Autoren wäre das Alles nicht möglich geworden. Auch Ihnen ganz besonderen Dank!

Freiburg   Wolfgang Justus Brauer
2020

Inhaltsverzeichnis

Über den Herausgeber

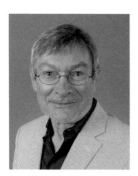

Dr. med. Wolfgang Justus Brauer Nach Approbation 1973 wissenschaftlicher Assistent am Institut für Biophysik und Strahlenbiologie der Universität Freiburg

1975 Promotion

1983 Facharzt für Radiologie

1986 Oberarzt und von 1991 bis 2012 Chefarzt der Abteilung Radiologie/Nuklearmedizin des Kreiskrankenhauses Emmendingen

Von 2001 bis 2011 Präsident der Deutschen Gesellschaft für Lymphologie

2017 Verleihung der Mascagni-Medaille für besondere Verdienste in der Lymphologie

Jetzt im Ruhestand, aber weiterhin ärztlich in einer radiologischen Praxis und als lymphologischer Fachlehrer tätig

Autorenverzeichnis

Thiha Aung Plastische Hand- und Wiederherstellungschirurgie, Universitätsklinikum Regensburg, Regensburg, Deutschland

Jürgen Becker Zentrum für Anatomie, Universitätsmedizin Göttingen, Göttingen, Deutschland

Wolfgang Justus Brauer Radiologie am Zollhof, Freiburg im Breisgau, Deutschland

Vanessa Brebant Plastische Hand- und Wiederherstellungschirurgie, Caritas-Krankenhaus St. Josef, Regensburg, Deutschland

Silvia Gretener Angiologie Oberaargau, Langenthal, Schweiz

Silke Härteis Professur für Molekulare und Zelluläre Anatomie, Universität Regensburg, Regensburg, Deutschland

Hak Hong Keo Zentrum für Gefäßmedizin Mittelland, Aarau, Schweiz

René Müller-Wille Institut für Radiologie, Klinikum Wels-Grieskirchen GmbH, Wels, Österreich

Mike Notohamiprodjo München, Deutschland

Michael Oberlin Fachklinik für Lymphologie, Foeldi Klinik, Hinterzarten, Deutschland

Lukas Prantl Plastische Hand- und Wiederherstellungschirurgie, Universitätsklinikum Regensburg, Regensburg, Deutschland

Peter Reuland Nuklearmedizinische Praxis am Bertoldsbrunnen, Freiburg, Deutschland

Matthias Schmidt Klinik und Poliklinik für Nuklearmedizin, Universität zu Köln, Medizinische Fakultät und Uniklinik Köln, Köln, Deutschland

Christian Ure Lymphklinik Wolfsberg, LKH Wolfsberg, Wolfsberg, Österreich

Jörg Wilting Zentrum für Anatomie, Universitätsmedizin Göttingen, Göttingen, Deutschland

Walter A. Wohlgemuth Universitätsklinik und Poliklinik für Radiologie, Universitätsklinikum Halle, Halle/Saale, Deutschland

Hellmuth Zöltzer Kassel, Deutschland

Abbildungsverzeichnis

Tabellenverzeichnis

Funktionelle Anatomie des Lymphgefäßsystems

1

Hellmuth Zöltzer

Inhaltsverzeichnis

1.1 Einleitung

Das Lymphgefäßsystem steht in enger funktioneller Wechselwirkung mit dem Blutkreislauf und verbindet sich mit diesem über große Lymphstämme im Gebiet der herznahen Venen. Als ein Drainage- und Transportsystem dient es der Aufnahme derjenigen Flüssigkeiten, Zellen und Partikel des Raumes zwischen den Zellen des Organismus, die nicht über das Blutgefäßsystem abtransportiert werden können. Hierzu gehören z. B. die über die Enterozyten des Darmes aufgenommenen Fette, fettlösliche Vitamine und weitere resorbierte Nahrungsbestandteile, aber auch unterschiedlichste Partikel bis hin zu Tätowierungstusche. Ebenso können intakte körpereigene freie Zellen aus dem Bindegewebsraum über das Lymphgefäßsystem transportiert werden. Auch spielt das Lymphgefäßsystem eine große Rolle bei der Regulation der Körperflüssigkeiten. Somit hat es wesentliche Bedeutung für die Erhaltung des inneren Gleichgewichtes der Flüssigkeiten und deren Inhaltstoffe in unserem Körper. Während im Blutgefäßsystem relativ hohe Drucke herrschen (um 120 mm Hg), ist das Lymphgefäßsystem dagegen ein Niederdrucksystem (0–25 mm Hg).

H. Zöltzer (✉)
Kassel, Deutschland
e-mail: zoeltzer@uni-kassel.de

1.2   Interstitium, Gewebeflüssigkeit und Lymphe

Im Raum zwischen den Zellen des lockeren faserigen Bindegewebes unseres Körpers (Interstitium) befindet sich eine große Menge Flüssigkeit (ca. 25 % des Gesamtkörperwassers). Dies ist eine mehr oder weniger wässrige Lösung und kann grob in 2 unterschiedliche Phasen eingeteilt werden, eine Sol- und zum größten Teil eine Gel-Phase, in der sich verschiedenste Moleküle mit unterschiedlichsten Aufgaben befinden (u. a. Glykane und Glykoproteine) oder Moleküle, die zum Teil auch entsorgt werden müssen. Die Gel-Phase umgibt alle Gewebeelemente und bildet eine physikalische Barriere bezüglich Bakterien oder anderen möglicherweise gefährlichen Partikeln im Gewebe. Die mehr flüssige Sol-Phase befindet sich in stark verzweigten, feineren und größeren Kanälen und Räumen (wenige μm bis 50 μm und mehr) (Abb. 1.1). Dafür gab es unterschiedliche Bezeichnungen: Saftkanälchen von Recklinghausen, Gewebekanäle, Tissue channels oder funktionell gesehen auch „low resistance pathways" (Hauck et al. 1987) genannt. Diese Sol-Phase stellt den Weg für einen leichteren Transport von Stoffen in den Geweben des Körpers dar. Sie hat normalerweise einen Anteil von ca. 1 % der ansonsten an die Gelmatrix

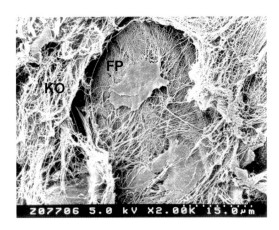

Abb. 1.1 Etwa 30 μm breiter Raum, in dem mehrere Einzelzellen liegen. Um den Raum herum die typische Faserstruktur des lockeren faserigen Bindegewebes der Tunica vascularis des Uterus der Ratte. Die einzelnen Zellen liegen ausgespannt auf der darunter liegenden Fasertextur des Bindegewebes. FP = Filopodien, KO = Kollagenfasern, REM. (Aus Zöltzer 2001)

gebundenen Flüssigkeit des Gewebes. Über diese Gewebekanäle gelangt die Gewebeflüssigkeit auch an die initialen Lymphsinus heran und kann dort über die Open-Junction-Systeme (s. u.) aufgenommen werden (Abb. 1.2 und 1.4).

Alle Substanzen, die zwischen Blut und Gewebszellen ausgetauscht werden, müssen über das Interstitium passieren. Gelangt Flüssigkeit aus dem Zwischenzellraum des Körpers in die Lymphgefäße, wird sie dann definitionsgemäß als Lymphe bezeichnet („Lymphbildung" Abschn. 1.3.2.4). Im Interstitium herrscht ein für die Zellen wichtiges ausgewogenes inneres Milieu. Dieses wird durch die Eigenschaften der großen Stofftransportsysteme und der Zellen selbst aufrechterhalten. Normalerweise befindet sich der Flüssigkeitshaushalt unseres Organismus in einer Art Homöostase. An vielen Grenzflächen stellt sich für die Flüssigkeitsbewegungen und den Transport von Salzen, Zucker und anderen Stoffen ein entsprechender Gleichgewichtszustand ein.

▶ Die Abgabe und Aufnahme von Flüssigkeiten bezüglich der terminalen Blutstrombahn ist in ihrer Bilanz nicht ausgeglichen. Das aus dem arteriellen Schenkel der Blutkapillare ausgeschleuste Flüssigkeitsvolumen wird im venösen Schenkel durch die hier wirkenden Kräfte nicht vollständig, nur geringfügig oder gar nicht wieder in die Blutbahn reabsorbiert. Der restliche Anteil verbleibt im Gewebe, u. a. bedingt durch die hohe Wasserbindungsfähigkeit der Eiweißkomponenten des Interstitialraumes. Diese Flüssigkeits- und Eiweißlast kann dann durch das Lymphgefäßsystem aufgenommen und als Lymphe in die Blutbahn zurückgeführt werden.

Die Lymphe ist somit ausschließlich diejenige Flüssigkeit, die sich im Lymphgefäßsystem befindet. Pro Tag werden ca. 10 l Interstitialflüssigkeit aufgenommen und als Lymphe transportiert.

In der Lymphe befinden sich sehr kleine Eiweiße (kleiner als Albumin), Gerinnungsfaktoren wie u. a. Fibrinogen, unterschiedlichste Ionen und kleine Moleküle (Glukose, Aminosäuren, Harnstoff, Harnsäure, Hormone usw.), Leukozyten, Immunglobuline und in der Lymphe mit Ursprung aus dem Darmbereich zusätzlich Nahrungsfette in Form von Chylomikronen.

1.3 Überblick über das Lymphgefäßsystem

Das Lymphgefäßsystem beginnt finger- oder netzförmig in den Gewebespalten unseres Körpers mit den initialen Lymphsinus. Die hierin befindliche Flüssigkeit ist die Lymphe, deren Zusammensetzung sich von der des Blutplasmas und verschiedener anderer Extrazellularflüssigkeiten unterscheidet. Nur ein äußerst geringer Teil der Körpergewebe ist ohne Lymphgefäße (z. B. Nerven-, Knorpelgewebe, Augenlinsen).

Die initialen Lymphgefäße (Durchmesser ca. 30–50 µm) werden über Präkollektoren (vermittelnde Gefäße mit einem Durchmesser von 50 bis 200 µm) zu Kollektoren (ableitende Gefäße mit einem Durchmesser von 300 bis 600 µm) zusammengeführt. Die Lymphe fließt schließlich durch einen oder mehrere Lymphknoten, wo sie in ihrer Zusammensetzung kontrolliert und „filtriert" wird. Ableitende Lymphgefäße aus den Lymphknoten schließen sich zu Lymphstämmen zusammen, über die die Lymphe dem venösen Blutgefäßsystem zugeleitet wird (hauptsächlich über den Ductus thoracicus).

Ein rechtes Lymphgefäßsystem transportiert ca. 10 % der Gesamtlymphproduktion. Es sammelt die Lymphe aus den rechten oberen Körperquadranten und mündet über den Ductus lymphaticus dexter (ca. 1 cm lang, Durchmesser ca. 1 mm) in den rechten Venenwinkel. Das linke Lymphgefäßsystem transportiert ca. 90 % der Gesamtlymphproduktion. Es sammelt die Lymphe der beiden unteren und des linken oberen Körperquadranten und mündet über den Ductus thoracicus (ca. 40 cm lang, Durchmesser ca. 2–4 mm) in der Regel in den linken Venenwinkel.

1.3.1 Bestandteile des Lymphgefäßsystems

- Initiale Lymphsinus (Durchmesser ca. 30–50 µm)
- Präkollektoren (Durchmesser ca. 50–200 µm)
- Kollektoren (Durchmesser ca. 300–600 µm)
- Sammelgefäße
- Lymphstämme
- Lymphknoten

Die wesentlichen Funktionen des Lymphgefäßsystems sind: Rücktransport von Proteinen, anderen größeren Molekülen und Wasser zum Blutgefäßsystem, Entfernung großmolekularer Stoffe und Fremdmaterials aus den Körperflüssigkeiten, Transport absorbierter langkettiger Fettsäuren, fettlöslicher Vitamine und weiterer aufgenommener Nahrungsbestandteile über Lymphgefäße des Darmes, Rezirkulation der Lymphozyten, Erhaltung des inneren Gleichgewichtes unseres Körpers.

1.3.2 Initiale Lymphsinus

Die Anfangsstrecke des Lymphgefäßsystems besteht aus plexus- bzw. blindsackartigen initialen Bereichen, die sich mit wenigen Ausnahmen überall im Körper darstellen lassen.

Bei diesen initialen Lymphsinus handelt es sich um Endothelzellschläuche mit einem variablen Durchmesser (30–50 µm und stellenweise sogar darüber). Mithilfe der Fluoreszenz-Mikrolymphografie (Castenholz und Zöltzer 1995) ermittelte Durchschnittswerte liegen bei 56 +/− 10 µm. Die initialen Lymphsinus wirken resorptiv und dienen dem Abtransport aller Stoffe aus dem Interstitium, die nicht über den venösen Blutkapillarschenkel absorbiert werden können.

1.3.2.1 Endothel

Diese initialen Lymphsinus haben eine innere einschichtige und meist extrem flache endotheliale Auskleidung. Die Einzelzelle besitzt eine Kontur, die ähnlich einem Eichenblatt gebuchtet erscheint und eine Ausdehnung von ca. 60×30 µm besitzt. Jede Zelle hat Kontakt zu 4–8 Nachbarzellen (Abb. 1.2).

Die jeweiligen Zellausläufer benachbarter Zellen überlappen sich deutlich (Abb. 1.3). Pro mm^2 existieren ca. 500 Endothelzellen, in denen sich häufig viele Vesikel als Hinweis auf aktive Transportphänomene befinden (Zöltzer 2003).

Die Endothelzelloberfläche trägt eine Glykocalyx aus Glykoproteinen, Proteoglykanen und Glykolipiden. Somit ist die Oberfläche wie durch ein Schutzschild geschützt und schleimig, aber auch im Rahmen der Zell-Zell-Erkennung für den Organismus eindeutig markiert. Weiterhin ist das Lymphendothel auch immunologisch tätig.

1.3.2.2 Open-Junction-Formationen

Der größte Anteil der Zell-Zell-Verbindungen ist adhärent (Abb. 1.3). Häufig sind aber auch freie Überlappungszonen ausgebildet, die wie Einlassventile wirken („Open-Junction"-Formationen), über die Gewebsflüssigkeit aufgenommen werden kann und die den Rückfluss von Lymphe ins Gewebe verhindern. Der Durchmesser dieser Open-Junction-Formationen beträgt 3–6 µm, der Spalt zwischen den Zellen etwa 0,5–1 µm oder mehr. Jede Zelle bildet mit ihren Nachbarzellen bis zu 15 Einlassklappen aus (Abb. 1.2 und 1.4). Die Zahl der Open-Junction-Formationen pro mm^2 beträgt ca. 3750, ihr Anteil an der ungedehnten Endotheloberfläche ca. 2,3 %, bei gedehnter Oberfläche bis zu 7 %. Diese Einlassventile sind taschenförmige Strukturen, die bei einer Dehnung des Gefäßes verschwinden und an deren Stelle schmale Spalten oder, bei stärkerer Dehnung, auch rundliche Öffnungen erkennbar werden (Abb. 1.4). Unter normalen Bedingungen ist damit eine zügige Entsorgung der sog. „lymphatischen Last" gesichert.

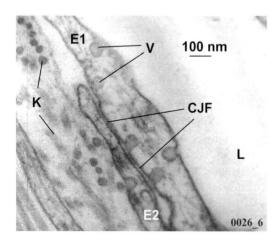

Abb. 1.2 Eichenlaubförmige Zellform des initialen Lymphendothels E = Endothelzelle, OJ = Open-Junction-Formation, ZA = Closed-Junction-Formation mit Zonulae adhaerentes. Versilberungspräparat, Lichtmikroskopie. (Aus Zöltzer 2003)

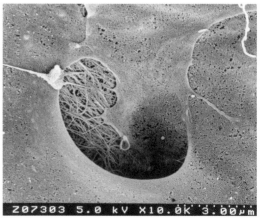

Abb. 1.3 Aktiver Transport von Stoffen durch Vesikulation. E1, E2 = Endothelzellen eines initialen Lymphsinus, CJF = Closed-Junction-Formation, V = Vesikel, K = Kollagenfasern des Bindegewebes, L = Lumen, TEM. (Aus Zöltzer 2003)

Abb. 1.4 Gedehnte Open-Junction-Formation eines initialen Lymphsinus. Oben und unten je eine Endothelzelle, unter der Öffnung zwischen beiden das Maschenwerk der Basalmembran. Rattus, Östrus, REM. (Aus Zöltzer 1999)

1.3.2.3 Basalmembran

Das Endothel liegt auf einer relativ dünnen umhüllenden Schicht aus wenigen feinsten, retikulären Fäserchen, die Bestandteil einer diskontinuierlichen Basalmembran sind (Abb. 1.5). In diese Schicht sind bei den initialen Lymphgefäßen kräftigere kollagene Fasern eingewebt, die von hier aus in die Umgebung einstrahlen und das Gefäß im umgebenden Bindegewebe fixieren. Anfänglich radiär verlaufend, gehen sie in Zusammenhang mit weiteren extrazelluären Strukturen in einen mehr tangentialen Verlauf über. Zusätzlich setzen Ankerfilamente sowohl an der extrazellulären Matrix der Lymphendothelzellen an als auch über Integrine direkt am Plasmalemm der Endothelzellen. Über diese biomechanische Kopplung können intrazelluläre Antworten resultieren. In dem den initalen Lymphsinus umgebenden Bindegewebe lassen sich außerdem Netze aus elastischen Fasern darstellen, die für die entsprechenden Rückstellkräfte verantwortlich sind. Im Gegensatz zu Blutkapillaren finden sich bei den initialen Lymphsinus keine von der Basalmembran umgebene Perizyten unter dem Endothel.

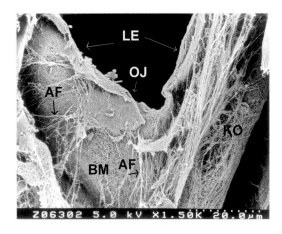

Abb. 1.5 Lymphendothel eines initialen Lymphgefäßes von der abluminalen Seite aus gesehen. LE = Endothelzelle, OJ = Open-Junction-Formation, AF = Ankerfilamente, BM = Basalmembran, KO = Kollagenfasern des Bindegewebes. Tunica vascularis des Uterus der Ratte (13. Trächtigkeitstag), REM. (Aus Zöltzer 2001)

1.3.2.4 Lymphbildung

Befindet sich im Zwischenzellraum des Bindegewebes Flüssigkeit, quillt dieser auf. Die dadurch entstehende Spannung überträgt sich auf den initialen Lymphsinus und zieht ihn etwas auf, der Durchmesser vergrößert sich. Hierdurch entsteht ein Unterdruck im initialen Lymphsinus und die Einlassklappen zwischen den Zellen des initialen Lymphgefäßes werden weiter geöffnet. Infolgedessen dringt die Gewebeflüssigkeit in die initialen Lymphsinus ein, wird definitionsgemäß erst dann als Lymphe bezeichnet („Lymphbildung"). Ist ein Druckausgleich erfolgt und wirken zusätzliche Kräfte komprimierend auf das Gefäß, schließen sich die Einlassklappen und die Lymphe fließt entlang eines Druckgefälles in der Lymphstrombahn ab. Mit diesen Mechanismen wird einer Ödembildung entgegengewirkt (Abb. 1.6).

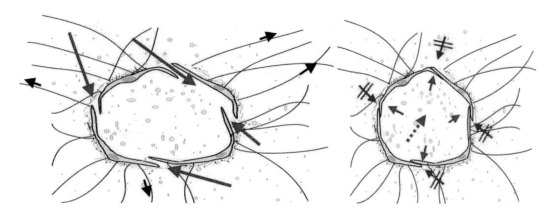

Abb. 1.6 Links: Der interstitielle Raum wird gedehnt (kurze schwarze Pfeile): die Open-Junction-Formationen sind offen und Gewebeflüssigkeit (grüne Pfeile) wird aufgenommen.Rechts: Der Druck im initialen Lympsinus ist größer als im Interstitium, keine Aufnahme von Gewebeflüssigkeit mehr (rote Pfeile): die Open-Junction-Formationen schließen (grüne Pfeile) und die Lymphe wird in Richtung des geringsten Widerstandes abtransportiert (gestrichelter Pfeil). (Aus Zöltzer 2003)

1.3.3 Präkollektoren

Präkollektoren leiten aus den initialen Lymphgefäßen in die Kollektoren über. Sie können unterschiedlich lang sein. Charakteristisch für diesen Gefäßtyp ist das Vorkommen von sowohl eichenlaubartigen Zellgrenzmustern mit Ausbildung von Open-Junction-Formationen (mehr distal) als auch rhombenartigen Zellgrenzmustern (mehr proximal). Der Präkollektor stellt einen nahtlosen Übergang zwischen initialem Lymphsinus und Kollektor dar. Typisch sind ein unregelmäßiges Lumen und die oft vorkommenden Trabekelbildungen, die das Lumen labyrinthartig unterteilen können. Die Trabekel dienen wahrscheinlich der Verwirbelung der Lymphe und der Oberflächenvergrößerung, was den resorptiven und immunologischen Aufgaben des Endothels dient (Abb. 1.7). Der Durchmesser des Lumens ist relativ weit (20 bis 200 μm). Stellenweise lassen sich im proximalen Abschnitt auch schon klappenartige Strukturen darstellen, die den Strom der Lymphe in nur eine Richtung (unvollständig) kontrollieren, wobei der Lymphstrom mehr ein Pendelstrom mit Betonung in proximale Richtung ist.

Die Lymphe strömt bedingt durch die Sogwirkung der folgenden Kollektoren und durch weitere Kräfte in proximale Richtung ab (Pulsation von benachbarten Arterien, Kompression durch Muskelkontraktionen der Skelett- aber auch Eingeweidemuskulatur, Saugkräfte durch Atembewegungen). Die Beziehung zwischen Arterien und Präkollektoren kann so weit gehen, dass sich die Arterie über ein Mesangion direkt in das Lumen des Präkollektors einstülpt (Abb. 1.8 und 1.9).

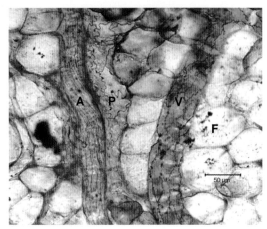

Abb. 1.8 Präkollektor (P), eng angeschmiegt an eine Arterie (A). V = Vene, F = Fettzelle. Mesenterium, Versilberungstechnik, Lichtmikroskopie. (Aus Zöltzer 2003)

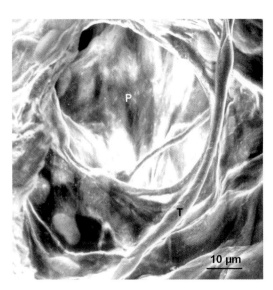

Abb. 1.7 Trabekelbildungen im Präkollektor im Stratum vasculosum des Meerschweinchenuterus. Die Trabekel (T) unterteilen labyrinthartig das Lumen. P = Präkollektor, REM. (Aus Zöltzer 2003)

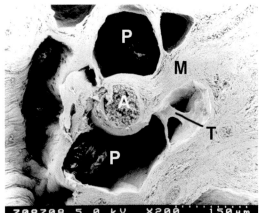

Abb. 1.9 Präkollektor (P), mit einer an einem Mesangion (M) aufgehangenen Arterie (A). T = Trabekel, REM. (Aus Zöltzer 2003)

1.3.4 Kollektoren, Sammelgefäße und Lymphstämme

Die Weiterleitung der Lymphe aus dem Bereich der initialen Lymphgefäße und Präkollektoren erfolgt über Kollektoren und großen Lymphgefäßstämme, die letztendlich in die herznahen Venen münden. Das größte dieser Gefäße ist der Ductus thoracicus oder Milchbrustgang. Im Gegensatz zu den Blutgefäßen, die lediglich Blutleitfunktionen und strömungsregulierende Aufgaben übernehmen, fällt den ableitenden Lymphgefäßen zusätzlich die Rolle des aktiven Lymphtransportes zu. Allein durch den Ductus thoracicus werden pro Tag ca. 1 bis 2,5 l Lymphe befördert. Obwohl sich unter Belastung das bewegte Lymphvolumen um ein Vielfaches steigern kann, macht der Lymphzufluss über den Ductus thoracicus zur Blutbahn nur einen kleinen Bruchteil aus, weniger als ein Tausendstel des täglichen Blutauswurfs des Herzens. Durch den Leistungsvergleich beider Systeme wird deutlich, dass es sich beim Lymphgefäßsystem um ein andersartig gestaltetes Transportsystem mit den speziellen Gegebenheiten eines Niederdrucksystems handelt, das den speziellen Gegebenheiten eines Niederdrucksystems Rechnung trägt.

Die Kollektoren, Sammelgefäße und Lymphstämme haben einen Durchmesser zwischen 100 µm und 600 µm. Ihr Wandaufbau besteht aus der Intima, der Media und der Adventitia. Zwischen diesen Schichten lassen sich u. U. Netze aus elastischen Fasern darstellen. Das Endothel ist rautenförmig ausgebildet und liegt auf einer stabilen Basalmembran. Von diesem Endothel gehen Lymphgefäßklappen mit einem bindegewebigen Grundstock aus. Solche Klappensysteme sind in einem Abstand von ca. 6–20 mm ausgebildet (Abb. 1.10 und 1.11). So sind bei den Lymphkollektoren reihenartig angeordnete Gefäßsegmente darstellbar, die von außen betrachtet diesen Gefäßen ein charakteristisches perlenschnurartiges Aussehen verleihen. Jedem Gefäßsegment entspricht innen ein Streckenabschnitt, der jeweils zwischen den Klappen gelegen ist. Hier bildet die Gefäßwand in der Media eine kräftige Muskelmanschette aus, die eine aktive kontraktile Aktion erlaubt. Zwischen Bündeln von glatten Muskelzellen verlaufen z. T. netzartig ausgebildete reti-

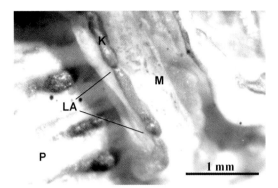

Abb. 1.10 Kollektor des Mesometriums (M) mit Lymphangionstruktur (LA), P = Perimetrium, Versilberungstechnik, Auflichtmikroskopie. (Aus Zöltzer 2003)

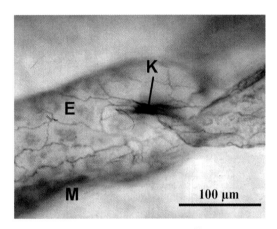

Abb. 1.11 Klappenformation (K) eines Lymphangions. E = vorwiegend rautenförmiges Endothelgrenzmuster, M = Muskelmanschette aus glatter Muskulatur. Versilberungstechnik, Lichtmikroskopie. (Aus Zöltzer 2003)

kuläre Fasern. Die Adventitia besteht vorwiegend aus kräftigeren kollagenen Fasern, die den Kollektor im extravasalen Bindegewebe verankern. Hier verlaufen auch kleinere Blutgefäße – Vasa vasorum –, die die Versorgung dieser Gefäße sicherstellen. Ebenso lassen sich in der Adventitia auch vegetative Nervenfasern darstellen.

Jedes der Segmente zwischen 2 Klappen stellt eine funktionelle Einheit dar, das Lymphangion. Eigenständige rhythmische Kontraktionen dieser Lymphangione stellen den Transport der Lymphe sicher. Der Grundvorgang der kontraktilen Aktivität wiederholt sich im Verlauf einer Lymphangionkette jeweils in ähnlicher Weise. Durch das Wechselspiel zwischen der Kontraktionsbewe-

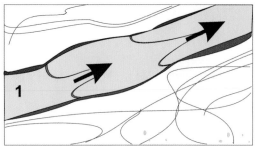

Kontinuierlicher Durchfluss der Lymphe bei beidseitig geöffneten Klappen

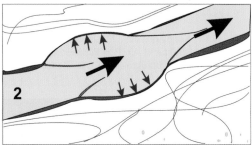

Füllungsphase mit Wanddehnung durch vermehrten Lymphstrom von distal

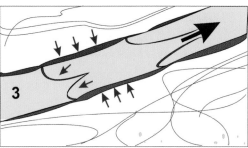

Beginnende Entleerungsphase bei einsetzender Kontraktion der Wand

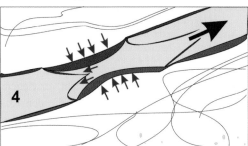

Ausstoß der Lymphe nach proximal bei maximaler Wandkontraktion

Abb. 1.12 Funktionsweise eines Lymphangions. (Aus Castenholz und Zöltzer 1990)

gung der Gefäßwand und dem Klappenspiel entsteht eine Vorwärtsbewegung der Lymphe (Lymphangiomotorik).

Dieser Vorgang lässt sich wie folgt beschreiben (Abb. 1.12): Eine leichte Dehnung der Gefäßwand des ersten Lymphangions löst eine Kon-

traktion der Muskelmanschette aus. Die im Lumen befindliche Lymphe wird nach beiden möglichen Richtungen verdrängt. Dadurch kommt es zum Schluss der distalen und zur Öffnung der proximalen Klappe. Die zunehmende Verengung des Gefäßlumens führt zur Entleerung des Lymphangions, der Inhalt gelangt in das proximale Nachbarsegment. Während der Erschlaffungsphase kommt die Lymphströmung zum Stillstand. Bedingt durch die Kontraktion des hinteren benachbarten Gefäßsegmentes öffnet sich die hintere Klappe im ersten Lymphangion und es tritt erneut Lymphe ein. Somit kann die Aktionsweise eines Lymphangions mit der Wirkungsweise einer Druck-Saug-Pumpe verglichen werden.

Die Lymphkollektoren verfügen über eine Autorhythmizität. Kontraktionsfrequenzen, Kontraktionsstärken und Rhythmen sind in der Regel für die einzelnen Angione eines Lymphgefäßes unterschiedlich, in Ruhe beträgt die Kontraktionsfrequenz 6–10 pro Minute. Die Kontraktionsfrequenzen können auf Werte von 15–20 pro Minute ansteigen. Der durch die Kontraktion verursachte Druck im Gefäß beträgt zwischen 1 und 25 mmHg, als normale Werte werden 3–5 mmHg angegeben (Hall et al. 1965; Mislin 1961; Schad 2007).

Die Transportfunktion der Lymphangione wird durch eine Reihe anderer Mechanismen zusätzlich unterstützt. Der meist enge Kontakt der Lymphkollektoren zu den Arterien kann im Sinne einer mechanischen Unterstützung (Pulsation der Arterien) beim Lymphtransport interpretiert werden. Ebenso können Bewegungen der Eingeweidemuskulatur und Muskelkontraktionen der Skelettmuskulatur den Lymphtransport in den Kollektoren unterstützen. Gewebsmassagen wirken sich unter Umständen günstig auf den Lymphfluss aus, ein Effekt, der zur Behandlung von Ödemen in der klinischen Praxis ausgenutzt wird. Letztendlich führen die Kollektoren die Lymphe zu den Lymphknoten (pränodale Kollektoren), postnodale Kollektoren (einer bis wenige) verlassen den Lymphknoten wieder. So kann die Lymphe unter Umständen von vielen hintereinanderliegenden Lymphknoten überprüft und modifiziert werden. Nach dem Zusammenschluss mehrerer Kollektoren werden diese dann auch Sammelgefäße genannt.

Die zentralen Abschnitte des Lymphgefäßsystems werden als Lymphstämme bezeichnet, die dann über lympho-venöse Anastomosen die Lymphe dem Blut zuführen. Der Ductus thoracicus ist der größte dieser Lymphstämme. Der grundsätzliche Aufbau dieser Abschnitte ist gleich dem der Kollektoren.

1.4 Lymphknoten

Die Anzahl der meist in Gruppen oder Ketten angeordneten Lymphknoten beim Menschen wird auf 600 bis 700 geschätzt, ihre Form und Größe sind variabel (2–30 mm Längsdurchmesser). Gehäuft kommen Lymphknoten z. B. im Gebiet der Leiste, der Achsel, des Halses und im Magen-Darm-Bereich, paravertebral und mediastinal vor.

Umgeben sind die Lymphknoten von einer bindegewebigen Kapsel, stellenweise sind hierin auch glatte Muskelzellen eingelagert. Von dieser Kapsel aus ziehen bindegewebige Trabekel ins Innere und unterteilen den Lymphknoten unvollständig in kleine Fächer. In den Trabekeln verlaufen Lymphgefäße, zwischen ihnen findet sich ein zelluläres Netzwerk aus Retikulumzellen und fibroblastischen Retikulumzellen, in dem sich weiße Blutkörperchen (Abwehrzellen des Immunsystems, Lymphozyten) darstellen lassen. Mehr zur Lymphknotenrinde hin orientiert befinden sich Primär- und Sekundärfollikel aus Lymphozyten. Dies ist der Ort der spezifischen Abwehr. Im Lymphknotenmark dagegen lassen sich zwischen den Marksträngen zahlreiche der unspezifischen Abwehr dienende Makrophagen nachweisen. Diese können aber auch mittels Antigenpräsentation eine spezifische Abwehr einleiten (Abb. 1.13 und 1.14).

Im Kapselbereich erreichen die afferenten Lymphkollektoren die Randsinus des Lymphknotens. Deren innerer Aufbau erinnert an die Präkollektoren (Zöltzer und Linker 2007). In den Sinus des Lymphknotens sind darstellbar: Lymphozyten (85–90 %), Makrophagen/Langerhans-Zellen (10–15 %), Erythrozyten, Melanozyten, neutrophile und eosinophile Granulozyten. In-

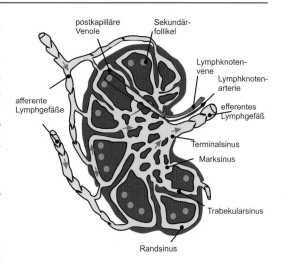

Abb. 1.13 Schematische Darstellung der Morphologie des Lymphknotens. (Aus Zöltzer 2016)

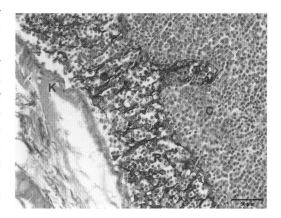

Abb. 1.14 Randsinus nach Tuscheinjektion ins Gewebe des Einzugsbereichs des Lymphknotens. Ratte, Azanfärbung, LM. K = Kapsel, R = Randsinus mit Retikulumzellen und inneren Uferzellen, T = Trabekelsinus, C = Kortex (Aus Zöltzer 2016)

nerhalb des Lymphknotens strömt die Lymphe über die Trabekelsinus (= Intermediärsinus) zu den Marksinus, den Terminalsinus und dann im Hilusbereich zu den efferenten Lymphkollektoren (ein oder auch einige wenige). Das Überspringen einzelner Lymphknoten ist möglich. Häufig bestehen auch Querverbindungen zwischen benachbarten Lymphknoten.

Lymphknoten sind in den Blutkreislauf eingebunden. Arterielle und venöse Blutgefäße gelangen über den Lymphknotenhilus in die Lymphknotentrabekel. Hier gehen Äste zum Mark ab, verzweigen arkadenartig und versorgen die Lymphknotenrinde. Postkapilläre Venulen in den Trabekeln zeigen ein hochprismatisches Endothel. Dies ermöglicht das Durchwandern von Lymphozyten aus der Venule in den Lymphknoten als Basis für die Rezirkulation der Lymphozyten. Die meisten Lymphozyten, die mit der Sekundärlymphe den Lymphknoten verlassen (85 %), entstammen dem Blutgefäßsystem, 10 % der afferenten Primärlymphe und 5 % werden im Lymphknoten selbst generiert.

Die Lymphe muss im Verlauf ihres Transportweges durch ein oder mehrere solcher Lymphknoten hindurchströmen. Diese agieren als Filter zum Entfernen kleiner partikulärer Substanzen (Randsinus und Makrophagen im Mark). Ebenso werden in den Lymphknoten Antikörper gegen eingedrungene Substanzen gebildet, wie Bakterien und anderes toxisches Material mit Antigeneigenschaften. Vom Blutgefäßsystem der Lymphknoten wird ein großer Teil der gebildeten Lymphe resorbiert (ca. 5–8 l/Tag). Somit kann im Lymphknoten auch der Proteingehalt der Lymphe und damit des efferenten Lymphflusses reguliert werden.

1.5 Abkürzungen

AF	Ankerfilamente
BM	Basalmembran
FP	Filopodien
KO	Kollagenfasern
OJ	Open-Junction-Formation
REM	Rasterelektronenmikroskopie
TEM	Transmissionselektronenmikroskopie
ZA	Closed-Junction-Formation

Literatur

Castenholz A, Zöltzer H. Die lymphbildende Funktion des Bindegewebes und ihre Dekompensation im Ödemfalle. VASOMED. 1990;6:35–40.

Castenholz A, Zöltzer H. Neue Erkenntnisse zur immunologischen Bedeutung des Endothels initialer Lymphbahnen mit Hilfe der konfokalen Laser-Scanning-Mikroskopie. Eur J Lymphol. 1995;19:75–85.

Hall J, Morris B, Wooley G. Intrinsic rhythmic propulsion of lymph in the unaesthetized sheep. J Physiol. 1965;180:336–49.

Hauck G, Castenholz A, Zöltzer H. Vital microscopic and electron microscopic findings concerning the topical relationship between the lymphatic and prelymphatic system. In: Microcirculation, Bd. 1. Amsterdam: Elsevier science Publishers B.V. (Biomedical Division); 1987. S. 165–7.

Mislin H. Zur Funktionsanalyse der Lymphgefäßmotorik (Cavia porcellus L.). Rev Suisse Zool T. 1961;68:228–38.

Schad H. Innervation der Lymphgefäße und neuronale Regulation des Lymphtransports. LymphForsch. 2007;11:14–24.

Zöltzer H. Funktionelle Anatomie des Lymphgefäßsystems und organspezifische Besonderheiten seiner Ausprägung im Uterus der Myomorpha und Caviomorpha. Habilitationsschrift, Universität Kassel. 1999.

Zöltzer H. Initiale Lymphsinus – Morphologie und Funktion der Endothelzellen. Neue Aspekte zur funktionellen Anatomie der initialen Lymphstrombahn. LymphForsch. 2001;5:53–64.

Zöltzer H. Funktionelle Anatomie der Lymphbildung. LymphForsch. 2003;7(2):60–8.

Zöltzer H. Anatomie des Lymphgefäßsystems. In: Gültig O, Miller A, Zöltzer H, Herausgeber. Leitfaden Lymphologie. München: Elsevier GmbH; 2016. S. 2–34.

Zöltzer H, Linker I. Präkollektor und Randsinus des Lymphknotens – morphologisch und funktionell ähnliche Abschnitte des Lymphgefäßsystems? LymphForsch. 2007;11(2):74–81.

Genetik des Lymphgefäßsystems

2

Jörg Wilting und Jürgen Becker

Inhaltsverzeichnis

2.1 Zusammenfassung

Mit dem Einzug globaler molekulargenetischer Screening-Verfahren hat sich das Wissen über die Genetik der Entwicklung und Differenzierung von Lymphgefäßen deutlich erweitert. Einige der beteiligten Gene sind so bedeutend, dass ihr vollständiger Funktionsverlust zu einem frühembryonalen Abort führt. Ein Beispiel hierfür ist der Transkriptionsfaktor PROX1, der im Zellkern aller Lymphendothelzellen exprimiert ist. Eine zentrale Stellung bei der Entwicklung von Lymphgefäßen kommt dem Wachstumsfaktor VEGF-C und seinem hochaffinen Rezeptor VEGFR-3 (FLT4) zu. Die Reifung von VEGF-C wird im Interzellularraum durch proteolytische Schritte gesteuert. Die Aktivierung von VEGFR-3 wird intrazellulär über Signaltransduktionskaskaden an den Zellkern vermittelt. Dabei spielt die PI3-Kinase eine zentrale Rolle. Die Differenzierung kontraktiler Lymphkollektoren und ihrer funktionellen Taschenklappen wird durch den Transkriptionsfaktor FOXC2 gesteuert. Eine Reihe weiterer Moleküle, von denen viele in der Zellmembran lokalisiert sind und z. B. Schubspannung messen oder Zell-Zell-Kommunikation steuern, beeinflussen Wachstum und Funktion der Lymphgefäße in entscheidender Weise. Der Beitrag soll einen Überblick liefern über das Zusammenwirken der lymphangiogenen Faktoren.

J. Wilting (✉) · J. Becker
Zentrum für Anatomie, Universitätsmedizin
Göttingen, Göttingen, Deutschland
e-mail: joerg.wilting@med.uni-goettingen.de;
juergen.becker@med.uni-goettingen.de

2.2   Einleitung

Seit dem Beginn der molekularbiologischen Erforschung des Lymphgefäßsystem am Ende der 1990er-Jahre und mit dem Einzug globaler molekulargenetischer Screening-Verfahren, hat sich das Wissen über die bei der Entwicklung und Differenzierung der Lymphgefäße beteiligten Gene deutlich erweitert. Am offensichtlichsten wird die Bedeutung der jeweiligen Moleküle dann, wenn Mutationen eines Gens (loss-of-function oder gain-of-function) eine Veränderung von Struktur oder Funktion der Lymphgefäße bewirken. Die Folgen sind dann als Malformationen bzw. als primäres Lymphödem erkennbar. Die Grundlagen der krankhaften Veränderungen betreffen die gesamte Spannbreite von der Hypoplasie einzelner Komponenten des Lymphgefäßsystems (eine Aplasie dürfte sehr selten und auch nur schwer nachweisbar sein) bis hin zur Hyperplasie von Lymphgefäßen, zumeist lokal begrenzt. Die Basis sind bestimmte Gendefekte, die über die Keimbahn übertragen werden und generalisiert auftreten, oder Mutationen, die zu unterschiedlichen Zeitpunkten in der Embryonal- oder Fetalentwicklung in einer Vorläuferzelle auftreten und sich mosaikartig auf eine bestimmte Körperregion auswirken. Je nach Entwicklungspotenz der Vorläuferzelle betreffen die Defekte einen bestimmten Zelltyp, z. B. die Lymphendothelzellen (**LEZ**), oder mehrere verschiedene Zelltypen. Daraus erklärt sich, dass Lymphgefäßdefekte isoliert oder als Teilaspekt komplexer Syndrome auftreten können. Hinzu kommt, dass lokale Wechselwirkungen in Form von Zell-Zell- und Zell-Matrix-Interaktionen das Entwicklungsgeschehen steuern. Die verschiedenen Regionen unseres Körpers besitzen Positionsinformation. Der Arm sieht anders aus als das Bein, obwohl genau die gleichen Zelltypen darin vorhanden sind. Diese spezifischen Positionsinformationen bewirken, dass gleichartige Mutationen sich in verschiedenen Regionen unterschiedlich ausprägen können.

2.3   Signalkaskaden

Die molekularen Signalkaskaden, die wesentlich zur Entwicklung und Differenzierung der Lymphgefäße beitragen, sind in Abb. 2.1 dargestellt. Im Zentrum des Signalwegs steht der Vascular Endothelial Growth Factor-C (VEGF-C) und sein hochaffiner Rezeptor VEGFR-3 (=FLT4). VEGF-C ist ein spezifischer Stimulator der Proliferation von LEZ und somit der Lymphangiogenese (Jeltsch et al. 1997; Oh et al. 1997). VEGF-C wird als Pro-Form sezerniert. Es akkumuliert an der Oberfläche der LEZ und wird dort durch Proteasen gezielt gespalten. Als Bindeprotein fungiert dabei das *Collagen and Calcium-binding EGF Domain-containing Protein-1* (CCBE1). Mutationen des **CCBE1**-Gens wurden als Ursache des *Hennekam-Lymphangioektasie-Lymphödem-Syndrom 1* (HKLLS1) identifiziert (Alders et al. 2009). Eine der Proteasen, welche die Pro-Form des VEGF-C spalten, ist *A Disintegrin-like and Metalloprotease with Thrombospondin Type 1 Motif-3* (ADAMTS3). Mutationen in dem Gen für **ADAMTS3** wurden als ursächlich für HKLLS3 identifiziert (Brouillard et al. 2017). CCBE1 interagiert vermutlich auch mit anderem Ca^{2+}-regulierten Oberflächenmolekülen der LEZ. Dazu gehört auch die Gruppe der Cadherine, die als Adhäsionsmoleküle fungieren. Eine entwicklungsgeschichtlich ursprüngliche Form der Cadherine ist die große Gruppe der Protocadherine. Zu dieser Gruppe gehört das **FAT4**-Gen, in dem Mutationen entdeckt wurden, die das HKLLS2 bewirken (Alders et al. 2014). Voraussetzung für die Lymphangiogenese ist ein bindungsfähiges VEGF-C-Protein. Mutationen im **VEGF-C**-Gen, die diese Fähigkeit beeinträchtigen, führen zur Lymphatischen Malformation-4 (LMPHM4; früher: Nonne-Milroy-Syndrom-1D) (Gordon et al. 2013). Die häufigste Ursache für die Entstehung primärer Lymphödeme sind Mutationen im **VEGFR-3/FLT4**-Gen, wobei die meisten dieser Mutationen die intrazelluläre Kinase-Domäne des Rezeptors beeinträchtigen (Karkkainen et al. 2000). Die daraus resultierende Lymphatische Malformation-1 (LMPHM1) würde früher als Nonne-Milroy-Syndrom-1A bezeichnet. Da Zeitpunkt der Entstehung und Ausprägung primärer Lymphödeme selbst innerhalb einer Familie sehr variabel ist, konzentriert sich die moderne Einteilung der Erkrankung auf die molekulare Diagnostik und die Art der Vererbung. Die *Protein-Thyrosin-Phosphatase-Nicht-Rezeptor-Typ-14* (PTPN14) ist im Zytoplasma direkt neben der Kinase-Domäne von VEGFR-3

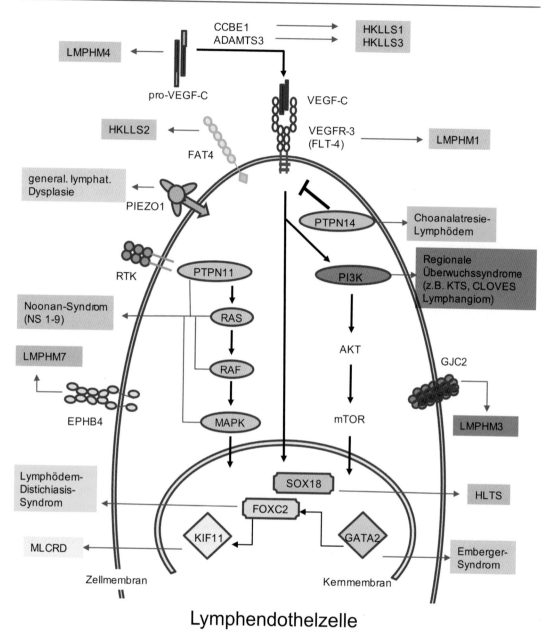

Lymphendothelzelle

Abb. 2.1 Molekulare Signalkaskade für die Entwicklung des Lymphgefäßsystems und mutationsbedingte Syndrome. Der Wachstumsfaktor VEGF-C wird als Proform (Pro-VEGF-C) sezerniert und an der Oberfläche von Lymphendothelzellen durch das Bindeprotein CCBE1 angereichert. Nach proteolytischer Spaltung durch ADAMTS3 bindet VEGF-C an den membranständigen Rezeptor VEGFR-3 (FLT4) und aktiviert diesen. Die Aktivität von VEGFR-3 kann durch die Phosphatase PTPN14 gehemmt werden. Bei der Weiterleitung des Signals im Zytoplasma ist die Kinase PI3K essenziell und aktiviert die Kinasen AKT und m-TOR. Interaktionen bestehen auch mit dem Signalweg der Mitogen-aktivierten Proteinkinasen (über den RAS- RAF- MAPK-Signalweg). Im Zellkern werden die Transkriptionsfaktoren FOXC2 und GATA2 aktiviert, welche verschiedene Aspekte wie Zellteilung (mittels KIF11) und Lymphgefäßdifferenzierung (Klappenbildung) steuern. Weitere Oberflächenmoleküle (PIEZO1, FAT4, GJC2, EPHB4) sind an der Steuerung der Lymphgefäßentwicklung beteiligt. RTK = Rezeptor-Tyrosin-Kinase; Weitere Abkürzungen siehe Text

lokalisiert und wirkt hemmend auf die Rezeptoraktivität. Die sehr seltenen Mutationen des **PTPN14** Gens verursachen das Choanalatresie-Lymphödem-Syndrom (Borbar et al. 2017).

2.3.1 VEGFR-3-Signalachse

Die zytoplasmatische Weiterleitung des VEGFR-3-Signals erfolgt wesentlich über Kinasen, darunter der Phosphoinositid-3-Kinase (**PI3K**) – AKT – mTOR-Signalweg. Aktivierende (gain-of-function) Mutationen im Gen der *PI3K-Katalytische Untereinheit-α* (PIK3CA) sind nicht nur in vielen Tumorzellen zu beobachten, sie sind auch Ursache vieler Überwuchs-Syndrome, bei denen auch das Lymphgefäßsystem betroffen ist (Luks et al. 2015). Beispiele sind das *Klippel-Trénaunay-Syndrom* (KTS) und das *CLOVE-Syndrom* (**C**ongenital **L**ipomatous **O**vergrowth, **V**askuläre Fehlbildungen und **E**pidermale Naevi). Wenn die aktivierenden PIK3CA-Mutationen spezifisch in LEZ lokalisiert sind, resultieren daraus mikro- und makrozystische lymphatische Malformationen, die auch häufig als Lymphangiome bezeichnet werden (Blesinger et al. 2018). Die Hemmung dieses Signalwegs mittels mTOR-Inhibitoren (Rapamycin) ist Gegenstand klinischer Untersuchungen (https://clinicaltrials.gov/ct2/show/NCT03243019?term=Sirolimus&cond=Lymphatic+Malformation&rank=1).

2.3.2 Mitogen-activated Protein-Kinase(MAPK)-Signalweg

Ein weiterer wichtiger Signalweg, der zwischen Oberflächenrezeptoren und dem Zellkern vermittelt, ist der Mitogen-activated Protein-Kinase(-**MAPK**)-Signalweg. Mutationen in Komponenten des MAPK-Signalwegs verursachen das *Noonan-Syndrom* (NS), bei dem man heute zwischen NS1 bis NS9 differenzieren kann (Pauli et al. 2015). Das NS kann mit Lymphödemen und Lymphangiomen vergesellschaftet sein (Witt et al. 1987).

2.3.3 Transkriptionsfaktoren

Wesentliches Ziel der Signaltransduktion ist die Regulation von Transkriptionsfaktoren. Hierbei handelt es sich um Proteine, die Komplexe bilden können und im Zellkern in vielfältiger Weise die Aktivierung und/oder Inhibition der Transkription von Genen steuern. Ein VEGF-C-regulierter Transkriptionsfaktor ist *Forkhead Box C2* (**FOXC2**). Inaktivierende Mutationen des *FOXC2*-Gens verursachen das *Lymphödem-Distichiasis-Syndrom*, bei dem neben Lymphödemen, eine doppelte Reihe von Wimpern und Nierendefekte einschließlich *Diabetes mellitus* zu beobachten sind (Fang et al. 2000). Aktivierende und inaktivierende Mutationen des Gens sind beschrieben worden (Michelini et al. 2012). FOXC2 steuert die Klappenbildung nicht nur in Lymphkollektoren, sondern auch in Venen (Petrova et al. 2004; Mellor et al. 2007). FOXC2 wird durch den Zink-Finger-Transkriptionsfaktor **GATA2** kontrolliert. GATA2 steuert die Hämatopoese. Deletionen oder Insertionen im Gen bewirken das *Emberger-Syndrom* (Primäres Lymphödem mit Myelodysplasie) (Ostergaard et al. 2011). Die oben genannten Transkriptionsfaktoren kontrollieren das Motorprotein *Kinesin Family Member-11* (**KIF11**; =Eg5), welches von essenzieller Bedeutung ist für die Funktion der Mitosespindel und die Anlagerung von Ribosomen an Mikrotubuli (Bartoli et al. 2011). Punktmutationen und Deletionen im KIF11-Gen sind die Ursache eines komplexen Syndroms: *Mikrozephalie mit oder ohne Chorioretinopathie, Lymphödem oder mentaler Retardierung* (MLCRD, Leung-Syndrom) (Ostergaard et al. 2012).

2.3.4 Weitere steuernde Einflussfaktoren auf die Lymphgefäßentwicklung

In den letzten Jahren konnten weitere membranständige Proteine identifiziert werden, die für das Lymphgefäßsystem von großer Bedeutung sind. **PIEZO1** (FAM38A) ist ein sehr großes transmembranes Protein mit einer propellerartigen Außendomäne und einer zentralen porenbildenden Domäne. Es ist in der Lage, mechanische Stimuli in einen Kationenfluss umzusetzen (Ge et al. 2015). Die Lymphatische Malformation-6 (LMPHM6) wird durch homozygote oder kombiniert-heterozygote Mutationen im *PIEZO1*-Gen hervorgerufen. Sie ist gekennzeichnet durch eine generalisierte lymphatische Dysplasie (Fotiou et al. 2015; Mucke et al. 1986). Das *Gap Junction Protein Gamma-2* (**GJC2**) gehört zu der Familie der Connexine. Mutationen im GJC2-Gen sind die Ursache für die Lymphatische Malformation-3 (LMPHM3) (Ferrel et al. 2010). Die Lymphatische Malformation-7 (LMPHM7) wird durch Mutationen im *Ephrin Rezeptor B4* (**EPHB4**), einem transmembranen Tyrosin-Kinase Protein, hervorgerufen (Martin-Almedina et al. 2016).

2.4 Abkürzungen

ADAMTS3	A Disintegrin-like and Metalloprotease with Thrombospondin Type1 Motif-3
CCBE1	Collagen and Calcium-binding EGF Domain-containing Protein-1
CLOVE-Syndrom	Congenital Lipomatous Overgrowth, Vaskuläre Fehlbildungen und Epidermale Naevi
EPHB4	Ephrin Rezeptor B4
FOXC2	Forkhead Box C2
FLT4 (=VEGFR-3)	Vascular Endothelial Growth Factor Rezeptor-3
GATA2	Zink-Finger-Transkriptionsfaktor
GJC2	Gap Junction Protein Gamma-2
HKLLS1	Hennekam-Lymphangioektasie-Lymphödem-Syndrom 1
KIF11 (=Eg5)	Kinesin Family Member-11
KTS	Klippel-Trénaunay-Syndrom
LEZ	Lymphendothelzellen
LMPHM3	Lymphatische Malformation-3
LMPHM4	Lymphatische Malformation-4 (früher: Nonne-Milroy-Syndrom-1D)
LMPHM6	Lymphatische Malformation-6
LMPHM7	Lymphatische Malformation-7
MAPK	Mitogen-activated Protein-Kinase
MLCRD	Mikrozephalie mit oder ohne Chorioretinopathie, Lymphödem oder mentaler Retardierung (Leung-Syndrom)
NS	Noonan-Syndrom
PIK3CA	PI3K-Katalytische Untereinheit-α
PTPN14	Protein-Thyrosin-Phosphatase-Nicht-Rezeptor-Typ-14
PI3K	Phosphoinositid-3-Kinase
PROX1	Prospero Homeobox-1
VEGF-C	Vascular Endothelial Growth Factor-C
VEGFR-3 (=FLT4)	Vascular Endothelial Growth Factor Rezeptor-3

Literatur

Alders M, Hogan B, Gjini E, Salehi F, Al-Gazali L, Hennekam E, Holmberg E, Mannens M, Mulder M, Offerhaus G, Prescott T, Schroor E, Verheij J, Witte M, Zwijnenburg P, Vikkula M, Schulte-Merker S, Hennekam R. Mutations in CCBE1 cause generalized lymph vessel dysplasia in humans. Nature Genet 2009;41:1272–74.

Alders M, Al-Gazali L, Cordeiro I, Dallapiccola B, Garavelli L, Tuysuz B, Salehi F, Haagmans M, Mook O, Majoie C, Mannens M, Hennekam R. Hennekam syndrome can be caused by FAT4 mutations and be allelic to Van Maldergem syndrome. Hum Genet. 2014;133:1161–7.

Bartoli K, Jakovljevic J, Woolford J, Saunders W. Kinesin molecular motor Eg5 functions during polypeptide synthesis. Mol Biol Cell. 2011;22:3420–30.

Blesinger H, Kaulfuß S, Aung T, Schwoch S, Prantl L, Rößler J, Wilting J, Becker J. PIK3CA mutations are specifically localized to lymphatic endothelial cells of lymphatic malformations. PLoS One.

2018;13(7):e0200343. https://doi.org/10.1371/journal.pone.0200343.eCollection.

Bordbar A, Maroofian R, Ostergaard P, Kashaki M, Nikpour S, Gordon K, Crosby A, Khosravi P, Shojaei A. A homozygous loss-of-function mutation in PTPN14 causes a syndrome of bilateral choanal atresia and early infantile-onset lymphedema PTPN14 mutation in lymphedema-choanal atresia. Meta Gene. 2017;14:53–8.

Brouillard P, Dupont L, Helaers R, Coulie R, Tiller G, Peeden J, Colige A, Vikkula M. Loss of ADAMTS3 activity causes Hennekam lymphangiectasia-lymphedema syndrome 3. Hum Mol Genet. 2017;26:4095–104.

Fang J, Dagenais S, Erickson R, Arlt M, Glynn M, Gorski J, Seaver L, Glover T. Mutations in FOXC2 (MFH-1), a forkhead family transcription factor, are responsible for the hereditary lymphedema-distichiasis syndrome. Am J Hum Genet. 2000;67:1382–8.

Ferrell R, Baty C, Kimak M, Karlsson J, Lawrence E, Franke-Snyder M, Meriney S, Feingold E, Finegold D. GJC2 missense mutations cause human lymphedema. Am J Hum Genet. 2010;86:943–8.

Fotiou E, Martin-Almedina S, Simpson M, Lin S, Gordon K, Brice G, Atton G, Jeffery I, Rees D, Mignot C, Vogt J, Homfray T, Snyder M, Rockson S, Jeffery S, Mortimer P, Mansour S, Ostergaard P. Novel mutations in PIEZO1 cause an autosomal recessive generalized lymphatic dysplasia with non-immune hydrops fetalis. Nat Commun. 2015;6:8085.

Ge J, Li W, Zhao Q, Li N, Chen M, Zhi P, Li R, Gao N, Xiao B, Yang M. Architecture of the mammalian mechanosensitive Piezo1 channel. Nature. 2015;527:64–9.

Gordon K, Schulte D, Brice G, Simpson M, Roukens M, van Impel A, Connell F, Kalidas K, Jeffery S, Mortimer P, Mansour S, Schulte-Merker S, Ostergaard P. Mutation in vascular endothelial growth factor-C, a ligand for vascular endothelial growth factor receptor-3, is associated with autosomal dominant Milroy-like primary lymphedema. Circ Res. 2013;112:956–60.

Jeltsch M, Kaipainen A, Joukov V, Meng X, Lakso M, Rauvala H, Swartz M, Fukumura D, Jain RK, Alitalo K. Hyperplasia of lymphatic vessels in VEGF-C transgenic mice. Science. 1997;276(5317):1423–5.

Karkkainen M, Ferrell R, Lawrence E, Kimak M, Levinson K, McTigue M, Alitalo K, Finegold D. Missense mutations interfere with VEGFR-3 signalling in primary lymphoedema. Nat Genet. 2000;25:153–9.

Luks V, Kamitaki N, Vivero M, Uller W, Rab R, Bovée J, Rialon K, Guevara C, Alomari A, Greene A, Fishman S, Kozakewich H, Maclellan R, Mulliken J, Rahbar R, Spencer S, Trenor C, Upton J, Zurakowski D, Perkins J, Kirsh A, Bennett J, Dobyns W, Kurek K, Warman M, Mc Carroll S, Murillo R. Lymphatic and other vascular malformative/overgrowth disorders are caused by somatic mutations in PIK3CA. J Pediatr. 2015;166(4):1048–54.e1-5.

Martin-Almedina S, Martinez-Corral I, Holdhus R, Vicente A, Fotiou E, Lin S, Petersen K, Simson M, Hoischen A, Gilissen C, Jeffery H, Atton G, et al. EPHB4 kinase-inactivating mutations cause autosomal dominant lymphatic-related hydrops fetalis. J Clin Invest. 2016;126:3080–8.

Mellor R, Brice G, Stanton A, French J, Smith A, Jeffery S, Levick J, Burnand K, Mortimer P. Lymphoedema Research Consortium. Mutations in FOXC2 are strongly associated with primary valve failure in veins of the lower limb. Circulation. 2007;115(14):1912–20.

Michelini S, Degiorgio D, Cestari M, Corda D, Ricci M, Cardone M, Mander A, Famoso L, Contini E, Serrani R, Pinelli L, Cecchin S, Bertelli M. Clinical and genetic study of 46 Italian patients with primary lymphedema. Lymphology. 2012;45:3–12.

Mucke J, Hoepffner W, Scheerschmidt G, Gornig H, Beyreiss K. Early onset lymphoedema, recessive form--a new form of genetic lymphoedema syndrome. Eur J Pediat. 1986;145:195–8.

Oh S, Jeltsch M, Birkenhäger R, McCarthy J, Weich H, Christ B, Alitalo K, Wilting J. VEGF and VEGF-C: specific induction of angiogenesis and lymphangiogenesis in the differentiated avian chorioallantoic membrane. Dev Biol. 1997;188(1):96–109.

Ostergaard P, Simpson M, Connell F, Steward C, Brice G, Woollard W, Dafou D, Kilo T, Smithson S, Lunt P, Murday V, Hodgson S, Keenan R, Pilz D, Martinez-Corral I, Makinen T, Mortimer P, Jeffery S, Trembath R, Mansour S. Mutations in GATA2 cause primary lymphedema associated with a predisposition to acute myeloid leukemia (Emberger syndrome). Nat Genet. 2011;43:929–31.

Ostergaard P, Simpson M, Mendola A, Vasudevan P, Connell F, van Impel A, Moore A, Loeys B, Ghalamkarpour A, Onoufriadis A, Martinez-Corral I, Devery S, et al. Mutations in KIF1 cause autosomal-dominant microcephaly variably associated with congenital lymphedema and chorioretinopathy. Am J Hum Genet. 2012;90:356–62.

Pauli S, Zoll B, Zenker M. Das Noonan-Syndrom. LymphForsch. 2015;19:92–8.

Petrova T, Karpanen T, Norrmén C, Mellor R, Tamakoshi T, Finegold D, Ferrell R, Kerjaschki D, Mortimer P, Ylä-Herttuala S, Miura N, Alitalo K. Defective valves and abnormal mural cell recruitment underlie lymphatic vascular failure in lymphedema distichiasis. Nat Med. 2004;10(9):974–81.

Witt D, Hoyme E, Zonana J, Manchester D, Fryns J, Stevenson J, Curry C, Hall J. Lymphedema in Noonan syndrome: clues to pathogenesis and prenatal diagnosis and review of the literature. Am J Med Genet. 1987;27:841–56.

Physiologie und Pathophysiologie des Lymphgefäßsystems

3

Michael Oberlin und Christian Ure

Inhaltsverzeichnis

3.1   Zusammenfassung

Ein intaktes Lymphdrainagesystem sichert die Gewebshomöostase zwischen der aus den Blutkapillaren filtrierten Flüssigkeit und dem Interstitium.

Ein interstitielles Ödem entsteht entweder bei zu hohem Flüssigkeitseinstrom ins Gewebe (z. B. CVI, Eiweißmangel, Rechtsherzinsuffizienz) oder einer angeborenen bzw. erworbenen Schädigung des Lymphgefäßsystems (Primäre/Sekundäre Lymphödeme).

Häufig auftretende Mischödeme entstehen durch die Kombination einer zu hohen Filtration bei gleichzeitig gestörter Lymphtransportkapazität (z. B. Adipositas assoziiertes Lymphödem).

M. Oberlin (✉)
Fachklinik für Lymphologie, Foeldi Klinik,
Hinterzarten, Deutschland
e-mail: michael.oberlin@foeldiklinik.de

C. Ure
Lymphklinik Wolfsberg, LKH Wolfsberg,
Wolfsberg, Österreich
e-mail: Christian.Ure@kabeg.at

3.2   Einleitung

Bereits 1653 hatte der dänische Anatom Thomas Bartholin mit der Darstellung des Ductus thoracicus den Begriff der „Lymphgefäße" geprägt. Das

Lymphgefäßsystem geriet jedoch bis zu Zeiten Winiwarters weitgehend in Vergessenheit. Der Begriff „Lymphödem" als eigenständige Krankheitsentität wurde erst um 1930 aus der deskriptiv zusammengefassten Krankheitsgruppe der „Elefantiasis" herausgelöst. Zuvor war die heute als „deformierendes Stadium III" des Lymphödems bezeichnete, zum Teil monströse Form des Lymphödems mit anderen schweren Deformitäten der Beine infolge anderer Erkrankungen zusammengefasst. Diese waren z. B. die Elefantiasis graecorum (Lepra), die Neurofibromatose Recklinghausen, Lymphangiomatosen, das Klippel-Trénaunay-Weber-Syndrom sowie das ausgeprägte postthrombotische Syndrom. Die klassische Beschreibung anhand klinischer Symptome war bereits von Winiwarter 1892, von Meige 1898 sowie von Martas 1913 im deutschen, französischen und angelsächsischen Sprachraum erfolgt. Ein erster wissenschaftlicher Beweis des Zusammenhanges dieser speziellen Art des Ödems mit einer Störung des Lymphgefäßsystems gelang erst in den frühen 1930er-Jahren (Allen 1934; Drinker et al. 1934; Reichert 1930) durch experimentelle Ausschaltung der Lymphgefäße am Hundemodell. Erst nach diesen Erkenntnissen wurde 1934 in einer Monografie von Allen das Lymphödem als eigenständige Krankheit beschrieben. Neben sekundären Lymphödemen als Folge von Parasitenbefall, Verletzungen und bakteriellen Entzündungen wurde auch der postoperativ geschwollene Arm nach radikaler Mastektomie mit axillärer Lymphknotendissektion als sekundäres Arm-Lymphödem erkannt. Schließlich gelang es (Kinmonth et al. 1955) mithilfe der direkten Lymphografie die Pathologie von Lymphgefäßen bei primären Lymphödemen darzustellen.

Die physiologischen und pathophysiologischen Zusammenhänge des Lymphgefäßsystems konnten damit aus einer rein deskriptiven, klinischen Beobachtung von Krankheitsbildern zu einem medizinischen Fachgebiet weiterentwickelt werden.

▶ Unter physiologischen Bedingungen herrscht ein Gleichgewicht zwischen der durch die Blutgefäßwände hindurch filtrierten (und nicht rückresorbierten) Flüssigkeit in das Interstitium und deren Abtransport aus dem Interstitium. Ein insuffizientes Lymphgefäßsystem führt zur konsekutiven Vermehrung und Veränderung der interstitiellen Gewebsflüssigkeit. Im weiteren Verlauf ist die Erkrankung durch eine Alteration von Geweben gekennzeichnet, unabhängig von ihrer anatomischen Lokalisation. Klinisch entsteht ein interstitielles Ödem.

3.3 Physiologie des Lymphgefäßsystems:

3.3.1 Lymphbildung

Hauptaufgabe der Lymphgefäße ist der Abtransport lymphpflichtiger Substanzen aus dem Interstitium in das venöse Blutgefäßsystem. Die Aufnahme dieser Substanzen in die initialen Lymphgefäße über die prälymphatischen Kanäle wird als Lymphbildung bezeichnet. Zu den „lymphpflichtigen Lasten", d. h. Substanzen, die nur lymphatisch abtransportiert werden können, zählen Eiweiße, Zellen, Hyaluronsäure, Wasser und im Bereich des Dünndarms auch Fette, die über die zentralen Chylusgefäße in den Dünndarmzotten resorbiert werden.

3.3.2 Lymphpflichtige Last

3.3.2.1 Lymphpflichtige Eiweißlast
Zur lymphpflichtigen Eiweißlast gehören die physiologisch im Gewebe anfallenden Proteine. Plasmaproteine verlassen kontinuierlich die Blutbahn, um ihre Transportfunktion wahrzunehmen. Viele Substanzen, wie zum Beispiel Calcium oder Eisen, können nur dank dieser Transportproteine an die Zellen gelangen. Beim ständigen Auf- und Abbau der Gewebe werden Proteine freigesetzt, die aus dem Interstitium entsorgt werden müssen. Eiweißproduzierende Organe wie die Leber, hormonproduzierende Drüsen wie beispielsweise das Pankreas erzeugen Eiweiße. Neben diesen endogen anfallenden Proteinen gelangen auch exogene Eiweißkörper ins Interstitium. Dazu gehören Aminosäuren und Polypeptide aus der Nahrung über

die Dünndarmschleimhaut, über die Haut, Schleimhaut und Bronchien aufgenommene kleinste Eiweißmoleküle in der Einatmungsluft, Salbenbestandteile oder durch Injektionen oder Stiche aufgenommene Proteine wie zum Beispiel Impfungen oder Insektenstiche. Verletzungen, Entzündungen, hormonelle und medikamentöse Einflüsse, die die Permeabilität der Blutkapillaren gegenüber Plasmaproteinen erhöhen, führen zu einem starken Anstieg der Proteinkonzentration im Interstitium. Untersuchungen von Schad (Schad 2009) zeigten, dass pro Tag die komplette Menge an Plasmaproteinen (etwa 350 g) im Blutkapillarbereich ausgeschleust und über das intakte Lymphgefäßsystem dem Blutkreislauf wieder zugeführt wird. Der Eiweißgehalt der Lymphe variiert organspezifisch entsprechend der unterschiedlichen Blutkapillarpermeabilität von 1–2 g % in den Extremitäten bis zum 6 g % in der Leber. Der Rücktransport der interstitiell anfallenden Proteine endogener und exogener Herkunft ins venöse Blutgefäßsystem ist eine der lebensnotwendigen Aufgaben des Lymphgefäßsystems.

3.3.2.2 Lymphpflichtige Zelllast

Zur lympflichtigen Zelllast gehören Erythrozyten und Leukozyten aus dem Blutkreislauf, dendritische Zellen aus der Haut sowie apoptotische körpereigene Zellen, die abgeräumt werden müssen. Aber auch Ruß -, Staub- und Farbpartikel (Tattoos) sowie Tumorzellen, Bakterien, Viren und Filarien werden über das Lymphgefäßsystem abtransportiert. Über 90 % der Zellen in der Lymphe sind Lymphozyten, die im Rahmen der Ausbildung der spezifischen Immunantwort vorwiegend in den regionären Lymphknoten der Lymphe zugeführt werden.

3.3.2.3 Hyaluronssäure (Hyaluronan)

Die Verhärtung des Gewebes beim Lymphödem wird meistens der Fibrose und damit dem vermehrten Kollagen als Folge von Entzündungsreaktionen zugeschrieben, es dürfte jedoch ein großer Anteil auf die Vermehrung von Hyaluronsäure zurückgehen. Bei der Hyaluronsäure, nach neuer Nomenklatur „Hyaluronan", handelt es sich um einen Sammelbegriff linearer Polysaccharide, diese werden vor allem in der extrazellulären

Matrix (ECM) exprimiert, aber auch auf der Zelloberfläche und sogar innerhalb der Zellen. Hyaluronan weist zahlreiche biologische Funktionen auf. Es interagiert mit verschiedenen Proteinen oder Proteoglykanen, um die extrazelluläre Matrix (ECM) zu organisieren und die Homöostase aufrechtzuerhalten. Die physikalischen und mechanischen Eigenschaften von Hyaluronan tragen zur Aufrechterhaltung der Gewebehydration, der Vermittlung der Diffusion gelöster Stoffe durch die ECM und zur „Schmierung" von bestimmten Geweben bei. Die vielfältigen biologischen Funktionen von Hyaluronan ergeben sich durch ihre komplexen Interaktionen mit Matrixkomponenten und Zellen. Die Bindung von Hyaluronan an Zelloberflächenrezeptoren aktiviert verschiedene Signalwege, welche die Zellfunktion, die Gewebsentwicklung, Entzündungsprozesse, Wundheilung, sowie Tumorprogression und Metastasierung regulieren können. Als wichtiger Bestandteil der extrazellulären Matrix unterliegt die Hyaluronsäure in der Haut einem intensiven Katabolismus. Der Abbau erfolgt überwiegend in den regionären Lymphknoten. Es besteht eine starke Altersabhängigkeit der Hyaluronsäurekonzentration im Gewebe, was den unterschiedlichen Hautturgor von Säuglingen gegenüber Älteren erklärt. Hyaluronsäure hat eine enorme Wasserbindungskapazität. 1 g Hyaluronan kann bis zu 6 Liter Wasser binden.

3.3.2.4 Lymphpflichtige Wasserlast

Die *lymphpflichtige Wasserlast* stellt quantitativ für das Lymphgefäßsystem die größte Menge dar. Unter physiologischen Bedingungen fungiert das Wasser als Lösungsmittel für wasserlösliche Substanzen. Für die Entstehung dieser Wasserlast sind unterschiedliche physikochemische Austauschprozesse im Bereich der Blutkapillaren verantwortlich. Den wichtigsten Prozess stellt dabei die *Diffusion* dar, um den Austausch von Nährstoffen, Stoffwechselendprodukten aber auch Atemgasen in der Lunge zu ermöglichen. Konzentrationsunterschiede und die Brownsche Molekularbewegung stellen die treibende Kraft dar. Große Austauschflächen, sehr niedrige Blutströmungsgeschwindigkeiten sowie die ausgeprägte Verzweigung des Blutkapillarbettes erklären warum über 99 % des Gas-, Stoff- und Flüssigkeitsaustausches über Diffusionsprozesse möglich sind. Hierbei sind jedoch kleinste Distanzen erforderlich, was die gestörte Diffusion beim Ödem erklärt. *Osmose* ist eine Einbahndiffusion von Flüssigkeiten durch eine semipermeable Membran, wobei besonders Wasser in die makromolekulare Lösung hineinwandert. Je höher die Konzentration der makromolekularen Lösung ist, desto höher ist die osmotische Kraft. Osmose ist wichtig für den Transport von Wasser, Salzen, Kohlehydraten, Lipiden, Aminosäuren und niedermolekularen Stoffen durch die Zell- und Blutkapillarwände. Osmose zwischen einer Eiweißlösung und Wasser nennt man *Kolloidosmose.* Proteine besitzen eine wasseranziehende Kraft, die man onkotischen Sog oder kolloidosmotischen Druck nennt. Dieser kolloidosmotische Druck (KOD) wird nur wirksam an einer semipermeablen Membran, die der Basalmembran der Blutkapillarwand entspricht. Für den KOD sind besonders die Albumine im Blutplasma verantwortlich. Der Eiweißgehalt im Blutplasma beträgt etwa 7 g %, was einem kolloidosmotischen Druck im Blutplasma (KOD_P) von etwa 25 mm Hg entspricht. Mit dieser Kraft würde Wasser aus einem proteinfreien Interstitium in die Blutkapillaren gesaugt. Der unter normalen Bedingungen geringe Proteingehalt des Interstitiums (etwa 2–3 g %) erzeugt allerdings auch eine geringe kolloidosmotische Kraft (KOD_I).

Im Gegensatz zu Diffusion und Kolloidosmose stellt die *Ultrafiltration* einen aktiven Flüssigkeitstransport unter Druck dar. Dabei wird durch den Blutkapillardruck (BKD) ein Teil der Blutflüssigkeit mit Salzen, niedermolekularen Nährstoffen und kleinen Proteinmolekülen durch kleine Poren in der Blutkapillarwand ins Interstitium gepresst und so von den großen Proteinmolekülen und Blutkörperchen getrennt, die im Blutgefäß verbleiben. Je höher der hydrostatische Filtrationsdruck vom Blutgefäß ins Interstitium ist, desto mehr Ultrafiltrat und damit umso mehr lymphpflichtige Wasserlast entsteht. Entscheidende Regulationsstelle für die Höhe des BKD und damit für den Filtrationsdruckes stellen die präkapillären Arteriolen dar. Bei der Ultrafiltra-

tion ins Interstitium überwindet der BKD den KOD_P in den Blutgefäßen.

3.3.2.5 Reabsorption (Resorption)

Eine Rückdiffusion aus dem Interstitium ins Blutgefäßsystem findet nach neueren Erkenntnissen nicht oder lediglich sehr geringfügig statt, sodass dem Lymphgefäßsystem die Hauptaufgabe des Flüssigkeitsabtransports aus dem Interstitium zufällt.

Das alte Modell des Starlingschen Gleichgewichts: 1886 beschrieb der englische Physiologe Frank Starling (Starling 1886) die Hypothese eines Gleichgewichtes zwischen durchschnittlichem Blutdruck der Blutkapillare (BKD) und dem durchschnittlichen onkotischen Sog (KOD_P) der Plasmaproteine. Dabei wirken an der Blutkapillarwand insgesamt 4 Kräfte: 1. der zwischen arteriellem und venösen Kapillarschenkel kontinuierlich sinkende BKD, 2. der onkotische Sog der interstitiellen Proteine (KOD im Interstitium = KOD_I), 3. der unter physiologischen Bedingungen in der Subkutis der Extremitäten negative interstitielle Druck (ID) sowie 4. als einzige Gegenkraft der kolloidosmotische Druck der Plasmaproteine (KOD_P). Dies Gleichgewicht gilt allerdings nur in liegender Körperposition, da in sitzender oder stehender Position im ganzen Kapillarbett ein höherer BKD herrscht („passive Hyperämie").

Neuere Forschungsergebnisse führen allerdings zu einer deutlichen Modifikation der Betrachtungsweise nach Starling: Der Stoffaustausch durch die Blutkapillarwand ist von weiteren Faktoren abhängig, die zu Zeiten Starlings nicht bekannt waren. So hat die *Glykokalyx,* die die Oberfläche der Blutendothelzellen bedeckt, wohl den wesentlichen Einfluss auf die Permeabilität der Blutkapillare (Chappell et al. 2008). Die endotheliale Glykokalyx ist eine kohlenhydratreiche Schicht auf dem Endothel der Blutgefäße und befindet sich in einem ständigen Auf- und Abbau. Sie dient als Barriere für Makromoleküle sowie Zellen und wirkt als Schutzschild zwischen Blutplasma und Endothelzellen. Störungen der Glykokalyx führen zu einer Permeabilitätsstörung der Blutkapillare mit vermehrtem Flüssigkeitseinstrom ins Interstitium.

Das Kräfte-Ungleichgewicht (Levick 2004) führt unter physiologischen Bedingungen im Bereich der Extremitäten zu einem ständigen Flüssigkeitsstrom ins Interstitium und liefert somit die lymphpflichtige Wasserlast, die über das LGS abtransportiert werden muss; das *„Ungleichgewicht"* der 4 Starlingschen Kräfte bildet die Grundlage für die Lymphbildung im Interstitium.

3.3.2.6 Lymphpflichtige Fettlast

Lymphpflichtige Fettlast (nur im Dünndarm): Der größte Teil der Nahrungsfette sind Triglyzeride. Diese enthalten zu mehr als 90 % langkettige Fettsäuren, die angesichts ihrer Größe von über 16 Kohlenstoffatomen nur über die enteralen Lymphgefäße (Chylusgefäße) abtransportiert werden können. In den Epithelzellen der Dünndarmschleimhaut werden aus den Nahrungsfetten Chylomikronen synthetisiert, die dann über die Chylusgefäße zur Cisterna chyli gelangen. Mittelkettige Fettsäuren (MCT) können wie die Kohlenhydrate und Aminosäuren direkt von den Blutkapillaren der Dünndarmzotten unter Umgehung des Lymphsystems resorbiert werden. Das intakte enterale Lymphsystem sichert damit den Transport von Nahrungsfetten in Form langkettiger Fettsäuren, fettlöslicher Vitamine (Vitamin A, D, E und K) sowie weiterer aufgenommenen Nahrungsbestandteilen.

3.3.3 Physiologische Grundlagen der Lymphbildung

Der Eintritt von interstitieller Flüssigkeit in die initialen Lymphgefäße bezeichnet man als *Lymphbildung* (Abb. 3.1). Die in der interstitiellen Grundsubstanz (extrazelluläre Matrix) zu findenden prälymphatischen Kanäle leiten die interstitielle eiweißhaltige Flüssigkeit von den Blutkapillaren in Richtung der zapfenförmig in das Interstitium ragenden initialen Lymphgefäße. Der Eintritt der Gewebsflüssigkeit in das Lymphgefäß erfolgt zum einen über einen transendothelialen, größtenteils aber über einen interendothelialen Einstrom (Schmid-Schönbein 1990). Im Bereich der initialen Lymphgefäße finden sich weit geöffnete interendotheliale Zellfugen, in denen sich die Lymphendothelzellen dachziegelartig überlappen („schwingende Zipfel"). Abhängig von der interstitiellen Flüssigkeitsmenge und damit vom interstitiellen Druck (ID), werden durch Straffung der Ankerfilamente die Zellfugen weit geöffnet und ermöglichen so den Eintritt auch von großmolekularen Eiweißpartikeln, von Zellen und Zelltrümmern. Bei erhöhter lymphatischer Last dehnt sich der interstitielle Raum aus, dies bewirkt einen Zug am Fasersystem, der sich auf das Lymphgefäß überträgt und zu einer Vergrößerung des Gefäßlumen führt (Gerli et al.

Abb. 3.1 Lymphbildung. (© Foeldischule Freiburg)

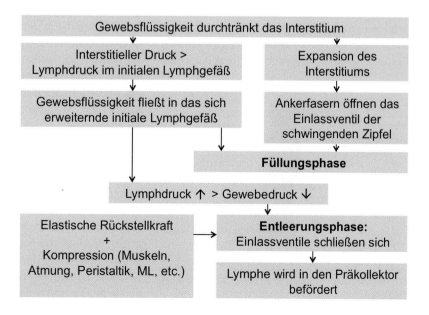

2000). Die Aktivität der nachgeschalteten größeren Lymphgefäße erzeugt einen Unterdruck in den initialen Lymphgefäßen, die Ankerfilamente verhindern einen Kollaps der Gefäße. Die Lymphbildung, d. h. die Aufnahme der Gewebsflüssigkeit und der Weitertransport, wird durch weitere Faktoren beeinflusst: Druckschwankungen im Interstitium, hervorgerufen durch arterielle Pulsation, Muskelkontraktion und respiratorische Druckänderungen im Thorax und Abdomen. Nach Eintritt der Gewebsflüssigkeit in die Lymphgefäße wird die jetzt als *Lymphe* bezeichnete Flüssigkeit durch Aktivitäten des Lymphendothels weiter modifiziert. Es kommt zu einer aktiven Zuführung von Stoffen in die Lymphe und auch zum Entzug von Wasser und damit zu einer Konzentration der Lymphe. In den initialen Lymphgefäßen und den anschließenden Präkollektoren herrscht eine sehr langsame Fließgeschwindigkeit, dies begünstigt neben resorptiven Funktionen des Lymphendothels auch immunologische Funktionen.

3.3.4 Lymphtransport

Die Lymphbildung erfolgt in den initialen Lymphgefäßen und dem einschichtigen Teil der Präkollektoren. Für den nachfolgenden Lymphtransport (Abb. 3.2) sind die mehrschichtigen Abschnitte der Präkollektoren, die anschließenden Lymph-Kollektoren, die großen Lymphstämme und der Ductus thoracicus verantwortlich. Entscheidendes funktionelles Element des Trans-

portes ist das *Lymphangion*, der zwischen 2 Klappensegmenten bestehende Gefäßabschnitt des Lymphkollektors. Lymphangione sind zwischen 3 bis 15 mm lang, im Ductus thoracicus sogar bis zu 8 cm. Die Gefäßklappen bestimmen die Strömungsrichtung auch gegen die Schwerkraft. Die spontanen Kontraktionen der glatten Gefäßmuskulatur in der Tunica media erfolgen in Ruhe etwa 6–10 Mal pro Minute, unter Belastung ist eine Erhöhung der Frequenz bis 20/min möglich. In den Lymphangionen werden Druckwerte unter normalen Bedingungen mit 3–5 mmHg angegeben, diese können unter Belastung auf bis zu 20 mmHg ansteigen. Korrelat der Kontraktion ist die glatte Muskulatur. Präkollektoren und Kollektoren werden von adrenergen, cholinergen und peptidergen Nervenfasern innerviert, die den Tonus und die Kontraktionsfrequenz mitsteuern und den Einfluss des vegetativen Nervensystems und der Gewebshormone auf die Lymphgefäße erklären. Stimulation des Sympathikus übt einen frequenzsteigernden Effekt aus. Die Strömungsgeschwindigkeit in den Lymphgefäßen beträgt in Ruhe etwa 5 bis 10 cm pro Minute und kann bei starker muskulärer Aktivität bis auf 80 cm pro Minute ansteigen. Die (spontane) Lymphgefäßtätigkeit wird als *Lymphangiomotorik* bezeichnet. Ausgelöst wird die Kontraktion in jedem einzelnen Lymphangion durch regelmäßige Depolarisation von Schrittmacherzellen in der Lymphangionwand. Zu den Hilfsmechanismen der Lymphströmung in den Präkollektoren und Kollektoren zählt die Tätigkeit der Skelettmuskulatur, wovon besonders die tiefen Lymphgefäße innerhalb der Extremitätenmuskulatur profitieren. Muskeldruck auf die Lymphangionwand von außen führt zu einem Auspressen, sodass eine Kontraktionswelle in den nachgeschalteten Lymphangionen hervorgerufen wird. Auch die Pulsation der benachbarten Arterien fördert die Lymphangiomotorik besonders der tiefen Kollektoren. In den Präkollektoren wird der Lymphfluss durch die benachbarten Arteriolen gefördert. Zug – und Druckwirkung der Muskulatur gegen die Haut und Faszie führen bei Bewegungen zu Entleerung der oberflächigen Lymphgefäße. Der Lymphfluss in den Bauchorganen wird durch die Darmperistaltik und die Atmung unter-

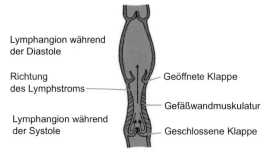

Lymphangion während der Diastole

Richtung des Lymphstroms — — Geöffnete Klappe

— Gefäßwandmuskulatur

Lymphangion während der Systole

— Geschlossene Klappe

Abb. 3.2 Schematische Darstellung von 2 Lymphangionen während einer Systole und Diastole. (© Foeldischule Freiburg)

stützt. Besonders die Atmung bewirkt ein rhythmisches Strömen der Lymphe im Ductus thoracicus und eine rhythmische Entleerung der beiden ampullären Erweiterungen am Anfang und Ende des Ductus thoracicus. Die Cisterna chyli wird zusätzlich durch die Zwerchfellbewegungen rhythmisch entleert und gefüllt.

3.3.4.1 Rolle der Lymphknoten beim Lymphtransport

Bezüglich des Weitertransports der "lymphpflichtigen Last" zeigten mehrere Studien in den 80er Jahren des 20. Jahrhunderts einen Anstieg der Proteinkonzentration von prä- nach postnodal um den Faktor 1,5 bis 1,9; dieser wird nicht durch „Hinzufügen" von Proteinen im Lymphknoten bewirkt, sondern durch Resorption von Wasser in entsprechendem Ausmaß von 33 % bis knapp 50 % bei Passage der Lymphknotenstationen. In den Lymphknoten kommt es zu einer massiven Verlangsamung der Strömungsgeschwindigkeit gegenüber den Kollektoren, sodass eine Passage in Ruhe 5 bis 20 Minuten dauern kann. Es bestehen deutlich mehr afferente als efferente Lymphkollektoren. Bei der Passage durch die Lymphknoten reduziert sich die Primärlymphe von 5 bis 10 Liter auf etwa 2 bis 3 Liter Lymphe, die dann über die beiden Venenwinkel dem Blutkreislauf zugeführt werden.

3.3.4.2 Physiologie des Lymphtransportes

Das jeweils aktuell pro Zeiteinheit transportierte Volumen an Lymphe stellt das Lymphzeitvolumen (LZV) dar (Abb. 3.3a). Das Volumen an Lymphe, das das gesunde LGS bei maximaler Arbeit und seinem gegebenen Fassungsvermögen pro Zeiteinheit transportieren kann, nennt man Transportkapazität (TK). Unter normalen Bedingungen übertrifft die TK bei weitem die anfallende lymphpflichtige Last (LL). Somit besteht eine große Sicherheitsreserve („funktionelle Reserve") zur Bewältigung der Flüssigkeitsbelastungen im Interstitium.

Die Lymphangiomotorik passt sich der jeweilig gerade anfallenden lymphpflichtigen Last an (Hutschenreuter und Brümmer 1986). Diese Anpassung erfolgt über den Frank-Starling-Mechanismus, der dazu führt, dass bei einer erhöhten Wanddehnung der Lymphangione (Vorlasterhöhung) ein größeres Schlagvolumen ausgeworfen wird. Somit bewirkt eine gesteigerte Ultrafiltration mit Anstieg der interstitiellen Flüssigkeit zu einer gesteigerten Lymphbildung und auch Lymphtransport. Diese Funktion wird als „Sicherheitsventilfunktion" des LGS bezeichnet (Abb. 3.3b).

3.4 Aufgaben des Lymphgefäßsystems

▶ • Gewebshomöostase durch Kompensation interstitieller Flüssigkeitsbelastung bis zum Erreichen der Transportkapazität
• Rücktransport der interstitiell anfallenden Proteine endogener und exogener Herkunft
• Abtransport toxischer und infektiöser Substanzen mit Speicherung und Entgiftung in den regionären Lymphknoten sowie Filtration von Tumorzellen aus den afferenten Kollektoren
• Vermittlung von Immunität durch Eiweißtransport aus dem Interstitium zu den regionären Lymphknoten zur Antigenpräsentation sowie Lymphozytenzirkulation
• Transport von langkettigen Fettsäuren und fettlöslichen Vitaminen über die Darm-Lymphgefäße
• Schnelle Bereitstellung von Volumen bei intravasalem Volumenmangel (Schock)

3.5 Insuffizienzformen des Lymphsystems

3.5.1 Einleitung

Die sichtbaren und therapeutisch bedeutungsvollen Ödeme sind ausschließlich im Interstitium, d. h. extrazellulär, lokalisiert. Jedes extrazelluläre Ödem ist Zeichen einer Überforderung des

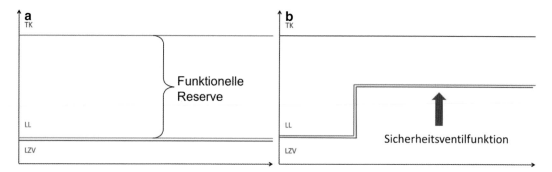

Abb. 3.3 a, b: Regulärer Lymphtransport. Die Transportkapazität übertrifft die anfallende lymphpflichtige Last. Somit besteht eine große Sicherheitsreserve („funktionelle Reserve") zur Bewältigung der Flüssigkeitsbelastungen im Interstitium. (**a**) „Sicherheitsventilfunktion" des Lymphgefäßsystems. (**b**) (TK = Transportkapazität, LL= lymphpflichtige Last, LZV = Lymphzeitvolumen). (© Foeldischule Freiburg)

Lymphgefäßsystems. Es sagt jedoch nichts über den Zustand der Lymphgefäße selbst aus. Finden sich klinisch Zeichen eines generalisierten oder lokalisierten Ödems, muss das Lymphgefäß in der Entstehung mitbetroffen sein.

3.5.2 Insuffizienzformen des Lymphsystems

Ein insuffizientes LGS ist nicht in der Lage, die anfallenden lymphpflichtigen Lasten vollständig abzutransportieren, d. h. die lymphpflichtige Last (LL) übersteigt die Transportkapazität (TK) des Lymphgefäßsystems. Eine Insuffizienz kann durch eine erhöhte Lymphlast (LL) aus dem Interstitium, eine Verminderung der Transportkapazität (TK) oder wie bei vielen Ödemen aus der Kombination beider Faktoren, d. h. also gesteigerter LL bei gleichzeitig reduzierter TK resultieren. Um die 3 unterschiedlichen Insuffizienzformen des LGS verständlich zu machen werden die ödemfördernden Mechanismen erläutert, die zu einer Störung des "Starlingschen Un-Gleichgewichts" bei der Lymphbildung führen:

a) *Erhöhung des Blutkapillardrucks* und damit erhöhte Ultrafiltration ins Interstitium. Dies tritt beispielsweise bei Hitze, Muskelaktivität aber auch bei allen entzündlichen Prozessen auf und führt zusammen mit einer Widerstandserniedrigung der betreffenden Gefäße zu einem vermehrten Flüssigkeitsaustritt ins

Interstitium. Diesen Prozess nennt man „Aktive Hyperämie". Bei der „Passiven Hyperämie" kommt es zu einem Anstieg des venösen Drucks zurück bis ins Kapillarbett, verursacht durch ein venöses Abstromhindernis ebenfalls zu einem Anstieg der Filtration. Aber auch bei fehlender Muskelpumpe durch Lähmung oder Immobilität steigt der Blutkapillardruck passiv an.

b) *Verminderter Kolloidosmotischer Druck im Plasma* durch Hypoproteinämie. Eine gestörte Proteinsynthese bei Malnutrition oder bei schweren Lebererkrankungen können zu Ödemen führen. Aber auch ein gesteigerter und nicht mehr kompensierter Proteinverlust über die Haut nach Verbrennungen bzw. chronischen Wunden, eine pathologische Proteinurie über die Niere oder auch ein Eiweißverlust bei entzündlichen Darmerkrankungen führen zu generalisierten Ödemen.

c) Histamin- und Bradykinin assoziierte *Permeabilitätsstörungen der Blutkapillaren* bei immunologischen Reaktionen, Toxin-bedingte Prozesse sowie bakterielle Infektionen führen zu einem starken Austritt von Wasser und Eiweiß ins Gewebe mit dadurch bedingt deutlichen Anstieg des Kolloidosmotischen Druckes im Interstitium (KOD $_I$).

d) Entzündliche Gewebsprozesse führen durch Zerstörung des Interstitiums zu einem *Abfall des interstitiellen Druckes* bis auf Werte von −6 mm Hg mit dadurch vermehrter Ultrafiltration ins Gewebe.

e) *Störungen der Integrität der Glykokalyx* wie beim Diabetes mellitus erhöhen die Permeabilität der Blutkapillare. Bakterielle Infektionen führen durch Freisetzung von Entzündungsmediatoren zu einer Alteration der Glykokalyx. Beim akuten posttraumatischen Ödem führt das Trauma über eine lokale Ischämie zu einer Störung der Glykokalyx.

f) *Medikamentenbedingte Faktoren.* Nichtsteroidale Antirheumatika (NSAR) wie z. B. Ibuprofen oder Diclofenac führen über eine Na$^+$ und Wasserretention bei entsprechender Disposition (ältere Patienten, mit Diuretika vorbehandelte Patienten) zu Ödemen. Kalziumantagonisten verursachen über Vasodilatation und Aktivierung des Renin-Angiotensin-Aldosteron Systems oft dosierungsabhängig Ödeme. Es gibt auch Diuretika-induzierte Ödeme. Eine durch chronische Diuretika-Einnahme bedingte intravasale Hypovolämie mit Stimulation des RAA-(Renin-Angiotensin-Aldosteron)Systems führt zu gegenregulatorischer Natrium und Wasserretention mit Entwicklung eines sekundären Hyperaldosteronismus.

3.5.2.1 Dynamische Insuffizienz (Hochvolumeninsuffizienz) des Lymphgefäßsystems

Bei einer pathologisch erhöhten lymphpflichtige Last übersteigt das Volumen die normale Transportkapazität des anatomisch und physiologisch

gesunden Lymphgefäßsystems („dynamische Insuffizienz"). Auch wenn das LGS mit seiner Lymphangiomotorik auf Hochtouren arbeitet kann die anhaltend hohe Lymphlast nicht bewältigt werden (Abb. 3.4). Bei dieser Insuffizienzform findet sich ein weiches, meist symmetrisch lokalisiertes, Dellen hinterlassendes Ödem. Die Ursachen sind variabel: Herzerkrankungen mit kardialen Ödemen, hypoproteinämische Ödeme z. B. nephrogen beim Nephrotischen Syndrom, aber auch eine CVI im Stadium 1 mit noch reversibler Schwellung haben eine dynamische Insuffizienz des LGS als Ursache. Mengenmäßig stellt die dynamische Insuffizienz wohl die am häufigsten auftretende Ödemform dar.

3.5.2.2 Mechanische Insuffizienz des Lymphgefäßsystems

Bei dieser Insuffizienz ist die Transportkapazität erniedrigt. Besteht keine funktionelle Reserve des LGS, kann sogar die normal anfallende lymphpflichtige Last nicht mehr abtransportiert werden (Abb. 3.5). Alle primären und sekundären Lymphödeme sind durch eine mechanische Insuffizienz des LGS verursacht.

3.5.2.3 Kombinierte Insuffizienz des Lymphgefäßsystems

Die Kombination der mechanischen Insuffizienz mit reduzierter TK der Lymphgefäße mit einer dynamischen Insuffizienz durch Anstieg der

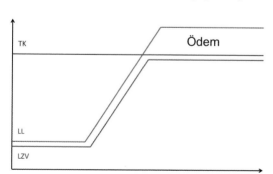

Abb. 3.4 Dynamische Insuffizienz. Eine pathologisch erhöhte lymphpflichtige Last übersteigt in ihrem Volumen die normale Transportkapazität des anatomisch und physiologisch gesunden Lymphsystems (TK = Transportkapazität, LL= lymphpflichtige Last, LZV = Lymphzeitvolumen). (© Foeldischule Freiburg)

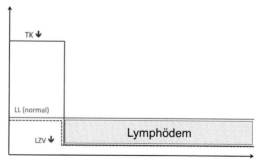

Abb. 3.5 Mechanische Insuffizienz des Lymphgefäßsystems. Die Transportkapazität ist erniedrigt, es besteht keine funktionelle Reserve des LGS, die normal anfallende lymphpflichtige Last kann nicht mehr abtransportiert werden (TK = Transportkapazität, LL= lymphpflichtige Last, LZV = Lymphzeitvolumen). (© Foeldischule Freiburg)

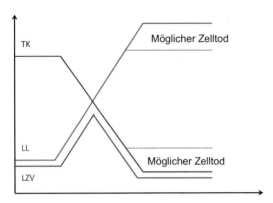

Abb. 3.6 Kombinierte Insuffizienz des Lymphgefäßsystems. Die lymphpflichtige Last ist erhöht bei gleichzeitig erniedrigter Transportkapazität. (TK = Transportkapazität, LL= lymphpflichtige Last, LZV = Lymphzeitvolumen). (© Foeldischule Freiburg)

lymphpflichtigen Last („kombinierte Insuffizienz") stellt die gravierendste Insuffizienzform des LGS dar (Abb. 3.6). Das ausgeprägte Ödem kann eine Minderversorgung des Gewebes mit Ausbildung von Nekrosen bewirken, wie z. B. das Auftreten von Ulzera mit schlechter Heilungstendenz beim Phlebolymphödem.

3.5.2.4 Sonderform der kombinierten Insuffizienz: Hämodynamische Insuffizienz infolge dekompensierter Rechtsherzinsuffizienz

Die Rechtsherzinsuffizienz verursacht über den Venenstau bis ins Kapillarbett eine passive Hyperämie mit Anstieg des BKD und damit der lymphpflichtigen Wasserlast („hämodynamische Insuffizienz"). Der Anstieg des venösen Druckes im Venenwinkel führt zu einer Einflussstauung der einmündenden Lymphstämme. Dadurch kommt es auch zu einer Drucksteigerung in den zuführenden großen Lymphstämmen, es sickert Lymphe in die Muskelschicht der Lymphangione. Dies führt zu einer Schädigung der Lymphangiomotorik mit Abfall der Transportkapazität. Die Wasserresorptionskapazität der Lymphknoten mit Konzentration der Lymphe ist im Staugebiet nicht mehr möglich.

Abhängig von der Ursache der Insuffizienz des Lymphgefäßsystems ist die Therapie unterschiedlich. Bei der dynamischen Insuffizienz

steht die Therapie der Grunderkrankung im Vordergrund. Bei der mechanischen Insuffizienz findet die Komplexe Physikalische Entstauungstherapie (KPE) als Therapie der Wahl ihren Stellenwert. Bei der kombinierten Insuffizienz muss geklärt werden, welche Faktoren einen Anstieg der lymphpflichtigen Last mit sich bringen und ggf. reduziert werden können. Angesichts der reduzierten TK des LGS ist auch hier die KPE eine wesentliche Säule der Therapie. Bei der hämodynamischen Insuffizienz steht die internistische Behandlung im Vordergrund und die KPE darf erst nach kardialer Rekompensation erfolgen.

3.6   Abkürzungen

BKD   Blutkapillardruck
CVI   chronisch venöse Insuffizienz
ECM   extrazelluläre Matrix
ID   interstitieller Druck
KOD   kolloidosmotische Druck
KOD_I KOD im Interstitium
KOD_P kolloidosmotischer Druck der Plasmaproteine
KPE   komplexe physikalische Entstauungstherapie
LL   lymphpflichtige Last
LGS   Lymphgefäßsystem
MCT   Mittelkettige Fettsäuren (medium-chain triglycerides)
RAA   Renin-Angiotensin-Aldosteron
TK   Transportkapazität

Literatur

Allen E. Lymphedema of the extremities. Arch Intern Med. 1934;54:606–24.

Chappell D, Jacob M, Becker B, et al. Expedition Glykokalyx. Anaesthesist. 2008;57:959–69.

Drinker C, Field M, Homans J. The experimental production of edema and elephantiasis as a result of lymphatic obstruction. Am J Phys. 1934;108:509.

Gerli R, Solito R, Weber E, Agliano M. Specific adhesion molecules bind anchoring filaments and enthothelial cells in human skin initial lymphatics. Lymphology. 2000;33:148–57.

Hutschenreuter P, Brümmer H. Lymphangiomotorik und Gewebedruck. Lymphologie. 1986;X:55–7.

Kinmonth J, Taylor G, Harper R. Lymphangiography. A technique for its clinical use in the lower limb. Brit Med J. 1955;I:940.

Levick R. Revision of Starling principle: new views of tissue fluid balance. J Physiol. 2004;557:704.

Reichert F. The recognition of elephantiasis and of elephantoid conditions by soft tissue roentgenograms with a report on the problems of experimental lymphoedema. Arch Surg (Chicago). 1930;20:5423.

Schad H. Gilt die Starlingsche Hypothese noch? Lymph-Forsch. 2009;13:15–21.

Schmid-Schönbein G. Microlymphatics and Lymph flow. Physiol Rev. 1990;70:987–1028.

Starling E. On the absorption of fluids from connective tissue spaces. J Physiol. 1886;19:312–26.

Grundlegende klinische Diagnostik und Differenzialdiagnostik – Basis der bildgebenden Diagnostik des Lymphgefäßsystems

4

Wolfgang Justus Brauer

Inhaltsverzeichnis

4.1 Klinische Grundlagen der Ödemdiagnostik

4.1.1 Stadieneinteilung des Lymphödems

Unverzichtbar für die lymphologische Basisdiagnostik wie auch für die weiterführende Diagnostik ist grundlegendes physiologisches und pathophysiologisches Wissen um die Funktion des Lymphgefäßsystems und der Krankheitsabläufe einschließlich der Stadieneinteilung (Tab. 4.1):

W. J. Brauer (✉)
Radiologie am Zollhof, Freiburg im Breisgau, Deutschland

Im subklinischen Stadium (Stadium 0) und teilweise im Stadium 1 fehlen zuverlässige morphologische Symptome. Die klinische Diagnostik lässt hier keine sichere Diagnose zu oder versagt gänzlich. Die Bildgebung mittels Funktionsdiagnostik, besonders mit der Funktionslymphszintigrafie, lässt schon im subklinischen Stadium eine Lymphtransportstörung objektivieren. Selten ist bei Lymphödemen eine ergänzende Labordiagnostik erforderlich, insbesondere bei chylösen Refluxerkrankungen und bei Säuglingen und Kleinkindern mit klinisch festgestelltem Lymphödem, bei denen mit Malformationen/Angiodysplasien zu rechnen ist.

Tab. 4.1 Stadieneinteilung des Lymphödems

Latenzstadium/Stadium 0/ Subklinisches Stadium	Klinisch kein (Lymph-)ödem aber pathologische Funktionslymphszintigrafie
Stadium I(spontan reversibel)	Passageres Ödem von weicher Konsistenz, Hochlagern reduziert oder beseitigt die Schwellung
Stadium II(nicht spontan reversibel)	Ödem mit sekundären Gewebeveränderungen; Hochlagern beseitigt die Schwellung nicht
Stadium III	Deformierende harte Schwellung, z. T. lobäre Form z. T. mit typischen Hautveränderungen

Tab 4.2 Übersichtstabelle diagnostischer Verfahren beim Lymphödem

	Stadium 0 / Latenzstadium	Stadium 1	Stadium 2	Stadium 3
Basisdiagnostik		(+)	+	+
Ultraschall			+	+
Funktionslymphszintigraphie	+	+	+	+
Indirekte Lymphangiographie	(+)	(+)	+	+.
Fluoreszenz - Mikrolymphographie	+	+	+	+
Indocyaningrün - Lymphographie*	?	+	+	+
Direkte Lymphographie	K	K	K	K
Computertomographie			+	+
Magnetresonanztomographie			+	+

4.1.2 Anhaltspunkte für den Einsatz der Basisdiagnostik und der weiterführenden Diagnostik

In der Übersichtstabelle (Tab 4.2) finden sich wichtige Anhaltspunkte für den Einsatz der Basisdiagnostik und der weiterführenden Diagnostik (laut der S2k-Leitlinie Diagnostik und Therapie der Lymphödeme 2017).

	Stadium 0/Latenzstadium	Stadium 1	Stadium 2	Stadium 3
Basisdiagnostik		(+)	+	+
Ultraschall			+	+
Funktionslymphszintigrafie	+	+	+	+
Indirekte Lymphangiografie	(+)	(+)	+	+.
Fluoreszenz – Mikrolymphografie	+	+	+	+
Indocyaningrün – Lymphografie*	?	+	+	+
Direkte Lymphografie	K	K	K	K
Computertomografie			+	+
Magnetresonanztomografie			+	+

*off label use. Besonderheiten bei Säuglingen und Kleinkindern: Bei Säuglingen und Kleinkindern mit klinisch festgestelltem Lymphödem ist mit Malformationen/Angiodysplasien zu rechnen. Deshalb empfiehlt sich neben der klinischen Diagnostik die routinemäßige Durchführung eines Basislabors. In Abhängigkeit des individuellen Befundes sind frühzeitige gezielte apparative Untersuchungen durchzuführen. K (Kommentar): Zur Diagnostik eines Lymphödems kontraindiziert, nicht aber zur Diagnostik von Malformationen des Lymphgefäßsystems und im Rahmen interventioneller und operativer Maßnahmen. +: Lymphödem/Lymphtransportstörung mit der Methode nachweisbar.

Weitere Indikationen für eine weiterführende Diagnostik, hierunter versteht man Funktionsdiagnostik, morphologische bildgebende Verfahren, spezielle Labordiagnostik sowie genetische Diagnostik sind (S2k-Leitlinie Diagnostik und Therapie der Lymphödeme 2017):

1. Differenzierung multifaktorieller Ödeme oder bei Ödemen mit fehlenden lymphödemtypischen Symptomen/Befunden
2. Planung operativer Eingriffe
3. Therapie-/Verlaufskontrolle
4. Verdacht auf thorakale oder abdominelle Beteiligung
5. Gutachterliche Fragestellungen

4.1.3 Anamnese

Neben den anamnestischen Standards sollten bei Erkrankungen des Lymphgefäßsystems, speziell bei Lymphödemen, einige Punkte besonders beachtet werden:

▶ 1. Lymphödeme können zu Missempfindungen, z. B. Spannungsgefühl etc. führen, sind aber selbst bei sehr ausgeprägten Krankheitsbildern nicht schmerzhaft.
2. Benigne Formen des Lymphödems weisen meistens eine sehr langsame Progredienz auf, der Erkrankungsbeginn ist oft nicht exakt zu eruieren. Gezielte Fragen nach früheren passageren Schwellungen beispielsweise im Sommer oder auch an der scheinbar unauffälligen Gegenseite und anderen Körperregionen können oft weiterhelfen.
3. Distaler oder zentraler Beginn eines peripheren Ödems und dessen Ausbreitungsrichtung?
4. Ereignisse, nach denen ein Lymphödem erstmalig bemerkt wird, können ursächlich sein, insbesondere dann, wenn sie geeignet wären, eine Schädigung des Lymphgefäßsystems zu verursachen. Sie können aber auch lediglich Anlass einer Erstmanifestation eines subklinischen Lymphödems sein, sei es durch Erhöhung der lymphpflichtigen Last oder einer weiteren Schädigung bei einer vorbestehenden Funktionseinschränkung.

5. Schnell entstehende und rasch progrediente Ödeme und mit Schmerzen und/oder venöser Stauung einhergehende (pralle) Schwellungen sind verdächtig auf ein malignes Lymphödem.
6. Gibt es Hinweise auf eine mögliche Alteration des Lymphgefäßsystems beispielsweise durch ärztliche Eingriffe oder Traumen oder auf Strahlenschäden und Tumore oder andere Ursachen für ein sekundäres Lymphödem?
7. Frühere Erysipele oder andere entzündliche Erkrankungen, Zeckenbisse oder Parasitosen, die das Lymphgefäßsystem schädigen können?
8. Liegen Erkrankungen, die zu einer Zunahme der lymphpflichtigen Last führen können, vor und/oder zu einer Erniedrigung der Transportkapazität führen können (z. B. Diabetes mellitus)?
9. Medikamentenanamnese, insbesondere Diuretika, Ca-Antagonisten, Chemotherapien, neurotrope Medikamente, Hormonpräparate, Glitazone u. a. (S2k-Leitlinie Diagnostik und Therapie der Lymphödeme 2017)
10. Genitalödeme werden selten spontan angegeben, gegebenenfalls sollte gezielt danach gefragt werden.
11. Gibt es eine abdominelle oder thorakale Symptomatik, die auf eine lymphogene Beteiligung hinweisen könnte?
12. Spontaner Schmerz oder Druckschmerzhaftigkeit und Hämatomneigung als Hinweis auf ein „Lipödem" oder „Lipolymphödem"?

4.1.4 Sekundäre Lymphödeme

Sekundäre Lymphödeme sind Folgen von Erkrankungen oder Ereignissen, die zu einer dauerhaften Schädigung des Lymphgefäßsystems führen, sei es durch Reduktion der Anzahl von Lymphknoten, Lymphknotenatrophien, unterbrochene oder lokal geschädigte Lymphgefäße oder eine verminderte Anzahl von Lymphgefäßen,

Lymphozelen, insuffiziente Lymphgefäßregenerate und gestaute erweiterte Lymphgefäße, gelegentlich mit Lymphzysten und lymphokutanen Fisteln. Die wesentlichen Ursachen sekundärer Lymphödeme sind:

1. Operative Eingriffe mit Schädigung von Lymphgefäßen
2. Lymphonodektomien
3. Radiatio
4. Traumen/Narben
5. Entzündungen (Erysipele!)
6. Filariasis (regional)
7. Malignes Lymphödem
8. Chronisch venöse Insuffizienz im Stadium 2 und 3 (nach Widmer)
9. Adipositas
10. Diabetes mellitus
11. Artifiziell
12. Podokoniose (regional)

4.1.5 Aspekte morphologischer klinischer Diagnostik beim Lymphödem, Inspektion und Palpation

Die klinische Diagnostik stützt sich wesentlich auf die Erfassung der beim chronischen Lymphödem der Haut entstehenden Volumenzunahme und Veränderungen der Gewebestruktur. Diese Veränderungen sind bei primären und sekundären Lymphödemen, multifaktoriellen Ödemen in Kombination mit Lymphödemen sowie bei Syndromen mit Beteiligung des Lymphgefäßsystems im Wesentlichen oft gleich. Im Stadium 1 kommt es zu einer anfangs passageren Vermehrung interstitieller Flüssigkeit. Diese Ödeme zeigen sich in einer Volumenzunahme, sie sind gut dellbar, sie lassen sich palpatorisch nicht von Ödemen anderer Genese unterscheiden. Mit der Entwicklung und Zunahme von Gewebsveränderungen, insbesondere von Fibrosen (und/oder Fettgewebsvermehrung) ab dem Stadium 2 und noch ausgeprägter im Stadium 3 lässt die Dellbarkeit der Ödeme nach, das Gewebe wird fest oder hart. Ein entsprechender Tastbefund ist pathognomonisch für Fibrosen beim chronischen

Lymphödem, sei es primär oder sekundär oder in Kombination mit anderen mit Ödemen einhergehenden Erkrankungen.

Folgende Veränderungen können beim chronischen Lymphödem auftreten:

▶ 1. Verdickung der Kutis und Subkutis
   a. Ödeme
   b. Bindegewebsvermehrung (Fibrosen, Sklerosen)
   c. Fettgewebsvermehrung
   d. vertiefte natürliche Hautfalten, Kastenform der Zehen
2. Beeinträchtigung der lokalen Immunabwehr
   a. Erysipele (in bis zu 34 % in Abhängigkeit zur Schwere des Krankheitsbildes)
   b. Pilzinfektionen u. a.
3. Trophische Störungen
   a. Hyperplasien mit Hyperkeratosen
   b. Papillomatosis cutis lymphostatica
   c. Hyperpigmentierung
4. Ektatische Lymphgefäße, Lymphzysten, Lymphfisteln
5. Lymphostatische Angiopathien
6. Lymphostatische Arthropathien, Periostosen und Ligamentosen
7. selten Malignome (z. B. Stewart-Treves-Syndrom, ein Lymphangiosarkom)

4.1.6 Inspektion und Palpation

Die *Inspektion* sollte den gesamten Körper erfassen. Sie kann häufig wichtige Hinweise zur Genese von Ödemen bieten: Primäre Lymphödeme beginnen in etwa 95 % in der Peripherie und breiten sich zentripetal aus, sekundäre dagegen meistens proximal mit zentrifugaler Ausbreitung. Die Kenntnis und Beachtung der Tributargebiete des Lymphgefäßsystems ist oft hilfreich, um Lymphtransportstörungen vollständig zu erfassen (Abb. 4.1).

Insbesondere nach Lymphonodektomien oder lokalisierten Schädigungen des Lymphgefäßsystems sollte das gesamte Tributargebiet in Augen-

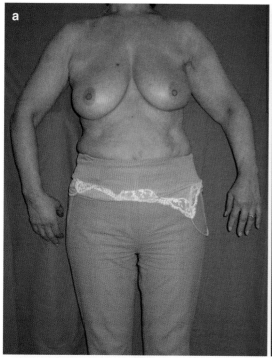
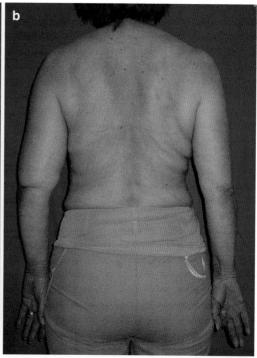

Abb. 4.1 a, b: Zustand nach Mammakarzinom (brusterhaltende Therapie) mit Axillendissektion. Proximal betontes, nicht dellbares Lymphödem des linken Armes, geringe Kutisverdickung am dorsalen Unterarm. Hand und Finger sind zart; das infraklavikulare Profil links ist verstrichen (**a**). Linksseitiges dorsales Rumpflymphödem; die proximale Betonung des Arm-Lymphödems ist von dorsal deutlicher zu erkennen (**b**). Inspektorisch und palpatorisch ergibt sich also ein Lymphödem des axillaren Tributargebietes. (Deshalb sollte auch eine Beteiligung der operierten Mamma erwogen werden. Wenn der Tastbefund in dieser posttherapeutischen Situation nicht weiterhilft, bietet die Mammografie in Kombination mit der Mammasonografie in der Regel entscheidende Befunde)

schein genommen (und palpiert) werden. Längendifferenzen der Extremitäten bzw. lokalisierter Riesenwuchs können auch bei fehlenden kutanen Symptomen auf Syndrome mit einer Beteiligung des Lymphgefäßsystems (Klippel-Trénaunay-Weber-Syndrom) weisen. Lokalisation und Ausmaß von Verdickungen sowie neben häufig zu beobachtender Xerodermie typische Hautveränderungen, wie Hyperplasien mit Hyperkeratosen, vertiefte natürliche Hautfalten, Papillomatosis cutis lymphostatica, Hyperpigmentierung, ektatische Lymphgefäße, Lymphzysten und Lymphfisteln, die manchmal nur als unscheinbare kleine Hautflecken in Erscheinung treten können, sollten detailliert erfasst und gegebenenfalls fotografisch dokumentiert werden (Abb. 4.2, 4.3, 4.4, und 4.5).

Auch Impressionseffekte durch Kleidung, sofern sie nicht flüchtig sind, können auf ein Lymphödem weisen (Abb. 4.6).

Palpatorisch lässt sich eine Fibrosierung von Kutis und Subkutis mittels eines Hautfaltentests, möglichst im Seitenvergleich bzw. Vergleich der oberen mit den unteren Extremitäten erkennen. Verbreiterte oder nicht abhebbare Hautfalten sind typisch für eine Fibrosierung und damit für ein Lymphödem. Erste Fibrosierungen beim primären Lymphödem lassen sich oft im Bereich des dorsalen Grundgliedes der 2. (und 3.) Zehe ertasten, derartige Befunde werden als Stemmersches Zeichen bezeichnet (Stemmer 1976, 1999) (Abb. 4.7).

Eine medial und lateral verstrichene oder ballonierte, nicht oder nur eingeschränkt dellbare Area retromalleolaris ist ebenfalls ein zuverlässiges Symptom eines Lymphödems und kann durchaus auch ohne positives Stemmersches Zeichen beobachtet werden. Seltener scheint auch beim Lipödem eine Ballonierung einer (vorwie-

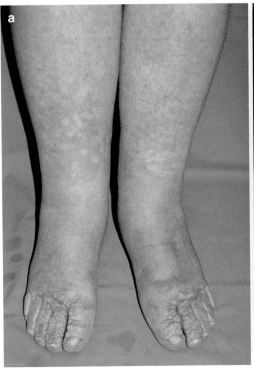

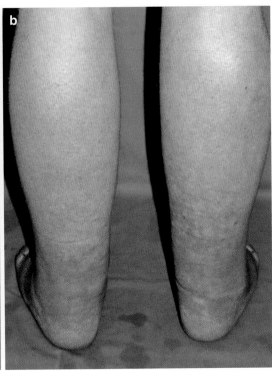

Abb. 4.2 a, b: Primäres Lymphödem Stadium 3 mit säulenförmiger Deformierung der Unterschenkel, ballonierten Fußrücken (links noch dellbar!), vertieften natürlichen Hautfalten, Kastenzehen, Papillomatosis cutis lymphostatica (**a**) und ballonierten areae retromalleolares (**b**)

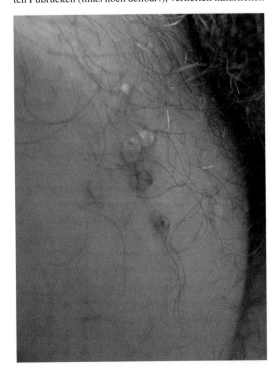

Abb. 4.3 Kutane Lymphzysten bei Klippel-Trénaunay-Weber-Syndrom

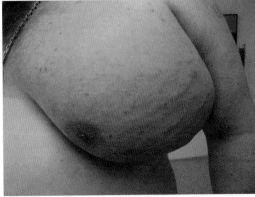

Abb. 4.4 Gestaute variköse kutane Lymphgefäße, ödematöse Vergrößerung beider Mammae und beidseitige Arm-Ödeme infolge einer oberen Einfluss-Stauung durch einen mediastinalen Tumor. (48-jähriger männlicher Patient, linke Mamma)

gend lateralen?) Area retromalleolaris ohne weitere sichere klinische Lymphödemzeichen vorzukommen. Auch ein verstrichenes Fußrückenrelief oder eine Ballonierung des Fußrückens sind bei eingeschränkter oder fehlender Dellbarkeit ein (häufiges) Symptom eines Lymphödems und

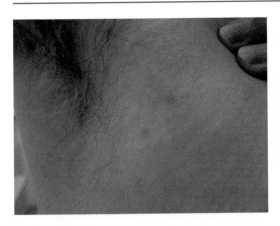

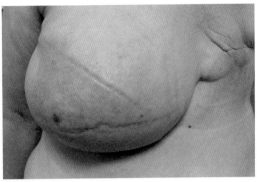

Abb. 4.5 Diskretes Erscheinungsbild lymphokutaner Fisteln nach brusterhaltender Operation eines Mamma-karzinoms und Sentinel-Node-Biopsie, im Augenblick ohne Flüssigkeitsaustritt

Abb. 4.6 Nicht dellbares Lymphödem der rechten Mamma nach brusterhaltender Operation mit axillarer Lymphonodektomie und Radiatio eines Karzinoms la-terocranial mit Impressionseffekten durch BH

ebenfalls nicht zwingend mit einem positiven Stemmerschen Hautfaltenzeichen vergesellschaftet. Eine Verdickung der Area retromalleolaris und/oder ein verstrichenes oder ballonertes Relief des Fußrückens bei eingeschränkter oder fehlender Dellbarkeit sind ähnlich spezifische Symptome des Lymphödems und von vergleichbarer Wertigkeit, wie ein Stemmersches Zeichen. Es empfiehlt sich, alle diese 3 Parameter standardisiert in die klinische Befunderhebung beim Lymphödem einzubeziehen (Brauer und Brauer 2016).

▶ Ein positives Stemmersches Zeichen, eine Verdickung der Area retromalleolaris und/oder ein verstrichenes oder ballonertes Relief des Fußrückens bei eingeschränkter oder fehlender Dellbarkeit gelten als Beweis eines Lymphödems, das Fehlen eines oder mehrere dieser Symptome schließt ein Lymphödem nicht aus (Abb. 4.8, 4.9, und 4.10).

Wie also beim subklinischen Lymphödem (per definitionem) und auch beim Lymphödem im Stadium 1 (spontan reversibel) ist das Stem-

mersche Zeichen auch in den Anfangsstadien von Lymphödemen des deszendierenden Typs negativ, (Földi 1997), ebenso wie Veränderungen der Area retromalleolaris und des Fußrückens.

▶ Wenn eine Verdickung der Area retromalleolaris und/oder Verdickung des Fußrückenreliefs und/oder verdickte Haut des 2./3. Zehengrundgliedes durch ein leicht dellbares bzw. leicht ausdrückbares Ödem bedingt sind und keine Zeichen einer Fibrose (verdickte Haut, eingeschränkte Dellbarkeit) oder einer Fettgewebsneubildung aufweisen, dann lässt sich damit lediglich ein Ödem nachweisen, nicht aber dessen Genese.

Eine sonografische Differenzierung der Ödemursache bei solchen Befundkonstellationen ist nicht möglich (Becker et al. 2015; Brauer 2015).

In diesen Situationen kann der Einsatz der Funktionslymphszintigrafie, dem einzigen Verfahren zur Quantifizierung des Lymphtransportes und zum Nachweis eines subklinischen Lymphödems indiziert sein (Brauer 2005).

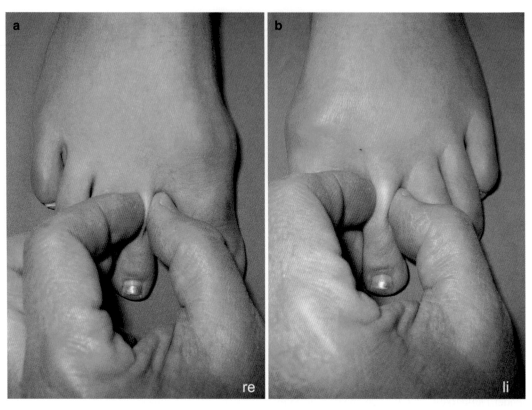

Abb. 4.7 a, b: Stemmersches Hautfaltenzeichen bei primärem Lymphödem beider Beine. Rechts lässt sich eine schmale Hautfalte am 2. Zehengrundglied abheben, das Stemmersche Zeichen ist negativ; das Fußrückenrelief ist jedoch verstrichen und in Verbindung mit einer verminderten Dellbarkeit von hoher Beweiskraft für ein Lymphödem (hier Stadium 2) (**a**). Links positives Stemmersches Zeichen mit mäßig verbreiterter Hautfalte; deutlich ballonierter Fußrücken (**b**)

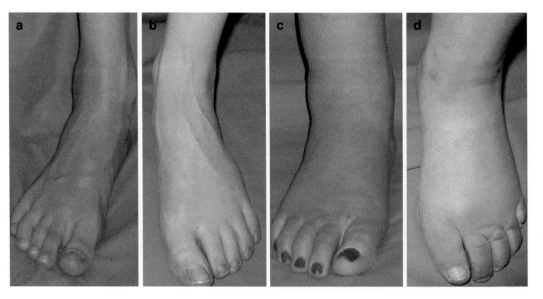

Abb. 4.8 a–d: Normales (**a**), beginnend verstrichenes (**b**), mäßig (**c**) und ausgeprägt balloniertes Fußrückenrelief (**d**), letzteres mit kastenförmigem Zehenquerschnitt und vertieften natürlichen Hautfalten. Die Befunde **b–d** belegen in Verbindung mit einer verminderten Dellbarkeit ein Lymphödem. Zur klinischen Relevanz der diskreten Veränderungen des Vorfußes in Abb. 4.8b siehe Abb. 4.9a–c

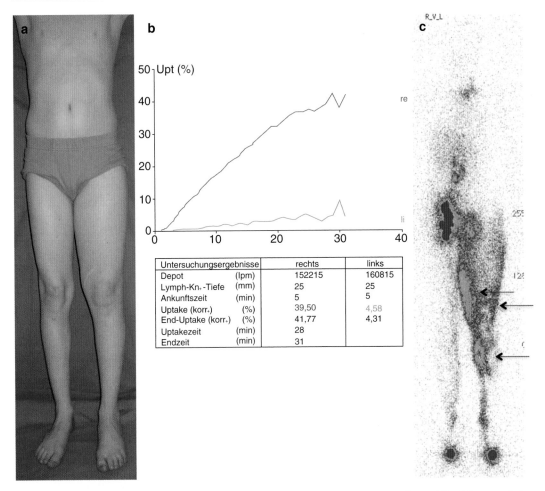

Untersuchungsergebnisse		rechts	links
Depot	(lpm)	152215	160815
Lymph-Kn.-Tiefe	(mm)	25	25
Ankunftszeit	(min)	5	5
Uptake (korr.)	(%)	39,50	4,58
End-Uptake (korr.)	(%)	41,77	4,31
Uptakezeit	(min)	28	
Endzeit	(min)	31	

Abb. 4.9 a–c: 12-jähriger Patient mit primärem Lymphödem. Diskrete Verdickung des unteren Rumpfquadranten, gluteal, des Oberschenkels und angedeutet Unterschenkels links (**a**). Verstrichenes Vorfußrelief links (Abb. 4.7b). Besenreiser und Verdacht auf Gefäßmalformationen am linken Ellenbogen und der Brustwand links (nicht abgebildet). Die dynamische Studie der Funktionslymphszintigrafie zeigt links einen gering eingeschränkten Lymphtransport, rechts ist der Lymphtransport erhöht, passend zu einer mechanischen fluidstatischen Insuffizienz (**b**). Statische Lymphszintigrafie (**c**): Ausgeprägter Dermal Backflow am linken Oberschenkel und Knie mit ausgeprägten zusätzlichen lokalisierten Mehranreicherungsbezirken (Pfeile), die auf variкös erweiterte dysplastische Lymphgefäße deuten. Unregelmäßig erweitere Lymphgefäße auch am linken Unterschenkel. Verminderte Speicherung in den femoro-inguino-iliakalen Lymphknoten links. Rechts geringer Dermal Backflow am Unterschenkel und distalen Oberschenkel sowie dysplastische Lymphgefäße am Unterschenkel; ausgeprägte Aktivitätsbelegung in den inguino-iliakalen Lymphknoten

4.2 Differenzialdiagnostik ödematöser Erkrankungen

4.2.1 Symmetrische und generalisierte Ödeme

▶ Primäre Lymphödeme (klinisch oder subklinisch) sind meistens asymmetrisch und nur selten einseitig, sekundäre einseitig oder asymmetrisch; symmetrische Lymphödeme sind selten (Abb. 4.11).

Liegen symmetrische oder generalisierte Ödeme vor (Abb. 4.12), sollten (Ko-)Morbiditäten, die zu einer erhöhten lymphpflichtigen Last führen können, für sich allein aber zu keiner Einschränkung der Lymphtransportfunktion führen, wie auch

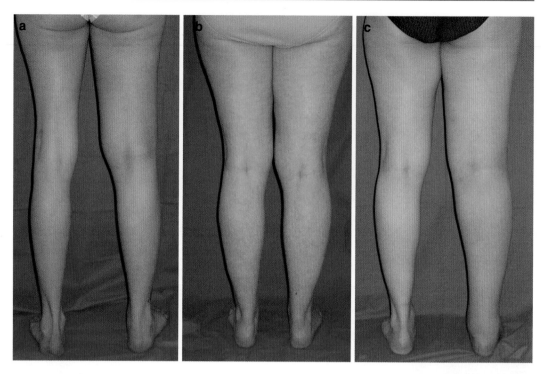

Abb. 4.10 a–c: Area retromalleolaris. Normalbefund links, geringe Verdickung rechts (**a**). Mäßiggradige Verdickung beidseits (**b**). Normalbefund links, Ballonierung rechts (**c**). Die Befunde a rechts, b beidseits sowie c rechts belegen in Verbindung mit einer verminderten Dellbarkeit ein Lymphödem

multifaktorielle Ödeme in die differenzialdiagnostischen Überlegungen einbezogen werden:

- Herzinsuffizienz
- Leberzirrhose
- Nierenerkrankungen
- Endokrinologisch bedingte Ödeme
- Medikamentös induzierte Ödeme
- Mangelernährung
- Eiweißverlierende Enteropathien
- „Capillary Leak Syndrome" (z. B. allergisch, toxisch)
- Generalisierte Glykokalyxschädigungen
- Neuropathien u. a.

Davon zu unterscheiden sind symmetrische (lokalisierte) Fettverteilungsstörungen der Extremitäten oder von Extremitätenabschnitten und der Hüft- und Gesäßregion (in der Regel mit Aussparung von Händen und Füßen) beim „Lipödem" und „Lipolymphödem" sowie bei einer Lipohypertro-

phie und weiteren Erkrankungen mit lokalisierter symmetrischer Vermehrung von Fettgewebe.

4.2.2 Lokalisierte Ödeme

Bei lokalisierten Ödemen sollten differenzialdiagnostisch unterschieden werden:

- Primäre Lymphödeme
- Phlebolymphostatische Ödeme
- Diabetes mellitus* (Mikroangiopathie, Glykokalyxschäden, Neuropathie u. a.)
- Entzündliche Ödeme
  - Lokale bakterielle Infektionen
  - Rheumatoide Arthritis
  - Aktivierte Arthrosen
  - Kollagenosen (z. B. Sklerodermie)
  - Urticaria/Angioödem
  - Komplexes regionales Schmerzsyndrom (CRPS)

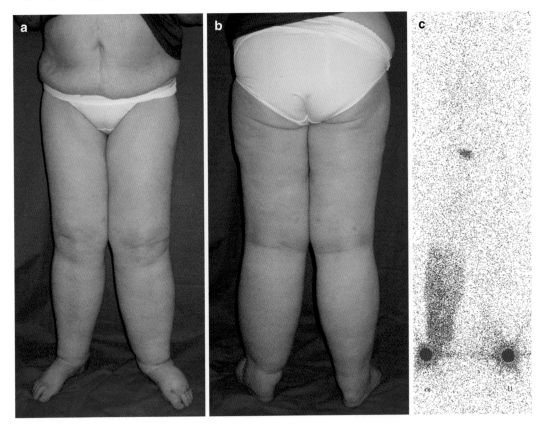

Abb. 4.11 a–c: Asymmetrische säulenförmige nicht dellbare Verdickung beider Beine einschließlich ballonierten Area malleolares, Fußrücken und positiven Stemmerschen Zeichen bei sekundärem Lymphödem nach abdomineller Lymphadenektomie (Wertheim-Operation) (**a, b**). Die statische Studie der Funktionslymphszintigrafie zeigt am rechten Unterschenkel eine Dermal Backflow. Keine Aktivitätsbelegung in Lymphkollektoren und Lymphknoten (**c**). Trotz einer auf den ersten Blick möglichen Ähnlichkeit der Abbildungen 4.11 und 4.12 unterscheiden sich die klinischen Befunde eindeutig voneinander

- Posttraumatische/postoperative Ödeme
- Ischämische Ödeme/postrekonstruktive Ödeme
- Weitere lokale Glykokalyxschädigungen
- Weitere sekundäre Lymphödeme (s. o.)
- Lipödem/Lipolymphödem
  Beim Diabetes mellitus *kommt es im Verlauf häufig zu Schädigungen, die die Lymphbildung und den Lymphtransport auf unterschiedlicher Weise beeinflussen und zu einer komplexen Ödemsymptomatik führen können. Zu einer Erhöhung der lymphpflichtigen Last führen:
  1. Dauerhaft offene praekapilläre Sphinkteren
  2. Gykokalyxschädigungen

3. Entzündung
4. Gestörter veno-arterieller Reflex
5. Ischämie
   Eine Erniedrigung der Transportfunktion bewirken:
6. Gestörter Sympathikotonus
7. Gestörte Lymphangiomotorik
8. Gestörte Lymphbildung
9. Undichte Lymphgefäße
   Weitere Einflussfaktoren:
10. Komorbiditäten/Medikamente/medikamentöse Ödeme

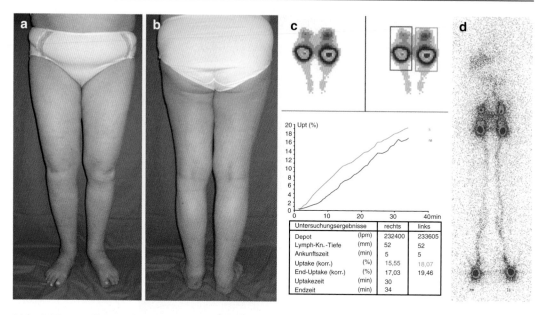

Untersuchungsergebnisse		rechts	links
Depot	(lpm)	232400	233605
Lymph-Kn.-Tiefe	(mm)	52	52
Ankunftszeit	(min)	5	5
Uptake (korr.)	(%)	15,55	18,07
End-Uptake (korr.)	(%)	17,03	19,46
Uptakezeit	(min)	30	
Endzeit	(min)	34	

Abb. 4.12 a–c: Symmetrisches weiches gut dellbares Ödem beider Beine mit säulenförmiger Verdickung, ballonierten Fußrücken und Areae retromalleolares, zarter Kutis und negativen Stemmerschen Hautfaltenzeichen; der klinische Befund deutet nicht auf ein Lymphödem (**a, b**).

Die dynamische (**c**) und statische Studie (**d**) der Funktionslymphszintigrafie sind normal. Die Befunde passen zusammengenommen zu einem medikamentösen Ödem (Diuretika, Angiotensin-2-Antagonisten)

4.3 Nicht ödembedingte Extremitätenverdickungen – Asymmetrien

Lokale Extremitätenverdickungen, wie

- zonale Lipohypertrophie,
- asymmetrische Muskulatur und Paresen,
- Thrombosen,
- Tumore,
- Hämatome u. a

können zur Verwechslung mit einem Lymphödem führen und müssen differenzialdiagnostisch in Betracht gezogen werden.

Brauer W. Fehlermöglichkeiten bei der Indikationsstellung, Durchführung und Interpretation der Funktionslymphszintigraphie. LymphForsch. 2005;9(2):85–90.

Brauer W. Ultraschall in der Lymphologie; state of the art. Phlebologie. 2015;44:110–7.

Brauer W, Brauer V. Verdickung der Area retromallearis, Veränderungen des Fußrückenreliefs und Stemmersches Zeichen in der Diagnostik des LymphÖdems. LymphForsch. 2016;20(2):65–70.

Földi E. Über das Stemmersche Zeichen. Vasomed. 1997;9:187–93.

S2k Leitlinie Diagnostik und Therapie der LymphÖdeme AWMF Reg.-Nr. 058-001. Mai 2017.

Stemmer R. Ein klinisches Zeichen zur Früh und Differentialdiagnose des Lymphödems. Vasa. 1976;5:261–2.

Stemmer R. Das Stemmersche Zeichen – Möglichkeiten und Grenzen der klinischen Diagnose des Lymphödems. Wien Med Wochenschr. 1999;149:85–6.

Literatur

Becker M, Schilling T, O v B, Kröger K. Sonography of subcutaneous tissue cannot determine causes of lower limb edema. Vasa. 2015;44:122–8.

Lymphszintigrafie/ Funktionslymphszintigrafie

5

Wolfgang Justus Brauer

Inhaltsverzeichnis

5.1   Einleitung

Unter dem Oberbegriff „Lymphszintigrafie" werden verschiedene Untersuchungsverfahren zusammengefasst. Die Lymphszintigrafie dient der

W. J. Brauer (✉)
Radiologie am Zollhof, Freiburg im Breisgau,
Deutschland

Diagnostik des Lymphtransportes und der Darstellung von Lymphabflußwegen. Abhängig von der Fragestellung kommen unterschiedliche, nämlich quantitatve (funktionelle) und/oder qualitative (morpholgische) Untersuchungsverfahren zum Einsatz. Für die Lymphödemdiagnostik prägte H. Weissleder den Begriff der Funktionslymphszintigrafie. Sie ist das geeignete und bisher einzige Untersuchungsverfahren zur quantitativen Erfassung des Lymphtransport in den Extremitäten und zur Ermittlung und Objektivierung subklinischer Lymphödeme. Bei der Sentinal-Node-Markierung ist meistens eine statische oder dynamische Lymphszintigrafie mit einzelnen statischen Aufnahmen zu verschiedenen Zeitpunkten in verschiedenen Projektionen ausreichend, gleiches gilt für die Darstellung von Lymphabflusswegen bei chirurgischen Fragestellungen.

5.2   Funktionslymphszintigrafie/ Statische Lymphszintigrafie

Die Funktionslymphszintigrafie ist ein minimal invasives nuklearmedizinisches Untersuchungsverfahren, das vorwiegend zur Funktionsdiagnostik des epifaszialen, weniger des subfaszialen Lymphgefäßsystems der oberen und unteren Extremitäten eingesetzt wird.

Sie reflektiert den Vorgang der Lymphbildung und des Lymphtransportes. Unter Lymphbildung versteht man die Aufnahme der lymphpflichtigen Last aus dem Interstitium in die initialen Lymphgefäße. Die Funktionslymphszintigrafie besteht aus 2 Teilen

- einer quantitativen, gegebenenfalls dynamischen Lymphszintigrafie zur Untersuchung der Transportfunktion des Lymphgefäßsystems und
- einer statischen Lymphszintigrafie, die qualitative, bei standardisiertem Untersuchungsprotokoll auch semiquantitative Informationen mit morphologischem Bezug über das Lymphgefäßsystems liefert.

Das Prinzip der dynamischen Studie der Funktionslymphszintigrafie liegt in der Erfassung der Ankunftszeit (Transportzeit) eines radi-

oaktiv markierten Tracers, der ausschließlich vom Lymphgefäßsystem abtransportiert wird, vom Ort der Injektion zu den regionalen Lymphknoten und vor allen Dingen in der Bestimmung des Lymphknotenuptakes. Der Uptake ist das Maß der Traceranreicherung in Bezug auf die applizierte Tracermenge. Die Angabe erfolgt in %.

▶ Die Funktionslymphszintigrafie sollte nach einem standardisierten Protokoll erfolgen, ohne dessen Beachtung es zu fehlerhaften oder falschen Untersuchungsergebnissen kommt. Sie besteht aus 2 Teilen: einer quantitativen und einer qualitativen Studie. Das Protokoll umfasst die Wahl des Tracers, die Injektionstechnik und die Menge des applizierten Tracers, außerdem Art und Dauer der körperlichen Belastung während Untersuchung und die Schwächungskorrektur der gemessenen Uptakewerte. Im Anschluss an die Funktionsdiagnostik erfolgt noch eine ergänzende statische Szintigrafie (Abb. 5.1) (Brauer und Weissleder 2002; Mostbeck et al. 1985; Weissleder und Weissleder 1988).

Die Funktionslympszintigrafie ist nicht durch Verfahren mit Bestimmung von Clearanceraten aus den Tracerdepots oder Quotienten aus Abfluss und Messwerten der Radioaktivität in regionalen Lymphknoten zu ersetzen (Brauer und Brauer 2003; Mostbeck und Partsch 1999).

5.2.1   Vorbereitung

Eine Erhebung der Anamnese und des symptombezogenen klinischen Befundes durch den Nuklearmediziner ist unbedingt zu empfehlen. Der klinische Befund gibt oft Hinweise auf die Art der zu erwartenden Lymphtransportstörung. Dies erleichtert oder ermöglicht erst die korrekte Interpretation der szintigrafischen Befunde insbesondere bei den verschiedenen Formen von Lymphtransportstörungen in Kombination mit erhöhter lymphpflichtiger Last und bei der fluidstatischen mechanischen Insuffizienz.

Außerdem ist der Nuklearmediziner verpflichtet, die rechtfertigende Indikation zu stel-

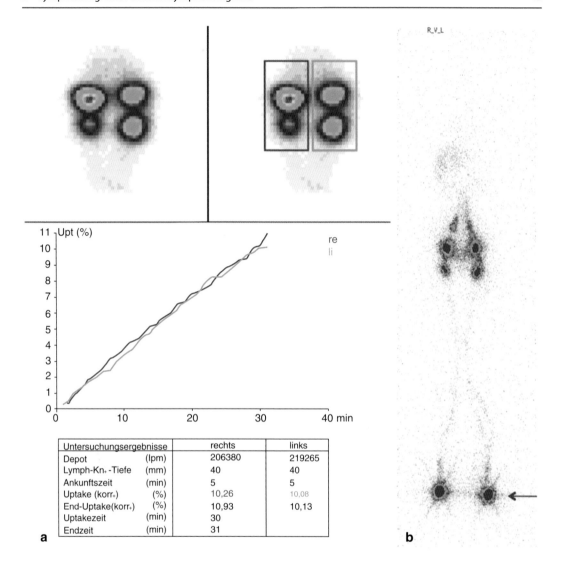

Abb. 5.1 a, b: 20 J, w. Funktionslymphszintigrafie beider Beine; Normalbefund: Kontinuierliche Erfassung des regionalen Lymphknotenuptakes. In der dynamischen Studie gleichförmiger deckungsgleicher Anstieg der Lymphknotenuptakekurven (**a**). Regelrechte statische Szintigrafie. Tracerdepots in den Füßen (roter Pfeil). Bandförmige Aktivitätsbelegung im Verlauf der ventromedialen Bündel und in unauffälligen regionalen Lymphknoten (**b**)

len; hierfür und für die Patientenaufklärung bildet die selbst erhobene Anamnese und klinische Untersuchung die Grundlage (siehe auch Kap. 14).

Zur Untersuchung der Beine sollten die Patienten möglichst (leichte) Sportschuhe mitbringen. Da es (wissenschaftlich noch nicht untersuchte) Hinweise gibt, dass sportliche Aktivitäten in den letzten 24 Stunden vor einer Untersuchung Einfluss auf lymphszintigrafische Messwerte nehmen könnten, empfehlen die Autoren sicherheitshalber eine entsprechende Sportkarenz. Bei den Zeugen Jehovas ist auf einen Tracer auszuweichen, der kein Blutprodukt enthält.

5.2.2 Injektionstechnik Funktionslymphszintigrafie

(Zu den Hintergründen unterschiedlicher Injektionstechniken bei der Funktionslymphszintigrafie, statischen Lymphszintigrafie und sentinel lymph node (SLN)-Markierung, indirekten Lymphangiografie und MR-Lymphangiografie, Indocyaningrün (ICG)-Lymphografie sowie der direkten Lymphografie siehe auch Kap. 8)

Für die Beurteilung der Transportfunktion des epifaszialen Lymphgefäßsystems wird der Tracer mit einer 24G-Injektionsnadel subkutan möglichst atraumatisch langsam injiziert. Mit dieser Technik der subkutanen Tracerapplikation versucht man den physiologischen Weg der „Lymphbildung" möglichst wenig zu stören. Applizierte Kolloide gelangen zum Einen entlang der extrazellulären interstitiellen Flüssigkeitsräume direkt in initiale Lymphgefäße, zum Anderen werden kolloidale Partikel vom Makrophagen phagozytiert. Diese wandern in die initialen Lymphgefäße ein und gelangen in die regionalen Lymphknoten. Diese Abläufe werden wesentlich von der Partikelgröße und von Bewegungen des Gewebes beeinflusst (Ikomi et al. 1995). Die Tracerinjektion erfolgt interdigital zwischen 2. und 3. Fingerstrahl in den Handrücken bzw. 1. und 2. Zehenstrahl in den Fußrücken. Die Injektionsstellen entsprechen den Regionen, in denen sich Lymphödeme häufig zuerst manifestieren (Schwarz 1990). Bei korrekter Injektionstechnik ist eine Einzelinjektion ausreichend, weitere Injektionen bringen keine Vorteile und führen zu überflüssiger Belästigung der Patienten. Die Injektion sollte langsam erfolgen, um wenig zu traumatisieren. Subkutis und subfasziale Kompartimente am Hand- und Fußrücken liegen dicht unter der Kutis. Um subfasziale Fehlinjektion zu vermeiden ist es angebracht, in eine abgehobene Hautfalte zu injizieren. Die Darstellung poplitealer Lymphknoten kann auf eine subfasziale und damit fehlerhafte Tracerapplikation hinweisen. Akzidentelle Tracerinjektionen in Venen oder Lymphgefäße sind selten, lassen sich jedoch trotz korrekter Technik mit Aspiration vor Beginn der Injektion nicht sicher verhindern. Bei akzidenteller Injektion in ein

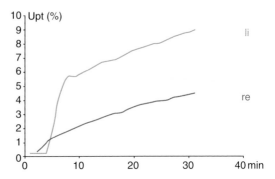

Abb. 5.2 24 J, w. Funktionslymphszintigrafie beider Beine. Links anfangs steiler Anstieg der Uptakekurve, nach 8 Minuten Übergang in einen flacheren Kurvenanstieg, der annähernd parallel zur Gegenseite verläuft. Der Befund ist Zeichen einer partiellen intravasalen Tracerinjektion in ein Lymphgefäß

Lymphgefäß zeigt die Radioaktivitätsaufnahme in den regionalen Lymphknoten einen schnellen Anstieg, eine Beurteilung der Transportfunktion wird verhindert; statische Lymphszintigramme können falsch normal erscheinen (Abb. 5.2). Bei akzidenteller intravenöse Tracerinjektion kommt es sofort zur Markierung des Retikulohistiozytären Systems (RHS) mit deutlicher Anreicherung in Leber und Milz sowie später im Knochenmark. Die Uptakekurven repräsentieren die kurzzeitige initiale venöse Aktivitätsanflutung, mit Initial hohem, dann kontinuierlich abfallendem Background (Abb. 5.3).

Zur Untersuchung des subfaszialen Lymphgefäßsystems wird der Tracer intramuskulär injiziert. Eine Tracerapplikation in die Fußsohlenmuskulatur ist nicht standardisierbar. Die Feingliederung der Fußsohlenmuskulatur verhindert, dass sich die Nadelspitze zuverlässig im Muskelgewebe anstatt in bindegewebigen Strukturen positionieren lässt. Bei einer Injektion in Bindegewebsstrukturen ist ein messbarer beziehungsweise auswertbarer Abtransport des Tracers nicht gewährleistet. Die aus diesem Grunde zeitweise geübte Praxis, mehrere Depots zu setzten, ist aus logischen Gründen abzulehnen. (Brauer 2005). Stattdessen ist eine Tracerinjektion in die Wadenmuskulatur möglich, wobei allerdings das Lymphgefäßsystem des distalen Unterschenkels und des Fußes keine Berücksichtigung erfährt.

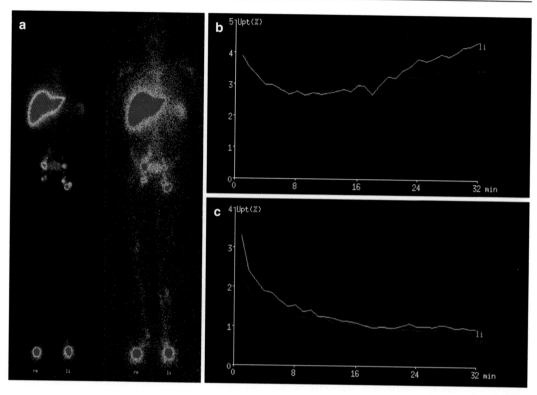

Abb. 5.3 a–c: Funktionslymphszintigrafie beider Beine. Beidseitig akzidentelle partiell intravenöse Tracerinjektion. Markierung des RHS mit deutlicher Anreicherung in Leber und Milz sowie beginnend im Knochenmark. Der andere Teil des Tracers ist bestimmungsgemäß über das Lymphgefäßsystem transportiert worden und führt zur Darstellung von Kollektoren und femoro-inguino-iliakalen Lymphknoten (**a**). Die Uptakekurven repräsentieren die kurzzeitige initiale venöse Aktivitätsanflutung, den anfangs hohen Background und das langsam ansteigende Lymphknotenuptake (**b**). Initial hoher kontinuierlich abfallender Background (**c**)

Bei der Funktionslymphszintigrafie erfolgen die statischen Aufnahmen im Anschluss an die dynamische Studie, in der Regel als ventrale Ganzkörperszintigrafie, gegebenenfalls mit Zusatzaufnahmen.

Wegen der erhöhten Erysipelgefahr bei Lymphödempatienten müssen die Injektionen hochsteril erfolgen, auf eine ausreichende Einwirkzeit des Desinfektionsmittels ist zu achten (30 Sekunden, nicht abwischen). Die Injektion ist schmerzarm, bei Kindern sollte eine Oberflächenanästhesie angewandt werden.

5.2.3 Injektionstechnik statische Lymphszintigrafie

Bei ausschließlich morphologischen Fragestellungen kann die statische Lymphszintigrafie als eigenständige Untersuchung durchgeführt werden.

Für eine möglichst genaue Beurteilung der Morphologie des epifaszialen Lymphgefäßsystems empfiehlt sich eine intrakutane Tracerinjektion. Die Injektionsstelle wird nach der klinischen Fragestellung gewählt. Die Injektionstechnik gleicht der bei der indirekten Lymphangiografie angewandten Methode. Während der intrakutanen Injektion bildet sich eine Quaddel mit hohem Druck. Die lokalisierte Volumenzunahme im Interstitium in Verbindung mit dem hohen Druck bewirkt über Zug auf die Ankerfilamente eine Öffnung der endothelialen Open-Junction-Formationen und ein Einströmen des Tracers in initiale Lymphgefäße (siehe Kap. 1). Die Szintigramme zeigen meist unmittelbar oder wenige Minuten nach der Injektion Lymphbahnen, die in regionale Lymphknoten, die Sentinel Nodes, münden.

(Bromberger 2014). Die Untersuchungstechnik wird bei der Operationsplanungen und in der Sentinel-Node-Markierung eingesetzt, sie ist jedoch zur Lymphödemdiagnostik ungeeignet (Partsch 2003). Alternativ können statische Lymphszintigrafien mit subkutanen Tracerinjektionen durchgeführt werden, was jedoch zu einer weniger guten Abbildungsqualität führt. Empfehlenswert ist bei beiden Techniken, den Lymphtransport im Anschluss an die Injektion zu aktivieren, sei es durch eine etwa 2-minütige lokale manuelle Lymphdrainage (z. B. „stehende Kreise") oder durch Bewegung, die hierfür nicht standardisiert erfolgen muss. Bei der Funktionslymphszintigrafie dagegen führt eine solche manuelle Aktivierung des Lymphtransportes zu fehlerhaften Messergebnissen und ist deshalb strikt zu vermeiden.

5.2.4 Aufnahmetechnik

Funktionslymphszintigrafie wie statische Szintigrafien lassen sich problemlos mit den üblichen Gammakamerasystemen durchführen. Die Rechner verfügen über die erforderlichen Programme für die Halbwertszeitkorrektur. Eine spezielle Software für die Funktionslymphszintigrafie mit integrierter Schwächungskorrektur und automatisierter Ankunftszeitermittlung ist hilfreich, aber nicht erforderlich.

5.2.5 Tracer

Als Tracer kommen Technetium-(Tc)-99m-Nanokolloide zum Einsatz. Gebräuchlich sind Human-Serum-Albumin-Nanokolloide sowie ein Rhenium-Sulphid-Nanokolloid. Tracer unterschiedlicher Hersteller unterscheiden sich selbst bei gleicher chemischer Zusammensetzung und Spezifikation in der Größenverteilung der Nanokolloide respektive in der chemischen Zusammensetzung und somit in der Geschwindigkeit der Aufnahme in das Lymphgefäßsystem und des Lymphtransportes. Sowohl Abtransport aus den injizierten Depots wie auch die Speicherung in

den Lymphknoten und das Verhältnis Clearance/Uptake sind für jeden Tracer unterschiedlich. Das bedeutet, dass Normwerte bei der Untersuchung der Lymphtransportfunktion sich immer nur auf einen spezifischen Tracer eines Herstellers beziehen können, die Tracer sind für diese Anwendungen nicht austauschbar, nicht alle nanokolloidalen Tracer erweisen sich für die Funktionslymphszintigrafie gleichermaßen geeignet (Abb. 5.4) (Weiss et al. 2005). Austauschbar sind sie dagegen bei qualitativen Untersuchungen, statischen Lymphszintigrammen einschließlich der Sentinel-Node-Markierung. Die Tracer waren für die Leber-Milz-Szintigrafie entwickelt worden, wofür eine intravenöse Applikation erforderlich ist. Eine deutliche Anreicherung in Leber und Milz bei einer Lymphszintigrafie weist auf eine intravenöse Applikation des Tracers. Diese kann direkt (akzidentell) während der Injektion geschehen (Abb. 5.3, 5.24) oder indirekt über den Weg präexistierender lympho-venöser Anastomosen (Abb. 5.4, 5.17). Solche Befunde, insbesondere bei sekundären Lymphödemen der unteren Extremitäten, bei denen ein Abflusshindernis im Bereich der inguino-iliakalen Lymphknoten besteht, lassen also einen derartigen Kompensationsmechanismus annehmen.

5.2.6 Dosis/Strahlenexposition

Eine Radioaktivitätsdosis von je 37 MBq pro Extremität bei Erwachsenen ist fast immer ausreichend, eine höhere Dosis ergibt keinen diagnostischen Vorteil. Bei speziellen Fragestellungen im Rahmen von Operationsplanungen kann es allerdings erforderlich sein, mehrere Tracerdepots mit höherer Gesamtdosis zu applizieren. Bei Kindern und Jugendlichen sollte eine gewichtsadaptierte reduzierte Dosis eingesetzt werden. Die Strahlenbelastung lässt sich sehr gering halten, sie liegt bezogen auf unterschiedliche Körperregionen teilweise erheblich unter der Belastung bei häufig angewandten Röntgenuntersuchungen (siehe auch Kap. 14). Lediglich am Injektionsort und in den regionalen Lymphknoten werden höhere Dosen gemessen (Brauer 2005).

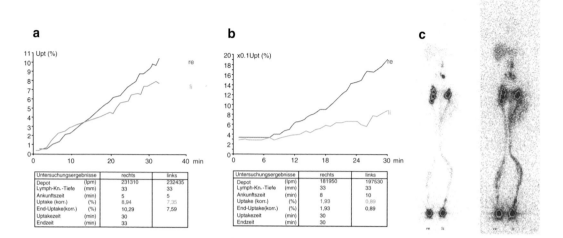

Abb. 5.4 a–c: Zustand nach Cervixkarzinom, Hysterektomie und iliakaler Lymphonodektomie li. vor 8 Jahren. Zunehmendes Ödem des linken Beines. Funktionslymphszintigrafie mit Tc-99 m N-Albumon® mit seitengleichen grenzwertig niedrigen Lymphknotenuptakewerten und regelrechter Transportzeit (**a**). Erneute Funktionslymphszintigrafie nach 8 Tagen mit Tc-99 m Nanocoll®. Erheblich erniedrigte Lymphknotenuptakewerte (rechts 1,93 %, links 0,89 %) sowie verlängerter Transportzeit (rechts 8 Min., links 10 Min.) (**b**). Statisches Szintigramm mit Tc-99 Albumon® mit 2 unterschiedlichen Bildeinstellungen (**c**): Unauffällige Tracerdepots in den Füßen; angedeutet linksbetonte bandförmige Aktivitätsbelegung im Verlauf epifaszialer Lymphgefäße; Dermal Backflow am Oberschenkel und Glutealregion links. Darstellung femoroinguinaler Lymphknoten re > li sowie iliakaler und lumbaler Lymphknoten. Ein Teil des Tracers ist schon über die Blutbahn im RHS (Leber, Milz), was auf funktionsfähige lympho-venöse Anastomosen deutet

5.2.7 Belastung

Der Lymphfluss ist variabel. In Ruhe ist die Aktivität der Lymphangione mit etwa 6 Kontraktionen pro Minute sehr niedrig; bei den Beinen sind auch bei Gesunden Transportzeiten zwischen den Füßen und den femoroinguinalen Lymphknoten von 1 bis 2 Stunden nicht ungewöhnlich. Bei nicht standardisierter Belastung gesunder Probanden wurden an den Beinen Unterschiede der Transportfunktion um den Faktor 8,8 festgestellt. Die Schwankungsbreite nach standardisierter Belastung lag dagegen bei dem Faktor 1,5 (Weissleder und Weissleder 1988).

Nach Aktivierung des Lymphtransportes durch nicht standardisierte Massage des Untersuchungsgebietes variiert selbst in Regionen, in denen keine Beeinträchtigung des Lymphtransportes anzunehmen ist, die Geschwindigkeit zwischen nicht messbar und 0,32 cm/s (Sevick-Muraca et al. 2008.).

In Ruhe wird die Uptakemessung auch aus technischen Gründen sehr ungenau. Wegen des geringen Lymphtransportes kommt es in den regionalen Lymphknoten nur zu einer geringen Radioaktivitätsbelegung, das Verhältnis Background zum Lymphknotenuptake steigt, der radioaktive Zerfall, die Halbwertszeit von Tc-99m beträgt 6 Stunden, wird relevant. Dazu kommen Störeinflüsse durch spontane Bewegungen des Patienten während der Ruhephase.

▶ Eine quantitative Untersuchung des Lymphtransport ist ohne standardisierte Aktivierung der Pumpfunktion der Lymphgefäße nicht möglich. Hierfür ist eine körperliche Belastung nötig.

In unserer Abteilung war es Standard, wenn möglich, kontinuierlich während der körperlichen Belastung den Lymphknotenuptake aufzuzeichnen, d. h. Uptakekurven zu erstellen. Nur so ist zu erkennen, wie schnell und deutlich sich die Pumpfunktion der Lymphangione den unterschiedlichen Bedingungen anpasst (Abb. 5.5). Aus diesen Erkenntnissen heraus und um vergleichbare Messwerte bei der Uptakebestimmung zu gewinnen ist es erforderlich, die Belastung in Bezug auf Me-

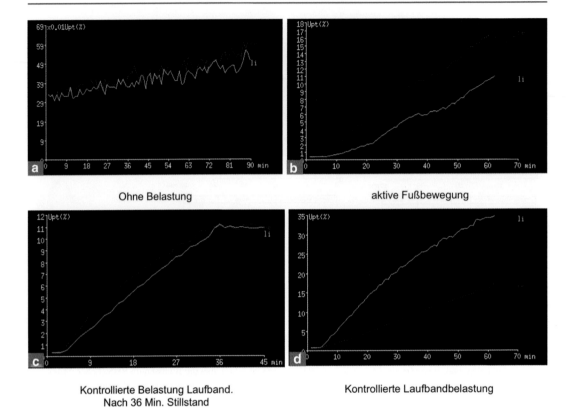

Abb. 5.5 a–d: Femoro-inguino-iliakale Lymphknotenuptakekurven (mit unterschiedlichen Maßstäben der Koordinaten). Ohne Belastung keine verwertbaren Werte (**a**). Bei Belastung mit aktiver Fußbewegung wechselnde Kurvenanstiege (**b**). Während Laufbandbelastung gleichförmige Kurvenanstiege; im Stand nach Beendigung der Gehphase nach 36 Minuten: unmittelbare Reaktion des Lymphgefäßsystem mit Übergang in die Ruhefunktion (**c**). Regelrechte Kurvenform mit seitendifferentem Anstieg bei ungestörter Laufbandbelastung (**d**)

thode, Intensität und Dauer standardisiert und kontrolliert durchzuführen.

Die Autoren konnten in verschiedenen Studien zeigen, dass bei der Untersuchung der Beine die aktive Belastung durch freies und unbeaufsichtigtes Gehen sowie die Fahrrad-Ergometerbelastung oder Pedalometerbelastung keine zuverlässigen Untersuchungsverfahren sind. Optimal hat sich die Belastung durch Gehen auf dem Laufband erwiesen. Eine Belastungsdauer von 30 Minuten ist ausreichend, die Uptakemessung muss danach auf die Minute genau erfolgen, da nicht im Stady State, sondern in einer Phase steigender Aktivitätsanreicherung gemessen wird (Brauer 1996; Brauer und Weissleder 2002) (Abb. 5.5). Hinreichend genau ist die Belastung durch Gehen ohne Benutzung eines Laufbandes, wenn sichergestellt ist, dass keine

Steigung oder Gefälle oder Treppen auf der Wegstrecke sind, ein unterbrechungsfreies Gehen gewährleistet ist, die Schrittfrequenz mittels eines tragbaren Metronoms getaktet wird und eine Kontrolle mit einem Schrittzähler erfolgt. Eine Messung der Ankunftszeit ist bei dieser Untersuchungsstrategie allerdings nicht möglich, sie ist aber auch nicht unbedingt erforderlich (Brauer 2008; Brauer und Brauer 2008d).

Bei der Untersuchung der Arme lässt man die Patienten im Takt (Metronom) die Hände öffnen und schließen. Das Bewegungsausmaß lässt sich dabei durch Umgreifen einer Kugel mit einem Durchmesser von circa 4 cm hinreichend standardisieren. Eine Belastung durch isometrische Kontraktionen der Hände ist nicht ausreichend. Sowohl bei der Funktionslymphszintigrafie der Arme, aber auch der Beine ist es hilfreich, kontinuierlich den

Uptake über den regionalen Lymphknoten während der Belastung zu erfassen und Uptakekurven zu erstellen. Dies ermöglicht, Belastungsfehler und Injektionsfehler zu erkennen (Abb. 5.6).

Bei Patienten, die eine körperliche Belastung nicht durchführen können, kann die Funktionslymphszintigrafie nicht korrekt durchgeführt werden.

5.2.7.1 Uptakekurvenformen

Uptakekurven weisen entweder einen geradlinigen oder einen nach oben konvexbogigen Verlauf auf (Abb. 5.5d). Ob für den konvexbogigen Kurvenverlauf eine Abnahme der mobilisierbaren lymphpflichtigen Last durch untersuchungsbedingte Aktivierung der Pumpfunktion der Lymphangione verantwortlich ist und bei den geraden Uptakekurven die Transportkapazität einen limitierenden Faktor bildet ist bisher noch hypothetisch.

5.2.8 Schwächungskorrektur

▶ Zwingende Voraussetzung für die Bestimmung des Lymphknotenuptakes ist die Berücksichtigung der Schwächung der radioaktiven Strahlung durch das zwischen den radioaktiv markierten Lymphknoten und der Körperoberfläche liegende Gewebe mit einer Schwächungskorrektur der Messwerte.

Das Gewebe zwischen Lymphknoten und Körperoberfläche schwächt die Strahlung in exponentieller Abhängigkeit von der Distanz. Die Halbwertsschichtdicke für Gammastrahlen von Tc-99 m mit einer Photonenenergie von 140 keV beträgt im Weichteilgewebe etwa 45 mm. Lymphknotentiefenbestimmungen mit SPECT (single photon emission computed tomography) in den

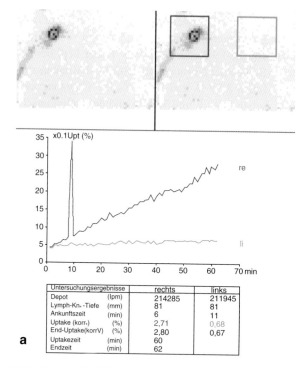

Untersuchungsergebnisse		rechts	links
Depot	(lpm)	214285	211945
Lymph-Kn.-Tiefe	(mm)	81	81
Ankunftszeit	(min)	6	11
Uptake (korr.)	(%)	2,71	0,68
End-Uptake(korrV)	(%)	2,80	0,67
Uptakezeit	(min)	60	
Endzeit	(min)	62	

a

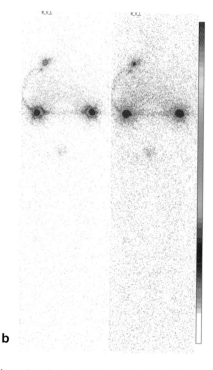

b

Abb. 5.6 a, b: Funktionslymphszintigrafie der Arme bei primärem Lymphödem. Belastung mit metronomgesteuerten standardisierten Bewegungen der Hände. Rechts gleichförmiger Kurvenanstieg, der nach 9 Minuten von einem Peak unterbrochen ist (Die Patientin hat die Hand mit dem Tracerdepot durch das Messfeld bewegt, um sich an die Nase zu fassen). Verzögerte Transportzeit (rechts 6, links 11 Minuten) und erniedrigter axillärer Lymphknotenuptake (rechts 2,71 %, links 0,68 %) (**a**). Rechts in der statischen Studie bandförmige Aktivitätsbelegung im Verlauf von Lymphkollektoren des Unter- und Oberarmes und in 2 Lymphknoten, die durch geringe Speicherung und starke Schwächung bedingt klein erscheinen. Links keine Markierung von Kollektoren und Lymphknoten (**b**)

Axillen und im Becken haben sehr variable Werte ergeben, die axillar zwischen 25 und 136 mm, inguinal zwischen 19 und 66 mm sowie iliakal zwischen 19 und 133 mm betragen können (Brauer und Hamid 1999). Das bedeutet, dass abhängig von der Tiefe der Lymphknoten nur zwischen 72 % und 12,5 % der akkumulierten Dosis gemessen werden kann. Die Bestimmung der Lymphknotentiefe zur Schwächungskorrektur mit der Sonografie ist fehlerhaft; in einer Vergleichsuntersuchung konnte die deutliche Überlegenheit der allerdings aufwändigen Lymphknotentiefenbestimmung mittels SPECT gegenüber der Sonografie nachgewiesen werden (Brauer und Hamid 1999). Diese ist insbesondere bei den unteren Extremitäten zeitintensiver. Um die Lymphknotentiefe bestimmen zu können, muss unter Kontrolle mit der Scopefunktion der Gammakamera exakt über den speichernden Lymphknotengruppen eine in ihrer Aktivität individuell angepasste Strahlenquelle (z. B. 1–2 MBq Tc-99m) auf die Haut geklebt werden. Femoro-inguino-iliakal sind das meistens 2 Stellen pro Seite, axillar reicht in der Regel je eine Markierung. Danach wird für jede Lymphknotengruppe getrennt der Uptake berechnet und die Werte werden seitenbezogen addiert. Sehr einfach dagegen ist die Schwächungskorrektur mit der BMI-Schwächungskorrekturformel auf der Basis des Body-Mass-Index (BMI), die annähernd die gleiche Zuverlässigkeit wie das Verfahren mit der SPECT-Lymphknotentiefenbestimmung aufweist. Hierbei wird der Exponent der e-Funktion mit der Variablen „Lymphknotentiefe" durch einen neuen Exponenten mit der Variablen „BMI" ersetzt (Abb. 5.7) (Brauer und Brauer 2004; Brauer und Brauer 2008a). Die BMI-Schwächungskorrekturformel steht allerdings nur für die Beine zur Verfügung, sie ist nicht auf die Axillarregion übertragbar. Für die (viel seltenere) Funktionslymphszintigrafie der oberen Extremitäten ist die Lymphknotentiefenbestimmung mit SPECT zu empfehlen; einfacher, genauer und schneller, aber auch mit einer zusätzlichen Strahlenexposition verbunden, ist eine Lymphknotentiefenbestimmung mit einer SPECT-CT (Abb. 14.4, 14.5).

Schwächungskorrektur mit Lymphknotentiefenbestimmung

$$Upt_{korr} = Upt_{HWZ} \cdot e^{0,154 \cdot \boxed{d}}$$

Schwächungskorrektur mit BMI - Korrekturformel

$$Upt_{korr} = Upt_{HWZ} \cdot e^{0,0226 \cdot \boxed{BMI} + 0,0239}$$

Upt_{korr} = schwächungs- und halbwertzeitkorrigierter Uptake

Upt_{HWZ} = halbwertzeitkorrigierter Uptake

d = Lymphknoten-Haut-Distanz

BMI = Body-Mass-Index

Abb. 5.7 Schwächungskorrekturformeln mit den Variablen Lymphknotentiefenbestimmung oder Body-Mass-Index im Exponenten

5.2.9 Normwerte

Die Messergebnisse der Funktionslymphszintigrafie sind methodenabhängig. Unter der Voraussetzung einer standardisierten Laufband-Ergometer-Belastung mit 25 W und Verwendung von Tc-99 m-Nanocoll® als Tracer liegt bei den Beinen der Normalbereich nach 30 Minuten zwischen 8,39 % und 22,05 %, die Grauzone zwischen 8,39 % und 7,48 % und der pathologische Bereich unter 7,48 % (Brauer und Brauer 2008c). Ankunftszeiten über 5 Minuten sind pathologisch, normale Ankunftszeiten schließen ein Lymphödem nicht aus. Eine wesentliche altersabhängige Abnahme des Lymphtransportes und damit der Lymphknoten-Uptakewerte ist (bei den Beinen) nicht nachweisbar (Brauer und Brauer 2005). Bei Gesunden ist eine Seitendifferenz der Uptakewerte von 2 % bis 15 % normal (Weissleder und Weissleder 1988), ein im Normbereich liegender, aber im Seitenvergleich um etwa 20 % niedrigerer Uptake kann auf eine Lymphtransportstörung hinweisen.

Bei den Armen überlappen sich die Messbereiche des Lymphknotenuptakes für Normalkollektive und Lymphödeme geringfügig. Mit 60-minütiger standardisierter Belastung und Tc 99 m-Nanocoll® als Tracer liegt der Normalbereich des Uptakes zwischen 5,1 % und 17,4 % (10. und 90. Perzentil, n = 28), der pathologische Bereich unter 5,3 % (90. Perzentil, n = 27)

(Weissleder und Brauer 2015). Wie bei den Beinen sind Ankunftszeiten über 5 Minuten pathologisch, normale Ankunftszeiten schließen ein Lymphödem nicht aus.

5.2.10 Statische Lymphszintigrafie

Eine statische Studie ist einerseits Bestandteil der Funktionslymphszintigrafie, andererseits kommt die statische Lymphszintigrafie auch als alleinige Untersuchungseinheit zum Einsatz. Mit der statischen Lymphszintigrafie lassen sich anatomische Informationen des Lymphgefäßsystems, bei Anwendung eines standardisierten Untersuchungsprotokolls auch semiquantitative Informationen gewinnen (Brauer 2008). Die Aufnahmen erfolgen von ventral mit Ganzkörper- oder Teilkörperaufnahmen und gegebenenfalls mit Zusatzprojektionen. Zur Darstellung kommen die Tracerdepots, Lymphgefäße und regionale sowie gegebenenfalls nachgeschaltete Lymphknoten und bei Untersuchung der Beine die Mündungsregion des Ductus thoracicus (Abb. 5.17). Aufgrund der begrenzten Ortsauflösung der gebräuchlichen Kamerasysteme ist eine differenzierte Beurteilung von Lymphgefäßen und Lymphknoten oft nur eingeschränkt möglich. Lymphgefäße stellen sich als bandförmige Strukturen dar, wobei in der Regel nur einzelne wenige Kollektoren und nicht die zu erwartende volle Anzahl zu erfassen sind (Abb. 5.15b, 5.24, 5.25). Ähnliche Beobachtungen bei der Magnet-Resonanz-Lymphangiografie (MR-Lymphangiografie) wurden in einer Vergleichsuntersuchung zwischen MR-Lymphangiografie und Lymphszintigrafie dokumentiert (Notohamiprodjo et al. 2012). Auch bei der Markierung von Lymphkollektoren am Fuß mit Patentblau im Rahmen autologer Lymphgefäßtransplantationen fand sich innerhalb des ventromedianen Bündels ein Netzwerk aus Lymphkollektoren, von denen nur wenige Patent-Blau enthielten. Die Kollektoren wiesen unterschiedliche Durchmesser zwischen 1,0 und 1,8 mm sowie histologisch einen heterogenen Wandaufbau auf (Sperling et al. 2017). Diese Befunde der Lymphszintigrafie, MR-Lymphangiografie, Patentblau-Markierung und Histologie zeigen, dass mit diesen Verfahren in der Regel nur ein

Teil des Lymphtransportsystems zur Darstellung kommt und legen die Annahme auf das Vorhandensein funktioneller und anatomischer Haupt- und Nebenwege nahe.

Lymphgefäßvarizen, Gefäßabbrüche oder Kollateralen lassen sich mit der statischen Lymphszintigrafie erkennen (Abb. 5.11, 5.25). Eine Lymphostase mit Reflux (Dermal Backflow) stellt sich als flächige Aktivitätsbelegung dar (Abb. 5.11, 5.18, 5.22, 5.23, 5.25). Lymphknoten kommen als einzelne oder als zusammenhängende Speicherbezirke zur Darstellung. Sie sollten nicht mit Lymphozelen verwechselt werden, bei klinischem Verdacht kann sonografisch eine Differenzierung erfolgen. Eine schwache Anreicherung in Leber und Milz ist normal. Eine starke Anreicherung in Leber und Milz und/oder Knochenmark deuten auf eine akzidentelle intravenöse Tracerinjektion oder auf lymphovenöse Anastomosen (Abb. 5.3, 5.17, 5.24). Die Darstellung der statischen Szintigramme ist nicht standardisierbar. Eine quantitative Beurteilung von Transportzeiten und Lymphtransportfunktion ist mit der statischen Szintigrafie nicht möglich, diese kann nur grobe Hinweise auf eine fortgeschrittene Lymphtransportstörung liefern, bei subklinischen Lymphödemen und Frühformen sind unauffällige statische Szintigramme zu erwarten.

▶ Über die Größe von Speicherbezirken und die Menge der akkumulierten Radioaktivität kann keine exakte Aussage getroffen werden, da mehrere variable Faktoren die Bildgebung wesentlich beeinflussen: vorangegangene Belastung, akkumulierte Radioaktivitätsdosis in den Lymphknoten, Größe von Speicherbezirken, Schwächung sowie Monitoreinstellung. (Brauer und Brauer 2008b).

5.3 Risiken und Unverträglichkeiten.

Die Lymphszintigrafie ist eine sehr nebenwirkungsarme Untersuchung. Sehr selten ist mit allergischen Reaktionen (> 1:10.000) auf das Radiopharmazeutikum zu rechnen, die als milde Frühreaktionen beschrieben werden (Chicken et al. 2007). Die Autoren haben bei einem hyperergischen Patienten eine Unverträglichkeit (allergische Spätreaktion) beobachtet.

Prinzipiell besteht bei einer Lymphostase ein erhöhtes Erysipelrisiko, dem mit strenger Asepsis während der Injektion Rechnung getragen werden muss. Die Autoren konnten nach der Untersuchung von ca. 3000 Extremitäten kein Erysipel beobachten.

Wenn Patienten die Applikation eines aus Serum gewonnenen Tracers ablehnen, kann auf ein alternatives Präparat ausgewichen werden, eine exakte quantitative Untersuchung ist damit allerdings nicht möglich. Mit Ausnahme der Sentinel-Node-Markierung ist bei einer bestehenden Schwangerschaft die Lymphszintigrafie kontraindiziert. Stillende Mütter sollten 3 Tage das Stillen unterbrechen oder die Untersuchung wird sinnvollerweise verschoben.

5.4   Indikationen

Die Funktionslymphszintigrafie ist das einzige Verfahren zur quantitativen Beurteilung des Lymphtransportes der Extremitäten. Das unkomplizierte klinisch manifeste Extremitätenlymphödem des Stadiums 2 und 3 bedarf in der Regel nicht der Bestätigung durch ein bildgebendes Verfahren. Subklinische Lymphödeme (Stadium 0) lassen sich dagegen nur durch eine quantitative Untersuchung, die Funktionslymphszintigrafie erkennen (und, mit Einschränkungen mangels ausreichender Verfügbarkeit, mit der Fluoreszenz-Mikrolymphografie). Das gilt gelegentlich auch für Lymphödeme im Stadium 1. Weitere Indikationsgebiete liegen in der Beurteilung des Lymphtransportes einer klinisch unauffälligen Gegenseite bei (scheinbar) einseitigem Extremitätenlymphödem, der Differenzierung von „Lipödem" und „Lipolymphödem", der Klärung von Kombinationsformen lymphostatischer Er-

krankungen, der Abklärung artifizieller Ödeme und bei gutachterlichen Fragestellungen.

Mittels der statischen Lymphszintigrafie lassen sich funktionell wichtige Lymphabflusswege darstellen. Sie kann zur Planung chirurgischer Eingriffe eingesetzt werden, um die Gefahr einer Schädigung dieser Lymphgefäße zu reduzieren (Abb. 5.8). Die Lymphszintigrafie wird außerdem bei der autogenen Lymphgefäßtransplantation zur Planung und zur Verlaufs- beziehungsweise Erfolgskontrolle eingesetzt sowie für die Sentinel-Node-Markierung. Bei diesen Indikationen ist es nicht erforderlich, ein standardisiertes Untersuchungsprotokoll anzuwenden, eine semiquantitative Diagnostik ist ausreichend. In der Regel ist es sinnvoll, sie als dynamische, dem klinischen Befund angepasste Studie mit Früh- und Spätaufnahmen in verschiedenen Projektionen durchzuführen. Insbesondere bei der Sentinel-Node-Markierung ist es meistens zweckmässig, eine spezielle Injektionstechnik anzuwenden, die subepidermale Tracerapplikation, deren Durchführung von der indirekten Lymphangiografie übernommen wurde (siehe Kap. 8). Beim Mammakarzinom und Vulvakarzinom ist zudem zu empfehlen, die Szintigrafie mit einer Lymphdrainage zu kombinieren. Mit einer zweiminütigen manuellen Lymphdrainage mit „stehenden Kreisen" über dem Lymphabflussgebiet zur Aktivierung der Pumpfunktion der Lymphgefäße (Lymphangiontätigkeit) unmittelbar nach Injektionsende lassen sich die Sentinel Nodes sehr schnell und zuverlässig darstellen (Sillem et al. 2016).

Der Lymphabfluss in den Extremitäten verläuft im Wesentlichen über das epifasziale Lymphgefäßsystem, das tiefe (subfasziale) Lymphgefäßsystem spielt eine untergeordnete Rolle. Wohl sind bei der chronisch venösen Insuffizienz (CVI) erste Schädigungen des Lymphgefäßsystems subfaszial zu erwarten, in den fortgeschrittenen Stadien ist meist das epifasziale Lymphgefäßsystem involviert. Für die Erfassung von Frühschäden des tiefen Lymphgefäßsystems ist die subfasziale Lymphszintigrafie nur eingeschränkt geeignet, zumal diese Methode nicht

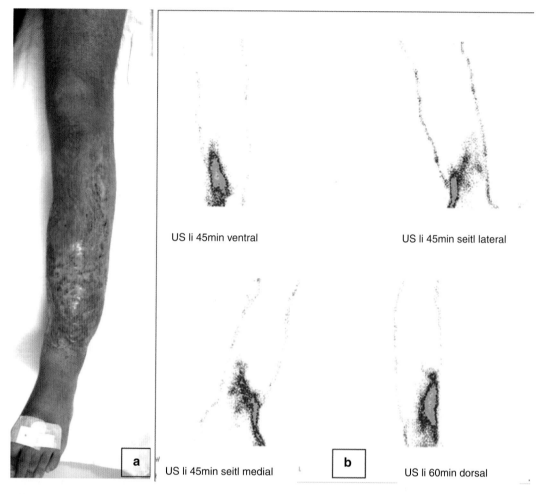

Abb. 5.8 a, b: 28 J. m. Weichteilgedecktes schwerstes Unterschenkelquetschtrauma links mit sezernierenden Lymphfisteln (a). Statische Lymphszintigrafie in 4 Projek- tionen zur Darstellung der Abflusswege vor plastisch- operativer Revision. Irreguläre Aktivitätsbelegung, wei- terführende Kollektoren sind nicht zu erkennen (b)

standardisiert ist und keine belastbaren Norm- werte existieren. Nach Übergreifen der Schädi- gungen auf das epifasziale Lymphgefäßsystem, steht mit der Funktionslymphszintigrafie ein ge- naueres Untersuchungsverfahren zur Verfügung, das allerdings Schäden des subfaszialen Lymph- gefäßsystems nicht abbildet.

Zur Diagnostik bei Erkrankungen des Lymph- gefäßsystems im Brust- und Bauchraum, wie beim Chylothorax und Chylaszites, kann in Ein- zelfällen eine Lymphszintigrafie erforderlich werden. Die anzuwendende Untersuchungstech- nik richtet sich nach der klinischen Fragestellung (Liu et al. 2005).

5.5   Interpretation

Die Funktionslymphszintigrafie ist nicht aus- schließlich eine Messmethode zur Beurteilung des Ausmaßes und der Geschwindigkeit des Lymphtransportes der Extremitäten. Lymphbil- dung und die während der Untersuchung mobili- sierbare lymphpflichtige Last bilden weitere Ein- flussgrößen auf die Messergebnisse. Die Lokalisation einer Lymphtransportstörung und deren Ursache sind in der Regel szintigrafisch nicht zu erkennen. Die Untersuchung liefert meistens zuverlässige Ergebnisse bei normaler lymphpflichtiger Last. Das ist in der Regel bei gesunden Extremitäten oder bei einer mechanischen Insuffizienz gegeben, wie beispielsweise beim primären und sekundären Lymphödem, sofern keine weitere die lymphpflichtige Last beeinflussende Komorbiditäten vorliegen.

Bei der Differenzialdiagnose von Lymphödemen sind 4 Pathomechanismen zu unterscheiden, die zu unterschiedlichen Ergebnissen der Funktionslymphszintigrafie führen können: 2 Formen der „mechanischen Insuffizienz", nämlich die „Niedrig-Volumen-Transport-Insuffizienz" sowie die „Fluidstatische Insuffizienz", die „dynamische Insuffizienz" und die „kombinierte Insuffizienz". Zur Interpretation der Untersuchungsergebnisse ist es also immer erforderlich, Anamnese und klinischen Befund einzubeziehen.

5.5.1 Niedrig-Volumen-Transport-Insuffizienz

Bei der überwiegenden Mehrheit der primären und bei den sekundären Lymphödemen liegt eine „mechanische Insuffizienz" vor. Szintigrafische Beobachtungen legen nahe, eine Niedrig-Volumen-Transport-Insuffizienz von einer fluidstatischen Insuffizienz zu unterscheiden. Die Funktionslymphszintigrafie ist das einzige diagnostische Verfahren zum Nachweis eines subklinischen Lymphödems. Bei der Niedrig-Volumen-Transport-Insuffizienz sind die Uptakewerte schon im subklinischen Stadium erniedrigt, die Transportzeiten liegen meistens noch im Normbereich (Abb. 5.9, 5.10). Die frühe Erniedrigung der Uptakewerte beim subklinischen Lymphödem lässt sich nicht durch die reduzierte, aber noch ausreichende Transportkapazität, die noch für eine Ödemfreiheit sorgt, begründen. Eine (unbewiesene) Erklärung läge in der Annahme, dass in diesem Stadium die Lymphbildung schon gestört ist und damit auch die Aufnahme des Tracers in die initialen Lymphgefäße. In den klinischen Stadien führt der eingeschränkte Lymphtransport und damit auch eingeschränkte Tracertransport für sich allein gesehen schon zu erniedrigten Uptakewerten.

5.5.2 Fluidstatsiche Insuffizienz

Gelegentlich erscheinen Befunde der Funktionslymphszintigrafie diskrepant zum klinischen Erscheinungsbild insofern, dass bei Lymphödemen die Lymphknotenuptakewerte im klinisch schlechteren Bein höher sind, als im weniger betroffenen. Diese Befunde sind bei einem ausgesuchten Patientenkollektiv in etwa 1,6 % der Funktionslymphszintigrafien primärer Lymphödeme zu beobachten und bei anderen Lymphödemformen, insbesondere mit Malformationen des Lymphgefäßsystems. Einzelne Befunde legen die Hypothese nahe, dass im klinisch schlechteren Bein erweiterte variköse Lymphgefäße vorhanden sind, in denen sich ein größeres Lymphvolumen befindet (Abb. 5.11). Dieses würde unter Orthostase zu langsam befördert („mechanische fluidstatische Insuffizienz") und erst beim Gehen mittels der Muskelpumpe, einem Hilfsmechanismus des Lymphtransportes, in größeren Mengen abtransportiert („Fluiddynamik") (Abb. 5.11, 5.12, und 5.13).

5.5.3 Dynamische Insuffizienz

Bei der dynamischen Insuffizienz ist die Transportkapazität des Lymphgefäßsystems normal, die lymphpflichtige Last erhöht. Das gesunde Lymphtransportsystem bewältigt mit erhöhtem Lymphtransport im subklinischen Stadium vollständig und im klinischen Stadium partiell die erhöhte lymphpflichte Last; das Lymphzeitvolumen und der Lymphknotenuptake sind erhöht (Abb. 5.14, 5.15). Diese Befunde sind beispielsweise typisch bei jungen Lipödempatientinnen, der CVI im Stadium 1 oder medikamentös bedingten Ödemen.

5.5.4 Kombinierte Insuffizienz

Bei den Stadien 2 und 3 der CVI, dem Phlebolymphödem, und deren Kombinationsformen sowie beim Lipolymphödem können selbst bei eindeutigen klinischen Symptomen eines chro-

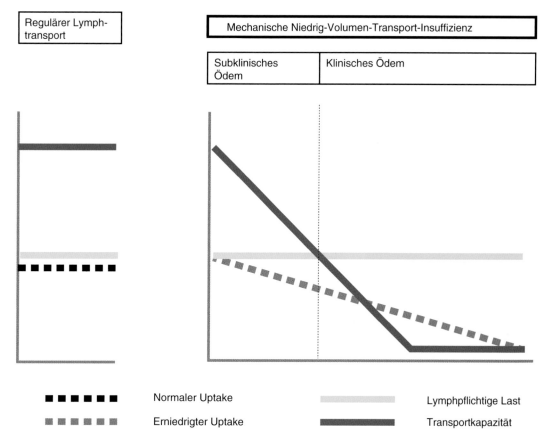

Abb. 5.9 Mechanische Niedrig-Volumen-Transport-Insuffizienz. Die Transportkapazität ist erniedrigt, die lymphpflichtige Last normal. Beim subklinischen Ödem ist der Lymphknotenuptake bereits erniedrigt, das Lymph- zeitvolumen dagegen noch normal, die lymphpflichtige Last wird noch bewältigt. Beim klinischen Ödem sind Uptake und Lymphzeitvolumen erniedrigt (linker Bildabschnitt: Situation bei gesundem Lymphgefäßsystem)

nischen Lymphödems die Lymphknotenuptakewerte im Normalbereich oder einem höheren Bereich liegen (Brauer und Brauer 2005). Hier ist folgender pathophysiologischer Mechanismus anzunehmen: Die Transportkapazität ist zwar eingeschränkt, aber noch fähig, einen Teil der über das Normale hinausgehenden, lymphpflichtigen Last zusätzlich zu bewältigen. Das Lymphzeitvolumen ist erhöht, aber nicht ausreichend, um die erhöhte lymphpflichtige Last vollständig zu entsorgen. Daraus resuliert eine kombinierte Insuffizienz. Entsprechend ist auch der Lymphknotenuptake erhöht, normal oder im Grenzbereich (Abb. 5.16). Bei diesen Patienten müssen deshalb erhöhte Werte, (scheinbare) Normal- oder Grenzbefunde kritisch hinterfragt werden. Hinweise auf eine erhöhte lymphpflich-

tige Last lassen sich meist durch sorgfältige Anamnese und klinische Diagnostik gewinnen. Bei zunehmender Einschränkung der Transportkapazität sinkt der Uptake auf pathologische Werte, die Transportzeiten können sich verlängern.

5.5.5 Besonderheiten bei Sportlern

Es gibt einzelne Beobachtungen bei hochtrainierten Sportlern, bei denen bei sonst fehlenden Zeichen eines Lymphödems gering erniedrigte Uptakewerte gemessen wurden; ob es einen Trainingseffekt auf das Lymphgefäßsystem geben kann und dieser bewirkt, dass die körperliche Belastung während der Untersuchung nur zu ei-

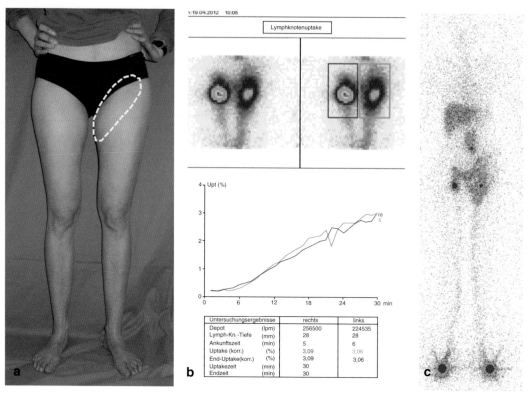

Abb. 5.10 a-c: Zustand nach Zervixkarzinom, 8 Monate nach Wertheim-Meigs-Operation. Seit 6 Monaten Kombinierte physikalische Entstauungstherapie (KPE). Links diskrete Kutisverdickung am proximalen Oberschenkel (markiertes Feld), angedeutete Schwellung des Beines, verstrichenes Fußrückenrelief. Rechts klinisch unauffällig. In der dynamischen Studie deutlich erniedrigter Lymphknotenuptake beidseits (3,2 % re, 3,1 % li) und verzögerte Transportzeit links (der etwas unregelmäßige Uptakekurvenverlauf erklärt sich durch seitliche Schwankungen der Patientin während des Gehens, wobei die region-of-interest- (ROI-) Begrenzungen überschritten wurden (**b**). In der statischen Szintigraphie erheblich rarefizierte regionale Lymphknotendarstellung beidseits; Dermal backflow im Bereich des linken Oberschenkels (**c**). Diagnose: Subklinisches Lymphödem rechts, Lymphödem Stadium 1-2 links

ner geringen Aktivierung des Lymphtransportes führt, ist unbekannt.

5.5.6 Interpretation statischer Lymphszintigramme

Bei der Interpretation statischer Lymphszintigramme ist zu beachten, ob die Tracerinjektion subkutan oder intradermal erfolgt ist. Bei der Sentinel-Node-Markierung ist es von Vorteil, wenn der Tracer möglichst direkt in Lymphgefäße gelangt, also intradermal appliziert wird.

- Bei großem Lymphknotenkutisabstand können normale Lymphknoten schwächungsbedingt verkleinert erscheinen und so erscheinen, als würden sie vermindert speichern, die Lymphknotentiefe ist also auch bei der Beurteilung der statischen Szintigrafie zu beachten.

- Bei subkutaner Tracerapplikation sind Fehlinjektionen mit akzidenteller Tracerinjektion in ein Lymphgefäß bei einer alleinigen statischen Lymphszintigrafie in der Regel nicht zu erkennen und können selbst bei einer Lymphtransportstörung zu scheinbar normaler Lymphknotendarstellung führen.

- Ein unauffälliges statisches Lymphszintigramm schließt ein (gering ausgeprägtes) Lymphödem nicht aus.

- Eine scheinbar normale, aber deutlich seitendifferente Darstellung der Lymphbahnen und/

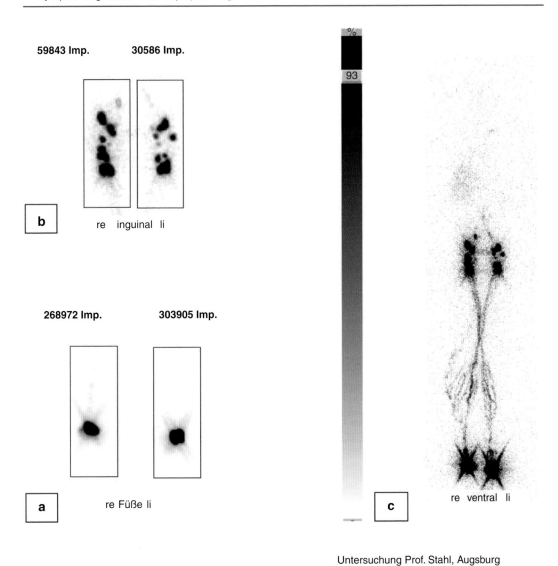

59843 Imp. **30586 Imp.**

b   re inguinal li

268972 Imp. **303905 Imp.**

a   re Füße li

c   re ventral li

Untersuchung Prof. Stahl, Augsburg

Abb. 5.11 a–c: 49 J, m. Funktionslymphszintigraphie der Beine bei primärem Lymphödem rechts ausgeprägter als links. Tracerdepots in den Füßen (Ausgangsmessung) (**a**). Der Lymphknotenuptake rechts ist annähernd doppelt so groß, wie links (**b**). Das statische Szintigramm zeigt rechts zahlreiche, teilweise geschlängelt verlaufende Lymphkollektoren im Unter- und Oberschenkel, von denen einzelne einen atypischen Verlauf aufweisen. Links kommen deutlich weniger Kollektoren zur Darstellung mit nur angedeutet geschlängeltem Verlauf (**c**). (Untersuchung A. Stahl)

Mechanische fluidstatische Insuffizienz

Hydraulische Kontinuitätsgleichung

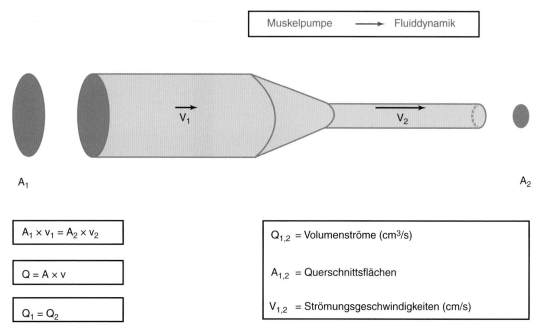

Abb. 5.12 Hydraulische Kontinuitätsgleichung als Modell für den aktivierten Lymphtransport bei körperlicher Belastung unter den Bedingungen einer mechanischen fluidstatischen Insuffizienz

oder Lymphknoten kann auf eine Pathologie des Lymphgefäßsystems hinweisen.

- Eine verminderte oder fehlende Markierung von Lymphkollektoren oder Lymphknoten ist typisch für eine primäre oder sekundäre Schädigung des Lymphgefäßsystems unter der Voraussetzung einer korrekten Untersuchungstechnik und einer angepassten Monitoreinstellung (Brauer 2008).
- Eine flächige Aktivitätsbelegung ist entweder Ausdruck eines lymphatischen Rückflusses in kutane Lymphgefäße bei gestauten Lymphgefäßen (Dermal Backflow) oder einer lokalen Schädigung des Lymphgefäßsystems, wie sie häufig nach Erysipelen oder Traumen zu beobachten ist; eine Differenzierung ist oft nur anamnestisch möglich (Abb. 5.17, 5.18, und 5.19).

- Unverzichtbar ist die statischen Szintigrafie zum Nachweis variköser oder erweiterter Kollektoren, Kollateralen und anderer atypischer Abflusswege (Abb. 5.20, 5.21, 5.22, 5.23, 5.24, und 5.25).
- Um Verwechslungen zwischen Lymphknoten, Lymphozelen oder Lymphzysten auszuschließen, sollten bei entsprechenden klinischen Hinweisen (nach operativen Eingriffen, Narbenregionen, Malformationen) Speicherbezirke sonografisch oder mit anderen bildgebenden Verfahren abgeklärt werden (Abb. 5.26).

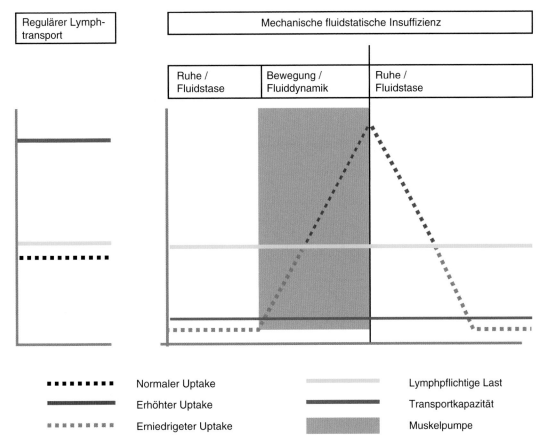

Abb. 5.13 Mechanische fluidstatische Insuffizienz. Die Lymphgefäße sind erweitert und fassen ein hohes Lymphvolumen. Die lymphpflichtige Last ist normal, Transportkapazität und Lymphzeitvolumen/Uptake sind erniedrigt. Die Muskelpumpe führt durch Kompression der erweiter-ten Lymphgefäße zu einem passager erhöhten Lymphtransport und erhöhtem Lymphknotenuptake. (links Situation bei gesundem Lymphgefäßsystem). (Linker Bildabschnitt: Situation bei gesundem Lymphgefäßsystem)

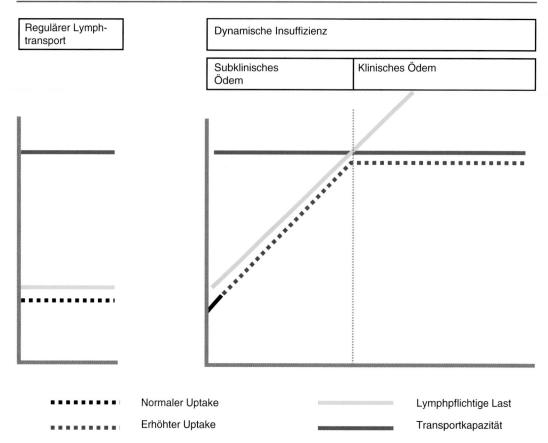

Abb. 5.14 Dynamische Insuffizienz. Die Transportkapazität ist normal, die lymphpflichtige Last erhöht. Beim subklinischen Ödem sind Lymphzeitvolumen/Uptake erhöht (rot ansteigend), die erhöhte lymphpflichtige Last wird noch bewältigt. Beim klinischen Ödem sind Lymphzeitvolumen/Uptake weiterhin erhöht, die lymphpflichtige Last wird nicht mehr vollständig bewältigt. (Linker Bildabschnitt: Situation bei gesundem Lymphgefäßsystem)

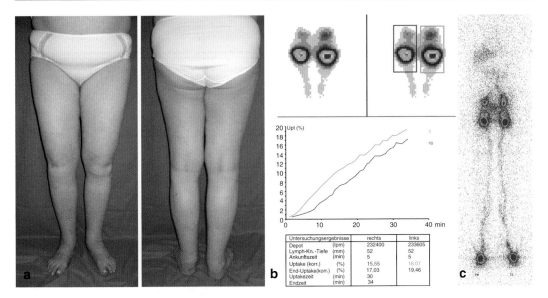

Untersuchungsergebnisse		rechts	links
Depot	(Ipm)	232400	233605
Lymph-Kn.-Tiefe	(mm)	52	52
Ankunftszeit	(min)	5	5
Uptake (korr.)	(%)	15,55	18,07
End-Uptake(korr.)	(%)	17,03	19,46
Uptakezeit	(min)	30	
Endzeit	(min)	34	

Abb. 5.15 a–c: Überweisung wegen Verdachtes auf Lymphödem. Klinisch dellbare Ödeme an beiden Unterschenkeln und Füßen. Stemmersches Zeichen negativ, zarte ballonierte Fußrücken und Areae malleolares (**a**). Hoher Lymphknotenuptake beidseits (rechts 15,6 %, links 18,1 %), regelrechte Transportzeit (**b**). Im statischen Szintigramm sind beidseits vorwiegend nur ein, kurzstreckig noch ein zweites Lymphgefäß dargestellt (Normalbefund) (**c**). Diagnose: Medikamentöses Ödem mit dynamischer Insuffizienz (Diuretika, Angiotensin-2-Hemmer)

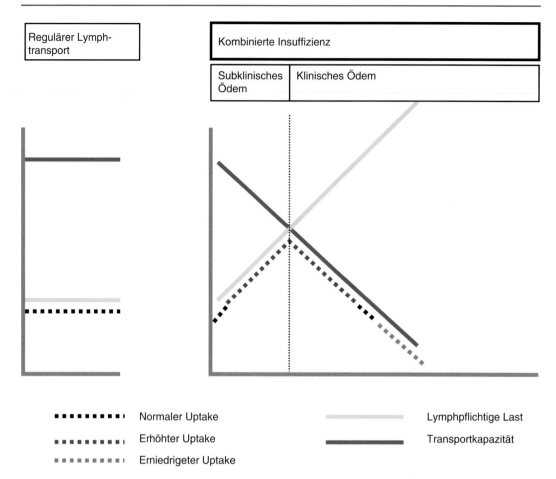

Abb. 5.16 Kombinierte Insuffizienz. Beim subklinischen Ödem ist der Lymphknotenuptake erhöht (rot ansteigend), die erhöhte lymphpflichtige Last wird bei reduzierter, aber noch ausreichender funktioneller Reserve bewältigt. Beim klinischen Ödem ist anfangs der Uptake ebenfalls erhöht (rot abfallend), im fortgeschrittenen Stadium ist der Uptake erniedrigt (grau). (Linker Bildabschnitt: Situation bei gesundem Lymphgefäßsystem)

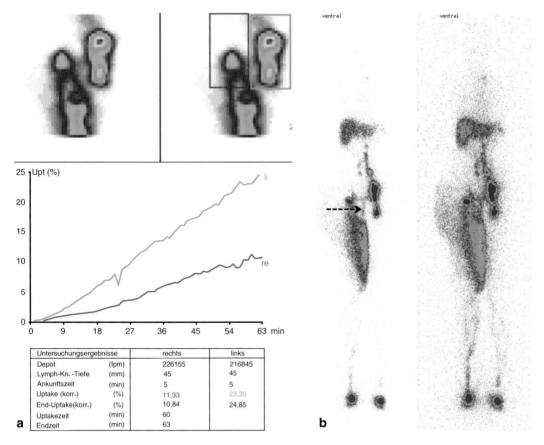

Untersuchungsergebnisse		rechts	links
Depot	(Ipm)	226155	216845
Lymph-Kn.-Tiefe	(mm)	45	45
Ankunftszeit	(min)	5	5
Uptake (korr.)	(%)	11,33	23,35
End-Uptake(korr.)	(%)	10,84	24,85
Uptakezeit	(min)	60	
Endzeit	(min)	63	

Abb. 5.17 a, b: 51 J. Iatrogenes Lymphödem rechts nach operativer Revision der Leiste. Funktionslymphszintigrafie. Rechts erniedrigter femoro-inguino-iliakaler Lymphknotenuptake, regelrechte Transportzeit, links Normalbefund (**a**). In der statischen Lymphszintigrafie (**b**) rechts ausgeprägter großflächiger Dermal Backflow im Bereich des Oberschenkels und der Glutealregion, atypisches Lymphgefäß in der Genitalregion (gestrichelter Pfeil) und prominentes Lymphgefäß im Unterschenkel, rarefizierte Lymphknotendarstellung. Ein Teil des Tracers ist schon über die Blutbahn im RHS (Leber, Milz), was auf funktionsfähige lympho-venöse Anastomosen deutet. Links Normalbefund

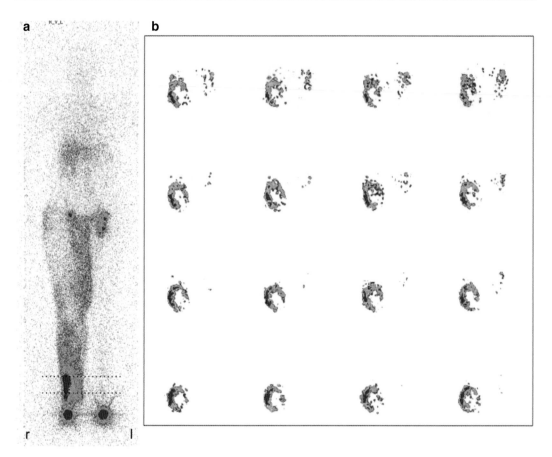

Abb. 5.18 a, b: 56 J, w. Sekundäres Lymphödem re > li mit Dermal Backflow nach Zervixkarzinom, Radiatio, Beckenwandrezidiv, Vulvakarzinom. Statische Lymphszintigrafie mit SPECT nach standardisierter Belastung. Ausgeprägter Dermal Backflow rechts, links nur angedeutet. Keine Darstellung von Lymphkollektoren. Minimale Aktivitätsbelegung in den regionalen Lymphknoten beidseits (**a**). ECT zwischen den gestrichelten Linien: Manschettenförmiger Dermal Backflow rechts, angedeutet auch links (**b**)

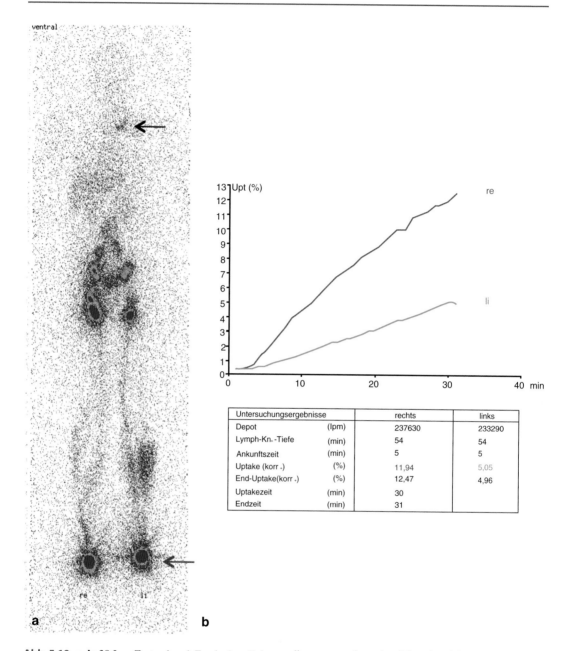

Untersuchungsergebnisse		rechts	links
Depot	(Ipm)	237630	233290
Lymph-Kn.-Tiefe	(min)	54	54
Ankunftszeit	(min)	5	5
Uptake (korr.)	(%)	11,94	5,05
End-Uptake(korr.)	(%)	12,47	4,96
Uptakezeit	(min)	30	
Endzeit	(min)	31	

Abb. 5.19 a, b: 39 J, w. Zustand nach Erysipel am linken Unterschenkel vor 4 Wochen. Funktionslymphszintigrafie der Beine. Statische Szintigrafie (**a**): Bandförmige Aktivitätsbelegungen im Verlauf der ventromedialen Bündel. Verminderte Darstellung femoroinguinaler Lymphknoten links, rechts Normalbefund. Dermal Backflow am linken Unterschenkel mit flächiger Aktivitätsbelegung; differenzialdiagnostisch könnte es sich auch um eine lokale Schädigung von Lymphgefäßen handeln. Aktivitätsbelegung an der Ductus-Thoracicus-Mündung (schwarzer Pfeil). Dynamische Studie mit kontinuierlicher Erfassung des regionalen Lymphknotenuptakes während 30-minütigen Gehens auf dem Laufband (**b**): Regelrechte Ankunftszeit beidseits (5 Minuten). Rechts regelrechter Lymphknotenuptake (11,9 %), links erniedrigter Uptake (5,1 %)

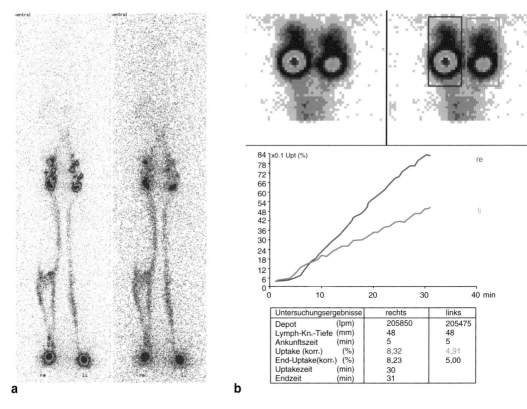

Untersuchungsergebnisse		rechts	links
Depot	(Ipm)	205850	205475
Lymph-Kn.-Tiefe	(mm)	48	48
Ankunftszeit	(min)	5	5
Uptake (korr.)	(%)	8,32	4,91
End-Uptake(korr.)	(%)	8,23	5,00
Uptakezeit	(min)	30	
Endzeit	(min)	31	

a   b

Abb. 5.20 a, b: 74 J, m. Zustand nach mehrfachen Unterschenkeltraumen mit Ostitis rechts, klinisch Lymphödem Stadium 2 rechts, links unauffällig. Funktionslymphszintigrafie beider Beine. Im statischen Szintigramm atypische prominente Aktivitätsbelegung in der lateralen Portion des ventromedialen Bündels (kollaterale Drainage über erweiterte Kollektoren?) und flächig in der Knieregion (lokale Schädigung). Beidseits unauffällige Aktivitätsbelegung in den femoroinguinalen und etwas rarefiziert in den iliakalen Lymphknoten (**a**). Die im Vergleich zur Gegenseite höheren Uptakewerte rechts (8,3 %; Graubereich) im Kontext mit der statischen Szintigrafie und dem klinischen Befund deuten auf eine kombinierte Insuffizienz hin. Links subklinische Insuffizienz mit erniedrigtem Uptake (4,9 %; pathologischer Bereich unter 7,48 %) (**b**)

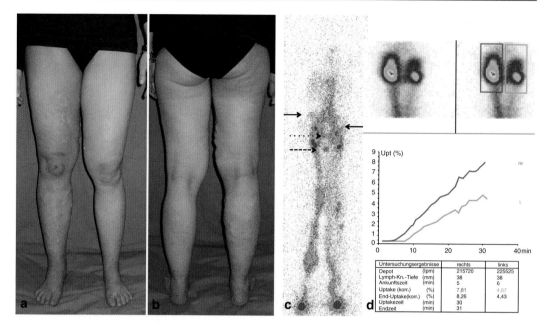

Untersuchungsergebnisse		rechts	links
Depot	(Ipm)	215720	225525
Lymph.-Kn.-Tiefe	(mm)	38	38
Ankunftszeit	(min)	5	6
Uptake (korr.)	(%)	7,81	4,87
End-Uptake(korr.)	(%)	8,26	4,43
Uptakezeit	(min)	30	
Endzeit	(min)	31	

Abb. 5.21 a–d: 43 J, w. Lymphödem beider Beine bei Klippel-Trénaunay-Weber-Syndrom (**a, b**). In der Funktionslymphszintigrafie (**d**) rechts grenzwertig, links mäßig erniedrigter inguino-iliakaler Lymphknotenuptake, verlängerte Transportzeit links. Statische Lymphszintigrafie: Dysplastische erweiterte geschlängelte Lymphgefäße mit lokalisierten Aktivitätsanreicherungen beidseits. In der Beckenregion ebenfalls atypische Aktivitätsbelegungen (Pfeile), einschließlich in der Vulva (gestrichelter Pfeil), rarefizierte Lymphknotendarstellung. Harnblase: gepunkteter Pfeil (**c**)

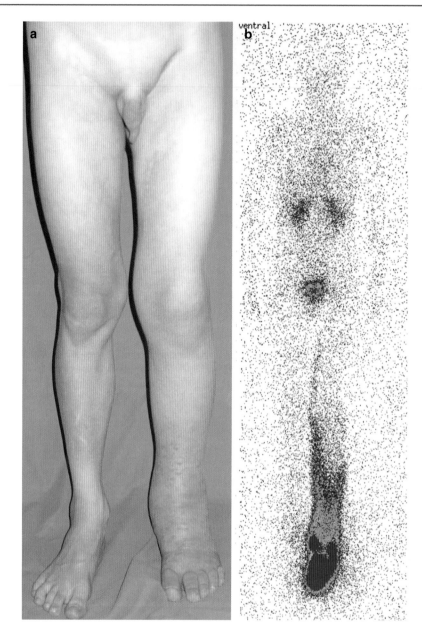

Abb. 5.22 a, b: 10 J. Klippel-Tranaunay-Weber-Syndrom mit Lymphödem Stadium 3 (derselbe Patient wie in Abb. 7.8, indirekte Lymphangiografie). Verlängertes linkes Bein mit säulenförmiger Deformierung, Ballonierung des Fußes, Kastenzehen, kutane Lymphzysten (a). Lymphszintigrafie linkes Bein. Diffuse Ausbreitung des Tracers im Fuß und Unterschenkel, Fortsetzung in eine bandförmige Aktivitätsbelegung am distalen und mittleren Oberschenkel. Keine Lymphknotendarstellung, aber Radioaktivität in Niere und Harnblase (b)

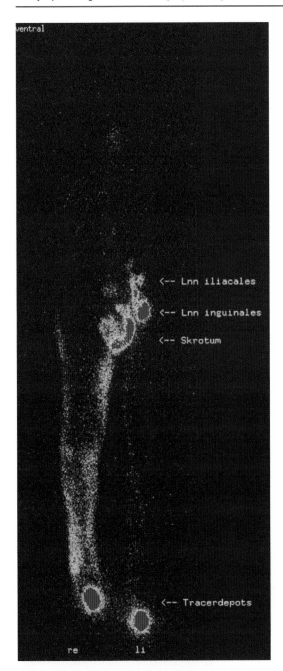

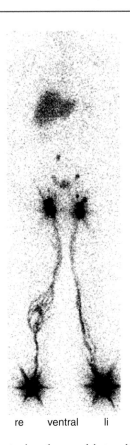

re   ventral   li

Abb. 5.24 Zustand nach ausgedehnter alter Weichteil-verletzung des rechten Unterschenkels rechts ventral. Die Leber und Harnblase kommen wegen geringer akzidenteller i.v.-Injektion links zur Darstellung. Links sind am Unterschenkel zwei, am Oberschenkel nur ein Lymphgefäß zu erkennen (Normalbefund). Rechts in der Region der Weichteilverletzung Netz atypischer Lymphgefäße, passend zu Regeneraten. (Untersuchung A. Stahl, Augsburg)

Abb. 5.23 69 J, m. Lymphödem Stadium 2 beider Beine und Genitalödem. Seit der Kindheit multiple Erysipele der Beine. Verkürztes rechtes Bein. Funktionslymphszin-tigrafie wegen angedachter Skrotalhautresektion. Statische Szintigrafie: Keine Kollektordarstellung beidseits, Dermal Backflow rechts ausgeprägter als links. Rechts keine regionalen Lymphknoten markiert. Drainage des rechten Beines über das Genitale nach links

Abb. 5.25 Sekundäres Lymphödem rechts mit Dermal Backflow am Unterschenkel, varikösem Lymphgefäß am distalen Oberschenkel und lokaler Schädigung (?) am proximalen Oberschenkel; mehrdeutige Lymphknotenmarkierungen im Poplitealbereich. Der femoro-inguino-iliakale Lymphknotenuptake rechts liegt 60 % unter dem linken. Links hoher Lymphtransport, dennoch ist nur ein Kollektor zu erkennen. Dessen unregelmäßige Aktivitätsbelegung passt zu systolischen bzw. diastolischen Phasen der Lymphangiomotorik. (Untersuchung von A. Stahl, Augsburg)

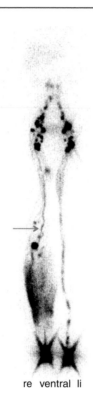

re ventral li

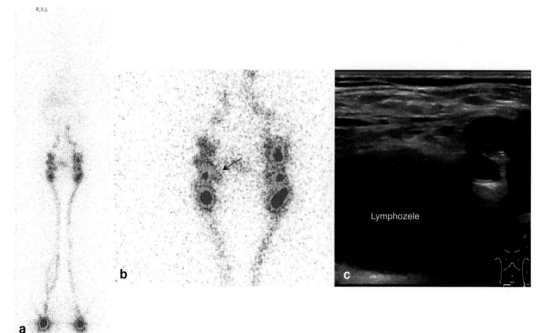

Abb. 5.26 a–c: 79 J, w. Statische Lymphszintigrafie wegen Verdachts auf Lymphozele (**a, b**). Radioaktivitätsanreicherung im Verlauf der Lymphkollektoren der vorderen präfaszialen Längsbündel. Links regelrechte, rechts etwas geringere Aktivitätsbelegung der femoro-inguino-iliakalen Lymphknoten. In der Vergrößerung (**b**) rechts inguinal Speicherbezirk, der schräg zur Körperachse verläuft (Pfeil) und in Korrelation mit einer sonografisch nachgewiesenen flüssigkeitsgefülltem Höhlenbildung einer Lymphozele entspricht (**c**)

5.6 Abkürzungen

BMI	Body-Mass-Index
CVI	chronisch venöse Insuffizienz
MR-Lymphangiografie	Magnet-Resonanz-Lymphangiografie
RHS	Retikulohistiozytäres System
ROI	region-of-interest
SPECT	single photon emission computed tomografy
Tc-99m	Technetium-99m

Literatur

Brauer V, Brauer W. Vereinfachtes Schwächungskorrekturverfahren bei der Funktionslymhszintigraphie des Beines. LymphForsch. 2004;8:66–73.

Brauer W. Lymphszintigraphie, Diagnostik mit dem Laufbandergometer. Lymphology. 1996;20:87–9.

Brauer W. Fehlermöglichkeiten bei der Indikationsstellung, Durchführung und Interpretation der Funktionslymphszintigraphie. LymphForsch. 2005;9:85–90.

Brauer W, Brauer V. Funktionslymphszintigraphie – Abflussszintigraphie. LymphForsch. 2003;7:69–71.

Brauer W, Brauer V. Altersabhängigkeit des Lymphtransportes beim Lipödem und Lipolymphödem. LymphForsch. 2005;9:6–9.

Brauer W. Lymphoscintigraphic function test; the influence of exercise quality. In: Liu Ning-fei, Witte MH, Wang L (Hrsg.).Progress in lymphology - XXI, Proceedings of the 21. Internat. congress of lymphology. Shanghai 2008; 225–9.

Brauer W, Brauer V. Simplified method of attenuation correction for the Lymphoscintigraphic function test of the leg. In: Liu Ning-fei, Witte MH, Wang L (Hrsg.). Progress in lymphology – XXI, Proceedings of the 21. Internat. congress of lymphology. Shanghai 2008a; S. 231–6.

Brauer W, Brauer V. Lymphoscintigraphic function test versus static lymphoscintigraphy. In: Liu Ning-fei, Witte MH, Wang L (Hrsg). Progress in lymphology – XXI. Proceedings of the 21. Internat. congress of lymphology; Shanghai 2008b: S. 245–53.

Brauer W, Brauer V. Comparison of standardised lymphoscintigraphic function test and high resolution sonography of the lymphoedema of legs. Phlebologie. 2008c;37:247–52.

Brauer W, Brauer V. Lassen sich mit der Funktionslymphszintigrapie Aussagen zur Transportkapazität machen? LymphForsch. 2008d;12:71–5.

Brauer W, Hamid H. Optimierte Schwächungskorrektur bei der Funtionslymphszintigraphie. LymphForsch. 1999;2:61–4.

Brauer W, Weissleder H. Methodik und Ergebnisse der Funktionslymphszintigraphie: Erfahrungen bei 924 Patienten. Phlebologie. 2002;31:118–25.

Bromberger U. Sentinel-Node-Technik beim Mammakarzinom – periareoläre, intradermale Tracerinjektion und konsekutive Lymphdrainage. Inaugural-Dissertation. Medizinische Fakultät der Albert-Ludwigs-Universität Freiburg i. Br; 2014.

Chicken D, Mansouri R, Ell P, Keshtgar MM. Allergy to technetium-labelled nanocolloidal albumin for sentinel node identification. Ann R Coll Surg Engl. 2007;89(2):W12–3. https://doi.org/10.1308/147870807X160443.

Ikomi F, Hanna G, Schmid-Schönbein G. Mechanism of colloidal particle uptake into the lymphatic system: basic study with percutaneous lymphography. Radiology. 1995;196:1078–13.

Liu N, Wang C, Sun M. Noncontrast three-dimensional magnetic resonance imaging vs lymphoscintigraphy in the evaluation of lymph circulation disorders: a comparative study. J Vasc Surg. 2005;41:69–75.

Mostbeck A, Partsch H, Kahn P. Quantitative Isotopenlymphographie. In: Holzmann, Altmeyer, Hör, Hahn (Hrsg.) Dermatologie und Nuklearmedizin. Berlin Heidelberg: Springer. 1985; S. 426–31.

Mostbeck A, Partsch H. Isotope lymphography – possibilities and limits in evaluation of lymphtransport. Wien Med Wochenschr. 1999;149:87–91.

Notohamiprodjo M, Weiss M, Baumeister R, Sommer W, Helck A, Crispin A, Reiser M, Herrmann K. Mr lymphangiography at 3.0 T: correlation with lymphoscintigraphy. Radiology. 2012;264(1):78–87.

Partsch H. Practical aspects of indirect lymphography and lymphoscintigraphy. Lymphat Res Biol. 2003;1:71–3.

Schwarz U. Die Häufigkeit des primären Lymphödems. Eine epidemiologische Studie an über 1000 Probanden. Vasomed aktuell. 1990;1:29–34.

Sevick-Muraca E, Sharma R, Rasmussen J, Marshall M, Wendt J, Pham H, Bonefas E, Houston J, Sampath L, Adams K, Blanchard D, Fisher R, Chiang S, Elledge R, Mawald M. Imaging of lymph flow in breast cancer patients after microdose administration of a near-infrared fluorophore. Radiology. 2008;246:734–41.

Sillem M, Bromberger U, Heitzelmann B, Brauer W, Werner M, Timme S. Manual lymphatic drainage after subepidermal tracer injection optimizes results of sentinel lymph node labeling in primary breast cancer. Breast Care. 2016;11:40–4.

Sperling A, Hasselhof V, Ströbel P, Becker J, Buttler K, Aung T, Felmerer G, Wilting J. Ultrastrukturelle und immunhistologische Untersuchungen humaner Lymphkollektoren. LymphForsch. 2017;21(1):13–20.

Weiss M, Gildehaus FJ, Brinkbäumer K, Makowski M, Hahn K. Lymph kinetics with technetium-99m labeled radiopharmaceuticals – Animal studies. Nuklearmedizin. 2005;44:156–65.

Weissleder H, Brauer W. Untersuchungsmethoden. Funktionslymphszintigraphie. In: Weissleder H, Schuchhardt C (Hrsg.). Erkrankungen des Lymphgefäßsystems. Viavital 2015; S. 112–23.

Weissleder H, Weissleder R. Evaluation of qualitative and quantitative lymphoscintigraphy in 238 patients. Radiology. 1988;167:729–35.

Magnetresonanz-Lymphangiografie

6

Mike Notohamiprodjo

Inhaltsverzeichnis

6.1 Zusammenfassung/ Einleitung

Die Lymphszintigrafie ist eine robuste und etablierte Methodik zur Darstellung des Lymphsystems, vor allem der Extremitäten bei allerdings niedriger räumlicher und zeitlicher Auflösung (Lohrmann et al. 2006b). Außerdem handelt es sich bei der Lymphszintigrafie um ein Summationsverfahren, sodass z. B. die Darstellung von Lymphkollektoren durch einen diffusen Abstrom überdeckt werden kann.

Die Magnetresonanz (MR)-Lymphangiografie ist eine weitestgehend komplementäre Methode zur Lymphszintigrafie. Es handelt es sich hier um eine Schnittbildgebungsmethode, welche eine hohe räumliche und ggf. auch zeitliche Auflösung aufweist. Die MRT ermöglicht die detaillierte Darstellung von Lymphgefäßen zur Beurteilung von Morphologie, Lymphfluss, drainierenden Lymphknoten (z. B. Sentinel-Lymphknoten), umgebenden anatomischen Strukturen und somit auch der zugrundeliegenden Ursache sekundärer Lymphödeme. Mit der

M. Notohamiprodjo (✉)
München, Deutschland
e-mail: Mike.Notohamiprodjo@die-radiologie.de

(MR)-Lymphangiografie wird eine überlagerungsfreie multiplanare Bildgebung möglich, um auch komplexere anatomische Verhältnisse zuverlässig auflösen zu können (Notohamiprodjo et al. 2009).

6.2 Indikation

Die MR-Lymphangiografie wird in der Regel ergänzend zur Lymphszintigrafie durchgeführt. Eine wichtige Rolle hat die MR-Lymphangiografie bei der genauen morphologischen Darstellung der Lymphkollektoren. Hier spielt sie vor allem zur Planung möglicher mikrochirurgischer Eingriffe eine wichtige Rolle, da die anatomischen Verhältnisse genau dargestellt werden können (Notohamiprodjo et al. 2009; Lohrmann et al. 2006; Notohamiprodjo et al. 2012).

Die MR-Lymphangiografie ist in der Regel keine Standarduntersuchung und wird derzeit nur in einzelnen spezialisierten Zentren angeboten, allerdings ist eine zunehmende Etablierung dieser Technik zu beobachten und die Anzahl der publizierten Anwendungen ist steigend.

Mit dieser Technik können z. B. für eine Lymphgefäßtransplantation oder lymphovenösen Shunt in Frage kommende Lymphgefäße identifiziert werden (Lohrmann et al. 2008). Außerdem ist es möglich, eine fokale kutane Leckage oder einen kutanen Reflux (*Dermal Backflow*) nachzuweisen (Weiss et al. 2014). Weiterhin kann der genaue Bezug von zuführenden Lymphgefäßen im Falle von Lymphozelen dargestellt werden sowie die Durchgängigkeit von Lymphgefäßtransplantaten (Notohamiprodjo et al. 2009).

Einige Studien berichten über die Wertigkeit der MR-Lymphangiografie zur Diagnostik von malignen veränderten Lymphknoten z. B. im Rahmen von malignen Melanomen (Liu et al. 2013), allerdings existieren keine größeren Studien im Vergleich zu etablierten Verfahren, sodass in diesem Kapitel auf diese Indikation nicht weiter eingegangen wird.

6.3 Untersuchungstechnik

Die MR-Lymphangiografie basiert auf Kontrastmittel-sensitiven T1-gewichteten Sequenzen und auf wassersensitiven stark T2-gewichteten Sequenzen. Die Lymphgefäße kontrastieren sich im Gegensatz zur Lymphszintigrafie bereits in frühen Akquisitionsphasen, z. B. nach 10 Minuten. Die Gesamtuntersuchungszeit der MR-Lymphangiografie ist daher in der Regel deutlich kürzer und beträgt ca. 30 bis 40 Minuten (Lohrmann et al. 2006) (Abb. 6.1).

Die Untersuchung bei einer Feldstärke von 3T ist nicht obligat, erlaubt aber entweder eine schnellere zeitlich oder höhere räumlich aufgelöste Untersuchung (Notohamiprodjo et al. 2009).

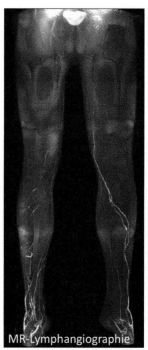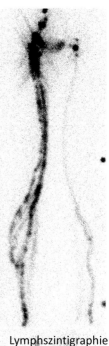

MR-Lymphangiographie   Lymphszintigraphie

Abb. 6.1 Exemplarischer Vergleich zwischen der MR-Lymphangiografie und der Lymphszintigrafie. Die rechte Extremität zeigt einen normalen gerichteten Lymphabfluss ohne Verzögerung und diffuse Komponente. Auf der linken Seite zeigen sich in der MR-Lymphangiografie prominente Lymphkollektoren, welche z. T. beginnende korkenzieherartig konfiguriert zur Darstellung kommen. Korrespondierend ist in der Lymphszintigrafie ein abgeschwächter, aber gerichteter Lymphabfluss darstellbar

Die möglichst hochaufgelösten isotropen T1-gewichteten Sequenzen basieren prinzipiell auf der Technik der peripheren MR-Angiografie. Im Gegensatz zu dieser etablierten Technik ist die Akquisition allerdings nicht zeitkritisch, da kein arterieller Bolus selektiv dargestellt werden muss. Daher kann die Akquisitionszeit zur Erhöhung der räumlichen Auflösung und Abdeckung durchaus verlängert werden.

Es sollten immer fettgesättigte Sequenzen verwendet werden, da ansonsten das Kontrastmittel nicht vom subkutanen Fett abgegrenzt werden kann. Bei Applikation des Kontrastmittels außerhalb des Scanners können keine Subtraktionssequenzen akquiriert werden, da es bei Kontrastmittel-Applikation innerhalb des Scan-

ners zu bewegungsbedingten Subtraktionsartefakten kommt. Eine fehlende oder inhomogene Ausleuchtung am Spulenrand kann ebenfalls den Nachweis des applizierten Kontrastmittels erschweren (Abb. 6.2). Aus diesem Grund sollte auch eine ausreichende Überlappung zwischen den jeweiligen anatomischen Regionen gewährleistet sein.

In den stark T2-gewichteten Sequenzen ist v. a. die Verteilung des Ödems darstellbar. Im Gegensatz zu T1-verstärkten Sequenzen ist allerdings die Differenzierung von Ödem und Lymphgefäßen schwierig und ein fokaler Lymphaustritt oder Reflux (Dermal Backflow) kann nicht selektiv dargestellt werden (Abb. 6.3). Außerdem sollte von Inversions-Impulsen im Rahmen der Short Tau

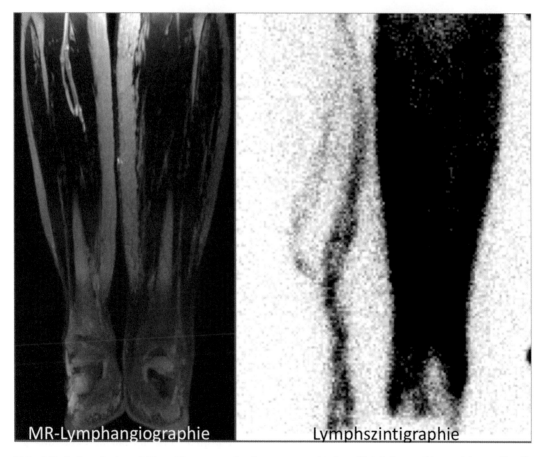

MR-Lymphangiographie   Lymphszintigraphie

Abb. 6.2 Aufgrund einer fehlgeschlagenen spektralen Fettsättigung ist die MR-Lymphangiografie nicht beurteilbar, das ausgeprägte linksseitige diffuse Lymphödem ist nicht abgrenzbar, genauso wenig die normalen prätibialen Lymphkollektoren auf der rechten Seite. Als Alternative zur spektralen Fettsättigung bietet sich z. B. die Dixon-Technik an. Aufgrund der längeren Liegezeit und dadurch resultierende Bewegungsartefakte, ist die Subtraktionstechnik nicht zu empfehlen

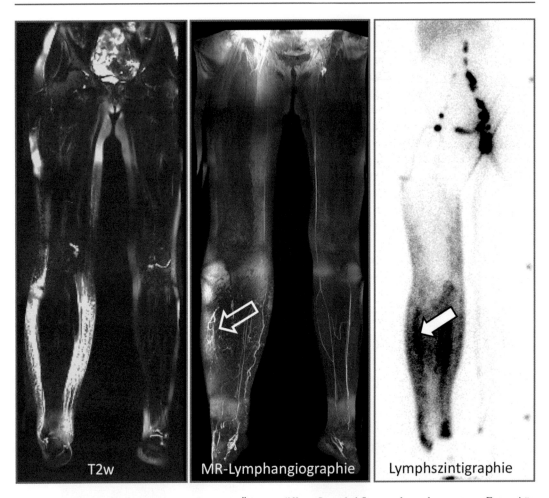

Abb. 6.3 Es zeigt sich ein deutliches subkutanes Ödem am rechten Unterschenkel, die Lymphkollektoren sind rechtsseitig rarefiziert, es bilden sich lateralseitige ektatische Kollateralen (leerer Pfeil). In der Lymphszintigrafie zeigt sich ein korrespondierender verzögerter größtenteils diffuser Lymphabfluss an der rechten unteren Extremität. Die diffuse Komponente ist in der Lymphszintigrafie besser abgrenzbar, während die MR-Lymphangiografie einen besseren Nachweis der residuellen Lymphgefäße ermöglicht

Inversion Recovery (STIR/TIRM)-Technik abgesehen werden, da die für das Fettgewebe-spezifische Inversionszeit auch das Signal von Gadolinium-haltigen Kontrastmittel auslöscht und so kontrastmittelanreichernde Lymphgefäße nicht mehr darstellbar sind. Durch die starke T2-Wichtung (TR>5000 ms) wird in der Regel aber eine ausreichende Fettsättigung erreicht.

Ein beispielhaftes MR-Lymphangiografie-Protokoll findet sich in Tab. 6.1:

Das Untersuchungsgebiet soll die gesamte zu untersuchende, zumeist die untere Extremität, abdecken. An der unteren Extremität sollte zumindest der Fußrücken bis zum Beckenkamm erfasst werden. An der oberen Extremität sollte der Handrücken bis zur Axilla erfasst werden. Hier muss, soweit möglich, die Axilla in die Gantry-Mitte platziert werden, was je nach Körperbau der Patienten durchaus schwierig sein kann, sodass für diese Untersuchungen eher Scanner mit einem größeren Röhrendurchmesser von ca. 70 cm eingesetzt werden sollen.

Es sollten Multikanal-Oberflächenspulen verwendet werden. Für die untere Extremität hat sich die Nutzung einer dedizierten Mehrkanal-Angiografie-Spule bewährt, da diese eine homogene Abdeckung eines langen Untersuchungsfeldes erlaubt.

Tab. 6.1 MR-Lymphangiografie-Protokoll (Muster)

Parameter	T1-Wichtung	T2-Wichtung
Field-of-view	380 mm	430 mm
Repetitionszeit	4,13 ms	5940 ms
Echozeit	1,47 ms	90 ms
Flipwinkel	25°	120°
Schichtdicke	0,8 mm	3 mm
Matrix	448 × 448	320 x 320
Auflösung	0,8 x 0,8 x 0,8 mm³	1,3 x 1,3 x 3 mm³
Fettsättigung	Spektral	Keine

In der Regel sollten die einzelnen Regionen zu einem kombinierten Bildstapel der gesamten Extremität zusammengeführt werden.

Aufgrund der isotropen Akquisition ist eine multiplanare Bildgebung möglich, welche einen diagnostischen Zugewinn gegenüber der Lymphszintigrafie bedeutet. Zur einfacheren Betrachtung sollten Maximum-Intensitäts-Projektionen (MIP) mit einer Schichtdicke von z. B. 15 mm mit einem Schichtabstand von ca. 1 mm generiert werden, welche auch der in den Abbildungen verwendeten Rekonstruktion entsprechen.

6.4 Kontrastmittelapplikation

Während bei der Szintigrafie lymphspezifisches an Albumin-Nanokolloide gebundenes Technetium-99 m als Tracer verwendet, wird die MR-Lymphangiografie mit unspezifischen ungebundenen auf Gadolinium-basierenden Kontrastmitteln durchgeführt. Die gezielte paravasale Kontrastmittelgabe liegt außerhalb der offiziellen Zulassung für Gadolinium-haltige Kontrastmittel und ist daher als „off-label"-Anwendung zu klassifizieren. Der Patient ist über diesen Sachverhalt aufzuklären. Allerdings kommen Paravasate in der klinischen Routine im Rahmen der intravenösen Kontrastmittelapplikation durchaus häufig vor und sind in der Regel folgenlos. In Tierversuchen konnte eine relativ geringe Rate an fokalen Entzündungen und Nekrosen nachgewiesen werden, sodass die gezielte Applikation bei entsprechender klinischer Indikationsstellung vertretbar scheint (Runge et al. 2002; Cohan et al. 1991; Harpur et al. 1993).

Vor der Durchführung der Untersuchung sind typische MR-Kontraindikationen, wie z. B. das Vorliegen einer Kontrastmittelallergie oder MR-untauglicher intrakorporaler Fremdmaterialien wie z. B. zahlreiche Schrittmacher, Neurostimulatoren etc. auszuschließen.

Etwaige Kompressionsstrümpfe sollten ein bis 2 Stunden vor der Untersuchung ausgezogen werden, um das Untersuchungsergebnis nicht zu verfälschen.

Die Kontrastmittelapplikation wird entweder direkt im Scanner oder kurz vor der Untersuchung außerhalb des Scanner-Raums durchgeführt. Die Injektion erfolgt bei den meisten Arbeitsgruppen in der Regel intrakutan in die ersten 2 oder 3 Zehenzwischenräume mit einer kleinlumigen Kanüle, z. B. einer 24G-Insulininjektionskanüle (Mazzei et al. 2017). Um die Infektionsgefahr, v. a. an der von dem Lymphödem betroffenen Extremität, zu minimieren, sollte eine gründliche Hautdesinfektion und ein steriles Vorgehen erfolgen. Den Autoren ist bisher keine Kontrastmittel-assoziierte Infektion bekannt.

In der Regel wird ein Gemisch aus Gadolinium-haltigen Kontrastmittel und Lokalanästhetikum (z. B. Mepivacain) appliziert. In den meisten Fällen beträgt das applizierte Volumen pro Zehenzwischenraum ca. 1 ml, das Mischungsverhältnis zwischen Kontrastmittel und Lokalanästhetikum ca. 2:1 oder 3:1. Bei Verwendung eines hochmolaren Kontrastmittels kann die applizierte Menge reduziert werden, welches für die Patienten in der Regel angenehmer ist. Aufgrund der theoretischen Gefahr einer Kontrastmittelallergie sollte ein intravenöser Zugang prophylaktisch gelegt werden.

Bei manifestem Lymphödem herrscht ein erheblicher Gewebedruck, sodass die Applikation sehr mühsam und für den Patienten schmerzhaft sein kann. Um eine optimale Druckwirkung zu erreichen, sollte anstatt einer schlanken Insulinspritze eine breitere 2 ml oder 5 ml Spritze zur leichteren intrakutanen Applikation verwendet werden.

▶ Bei korrekter intrakutaner Applikation bildet sich eine gut sichtbare Quaddel. Normalerweise wird an beiden Füßen Kontrastmittel appliziert, bei speziellen Fragestellungen, z. B. bei fokalen Lymphleckagen kommt auch eine unilaterale Applikation infrage.

Erfolgt eine Untersuchung der oberen Extremität, sollte mit derselben Technik in die ersten 3 Fingerzwischenräume appliziert werden (Abb. 6.4). Alternative Applikationsstellen sind je nach klinischer Fragestellung möglich. Die gezielte Untersuchung von pelvinen Lymphtransplantaten kann durch Injektion an der Innenseite der Oberschenkel, die Untersuchung einer pelvinen Beckenfistel durch eine Applikation über die Leiste oder Leistenlymphknoten erfolgen, letztere müssen sonografisch aufgesucht werden. Bei der gezielten Punktion der Leistenlymphknoten erfolgt in der Regel eine kontinuierliche Applikation des Kontrastmittels über einen Perfusor (Liu et al. 2016).

▶ Nach erfolgreicher Kontrastmittelapplikation sollte das Kontrastmittel ca. 2 Minuten in das umliegende Gewebe einmassiert werden. Das Einmassieren des Tracers, das sich auch bei der Sentinel-Node-Markierung empfiehlt, bewirkt eine deutliche Aktivierung der Pumpfunktion der Lymphangionme. Bei der Funktions-Lymphszintigrafie dagegen ist dies unerwünscht, da die sogenannte „Lymphbildung", mittels derer der Tracer in die initialen Lymphgefäße gelangt, durch die Untersuchungstechnik möglichst wenig beeinflusst werden sollte. Man injiziert deshalb bei der Funktions-Lymphszintigrafie möglichst geringe Tracervolumina (ca. 0,1 mm) streng subkutan, langsam und unter Vermeidung einer Druckerhöhung und vermeidet jegliche Irritation an der Injektionsstelle nach Beendigung der Injektion. Eine Phagozytose eines Teils des Tracers, allerdings nicht durch die Lymphgefäße, sondern durch Makrophagen, wird angenommen.

6.5 Normalbefunde

Ähnlich wie bei der Lymphszintigrafie ist in der unauffälligen Lymphangiografie ein gerichteter Lymphabfluss ohne Zeitverzögerung nachweisbar. In der Regel sind die prätibialen Lymphgefäße bis zu den Leisten- oder Achsellymphknoten

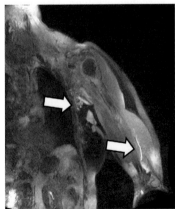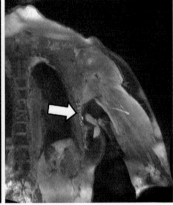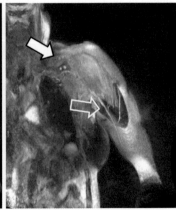

Abb. 6.4 MR-Lymphangiografie des linken Arms. Wichtig ist hier vor allem die möglichst zentrale Lagerung des Arms, um eine homogene Fettsättigung zu ermöglichen. Ähnlich wie an der unteren Extremität können auch hier

Lymphkollektoren ektatisch erweitert sein. Die axillären Lymphknoten kommen hier regelrecht kontrastiert zur Darstellung. Venöse Überlagerungen (leerer Pfeil) sollten beachtet werden

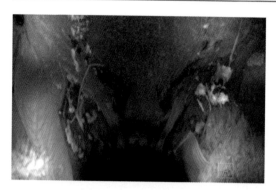

Abb. 6.5 Regelrechte Darstellung der inguinalen Lymphknoten 10 Minuten nach Injektion zwischen die Zehenzwischenräume

bereits nach ca. 20 Minuten nach Injektion, d. h. nach der ersten vollständigen Untersuchung der jeweiligen Extremität sichtbar (Abb. 6.5).

Durch die hohe räumliche Auflösung kann zwischen dem epifaszialen und subfaszialen Lymphgefäßsystem differenziert werden.

Die prätibialen Lymphkollektoren stellen sich in der Regel leicht geschlängelt diagonal verlaufend und zart, z. T. auch nur kurzstreckig sichtbar dar. Am Oberschenkel sind die medialen Lymphkollektoren ebenfalls häufig über mehrere Zentimeter zart verlaufend darstellbar (Abb. 6.6).

In der Leiste ist z. T. die Einmündung der Lymphgefäße in die Lymphknoten sichtbar. Die Lymphknoten weisen häufig ein kräftiges Enhancement auf. Der pelvine Lymphabfluss ist in der Regel bei Applikation in die Zehenzwischenräume nicht darstellbar, eine separate inguinale Kontrastmittelapplikation ist hier hilfreich (Abb. 6.7).

Venöse Gefäße verlaufen in der Tiefe in der Regel glatt und longitudinal und sind gut von den geschlängelten Lymphgefäßen zu differenzieren. Es ist außerdem darauf zu achten, dass Venen in T1-gewichteten fettgesättigten Sequenzen auch ohne zirkulierendes Kontrastmittel bereits hyperintens zur Darstellung kommen, sodass eine venöse Kontamination überschätzt werden kann (Abb. 6.6). Eine Möglichkeit zur Unterdrückung des venösen Hintergrundsignals ist die gleichzeitige Applikation eines eisenhaltigen Kontrastmittels, welches zu einem Signalabfall in Blutgefäßen führt (Mitsumori et al. 2016). Allerdings sind

diese Kontrastmittel derzeit nicht auf dem deutschen Markt erhältlich.

Inguinale und axilläre Lymphknoten können ebenfalls bereits in nativen Sequenzen flau hyperintens zur Darstellung kommen (Abb. 6.3).

In T2-gewichteten Sequenzen ist bei unauffälligen Verhältnissen kein subkutanes Ödem nachweisbar. In ödematös veränderten Extremitäten ist eine subkutane Signalsteigerung erkennbar. Der Vorteil von T2-gewichteten Sequenzen gegenüber kontrastmittelangehobenen T1-gewichteten Sequenzen liegt darin, dass der Ödemnachweis auch dann gelingt, wenn das Kontrastmittel aufgrund eines erschwerten Lymphabflusses die entsprechende Region gar nicht erreicht (Abb. 6.3).

Die Differenzierung von Lymphgefäßen ist in T2-gewichteten Sequenzen möglich (Lu et al. 2010). Hier sind schmalkalibrige geschlängelte tubuläre Strukturen z. B. in prätibialer Lage nachweisbar. Allerdings sind diese häufig bei gleichzeitig vorliegendem gestörten Lymphabfluss eingeschränkt differenzierbar, sodass eine Kombination mit kontrastmittelverstärkten Sequenzen sinnvoll ist (Lu et al. 2010).

6.6 Lymphödem

6.6.1 Gerichteter Lymphabfluß

Im Gegensatz zur nuklearmedizinischen Projektionsbildgebung erlaubt die MR-Lymphangiografie als Schichtbildverfahren die überlagerungsfreie Darstellung von Lymphkollektoren, auch bei gleichzeitiger diffuser Komponente.

Bei einem Teil der Patienten ist bei frühen Stadien des Lymphödems auch bei noch gerichtetem Lymphabfluss zunächst eine Dilatation und Ektasie der sonst zarten, perlschnurartigen und diskontinuierlichen Lymphgefäße sichtbar, z. T. sind die Lymphbahnen kontinuierlich bis in die Leiste nachweisbar; dieser Befund korreliert in der Regel mit einer abgeschwächten flauen Darstellung der Lymphkollektoren in der Lymphszintigrafie (Abb. 6.1).

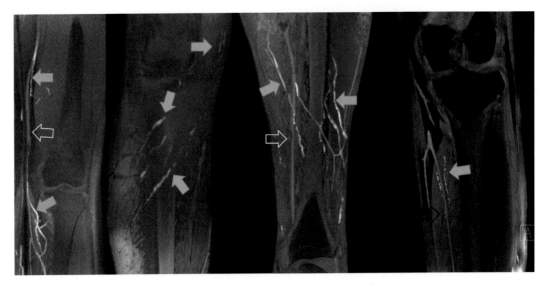

Abb. 6.6 Typische Darstellung regulärer Lymphkollektoren in der MR-Lymphangiografie. Diese sind perlschnurartig konfiguriert und kräftig kontrastiert (volle Pfeile). Venen kommen glatter sowie in der Regel flauer zur Darstellung und sind bereits in nativen Scans kontrastiert (leere Pfeile)

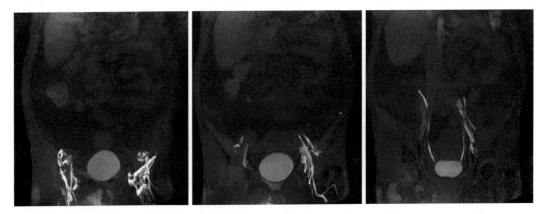

Abb. 6.7 Darstellung des iliakalen Lymphabflusses bei V. a. Lymphleckage bei Chylaskos. Es wurde beidseits eine subkutane Kontrastmittelinjektion vorgenommen. Die inguinalen und iliakalen Lymphbahnen stellen sich kräftig dar. Es ist auch bereits eine Ausscheidung des Kontrastmittels über die Ureteren in die Blase nachweisbar. Es konnte kein pathologisch austretendes Kontrastmittel nachgewiesen werden

Bei posttraumatischen Veränderungen können ebenfalls häufig dilatierte Lymphgefäße nachgewiesen werden. Des Weiteren zeigt sich in solchen Fällen häufig eine beschleunigte Drainage des Kontrastmittels (Lohrmann et al. 2009).

Bei Lymphabflussstörung sind häufig sub- und epifasziale Kollateralen nachweisbar, welche oft ebenfalls korkenzieherartig konfiguriert sind und z. B. an der Rückseite der Wade verlaufen können (Abb. 6.8).

Bei signifikanter Lymphabflussstörung kommt es zu einer verzögerten Kontrastierung der ipsilateralen Lymphknoten, welche bei der dynamischen MR-Lymphangiografie in Echtzeit quantifiziert werden kann, was mit der statischen Lymphszintigrafie nicht möglich ist (Abb. 6.9, 6.10). Mit der Funktionslymphszintigrafie dagegen lässt sich die Transportzeit ebenfalls exakt ermitteln.

Ein Lymphödem ist auch bei Patienten mit Klippel-Trenaunay-Syndrom nachzuweisen, häufig

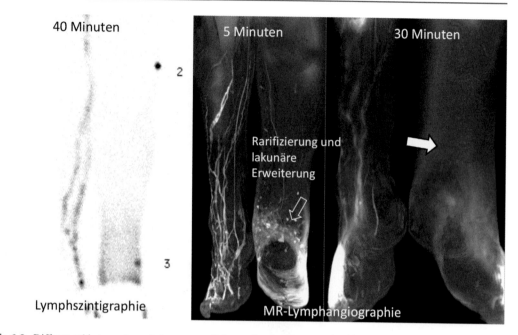

Abb. 6.8 Diffuser subkutaner Lymphabstrom am linken Unterschenkel ohne nachweisbare Lymphkollektoren. In der MR-Lymphangiografie sind die Lymphkollektoren korrespondierend rarefiziert und der diffuse Lymphabfluss ist ebenfalls gut nachvollziehbar. Zusätzlich sind la-kunäre Kontrastmitteldepots in der Subkutis nachweisbar. Der Lymphabstrom der rechten unteren Extremität erscheint gerichtet, die prätibialen Lymphkollektoren sind allerdings bereits ektatisch erweitert

in Kombination mit einer Hypo- oder Aplasie der Lymphgefäße, seltener Hyperplasie. Typischerweise besteht gleichzeitig eine venöse Dysplasie (Liu et al. 2010).

6.6.2 Diffuser Lymphfluß

Mit der MR-Lymphangiografie kann der diffuse kutane Lymphabfluss untersucht werden.

Bei fokalen Extravasionen kann die Austritt-stelle, z. B. nach Verletzungen detailliert darge-stellt und so eine mögliche fokussierte invasive Therapie besser geplant werden (Lohrmann et al. 2009; Strobl et al. 2012) (Abb. 6.11). Zu diesem Zweck sind dreidimensionale Reformationen gut geeignet.

Beim diffusem Lymphabstrom oder Rückfluss (Dermal Backflow) erfolgt der Transport des Kontrastmittels über kutane Lymphbahnen. Hier ist analog zur Lymphszintigrafie ein flächiges Enhancement der kutanen Schichten nachweisbar. Dies kann z. T. schon ab dem Fußrücken nachweisbar sein. In manchen Fällen sind auch lakunäre Kontrastmitteldepots nachweisbar, welche in erster Linie fokalen Ektasien der Lymphgefäße entsprechen (Abb. 6.8).

Die Einmündung von Lymphkollektoren in Lymphknoten kann teilweise dargestellt werden. Bei Patienten mit einem primäre Lymphödem kommt es in ca. 70 % der Fälle zu Abnormalitäten der Leistenlymphknoten, in ca. 50 % bestehen gleichzeitig Veränderungen der Lymphgefäße und Lymphknoten (Liu et al. 2016). Die im Abflussgebiet gelegenen Lymphknoten kommen auf der betroffenen Seite in der Regel rarefiziert und weniger kontrastmittel-aufnehmend zur Darstellung. Im Rahmen eines primären Lymphödems können weiterhin Lymphknotenhypoplasien mit irregulärer Berandung und Hypo-, seltener auch Hyperplasien der Lymphgefäße beobachtet werden (Liu et al. 2016).

Bei serieller Abbildung der Lymphknoten kann die verzögerte und verminderte Kontrastmittelaufnahme auf der ipsilateralen Seite zeitaufgelöst untersucht und quantifiziert werden (Abb. 6.9) (Liu et al. 2009; Fink et al. 2002).

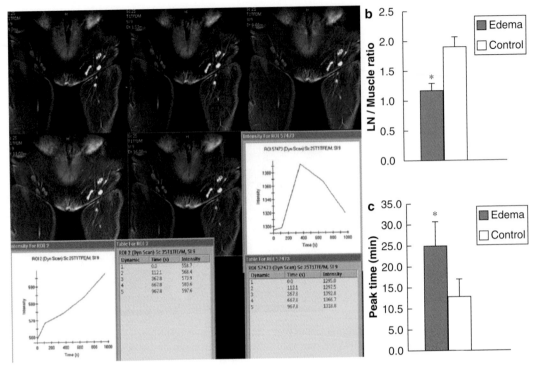

Abb. 6.9 Dynamische MR-Lymphangiografie aus *Liu et al.; J Vasc Surgery, April 2009; 832–839 [19]*. Die Beckenregion wurde mit einer zeitlichen Auflösung von jeweils 40 Sekunden/Datensatz untersucht. Die Anflutung des Kontrastmittels in den inguinalen Lymphknoten wurde quantitativ erfasst. Extremitäten mit Lymphödem zeigten eine (B) schwächere und (C) verzögerte Kontrastierung der inguinalen Lymphknoten

6.7 Lymphozele

Bei Lymphozelen kommt es zu einer fokalen Ansammlung von Lymphflüssigkeit in den Weichteilen. In der MR-Lymphangiografie kommen diese als kugelige flüssigkeitsgefüllte Flüssigkeitsformationen zur Darstellung (Abb. 6.12). Die MR-Lymphangiografie kann verwendet werden, um die zuführenden Lymphgefäße zu identifizieren. Es ist z. T. ein Übertritt des Kontrastmittels in die Lymphozelen darstellbar. Durch dreidimensionale Reformation kann die operative Strategie bessert angepasst werden.

6.8 Lymphgefäßtransplantate

Die MR-Lymphangiografie ermöglicht die hochaufgelöste postoperative Darstellung von Lymphgefäßtransplantaten. Z. T. ist eine ergänzende subkutane Kontrastmittelapplikation in der Nähe des Transplantats notwendig, falls durch die standarisierte periphere Applikation kein ausreichender Kontrast erzielt werden kann (Abb. 6.13).

6.9 MR-Lymphangiografie versus Lymphszintigrafie

Die MR-Lymphangiografie und die Lymphszintigrafie weisen eine exzellente Korrelation für die Verzögerung und für die Art (gerichtet versus diffus) auf (Notohamiprodjo et al. 2012). Bei der Abbildung der Lymphknoten und der Darstellung der von dem Kontrastmittel erreichten Etagen zeigt sich eine gute Korrelation. Bei der Darstellung von Lymphgefäßen ist die Übereinstimmung nur durchschnittlich, was insbesondere daran liegt, dass in der Lymphszintigrafie ein diffuser Abstrom darunterliegende Lymphkollektoren maskiert. Die MR-Lymphangiografie

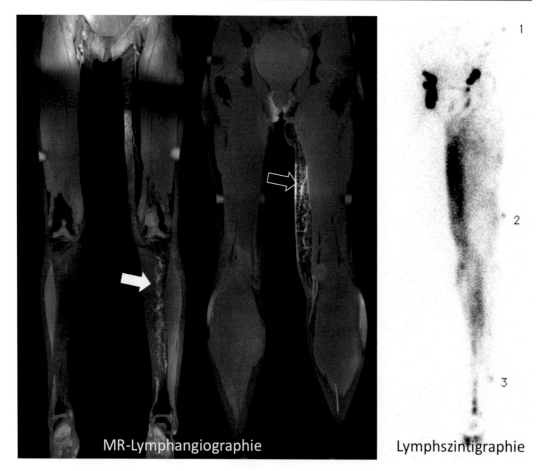

MR-Lymphangiographie   **Lymphszintigraphie**

Abb. 6.10 Verzögerter Lymphabfluss mit diffuser Komponente v. a. an der Innenseite des linken Oberschenkels. Am Unterschenkel ist bereits eine Ektasie der prätibialen Lymphkollektoren nachweisbar. Des Weiteren ist an der Innenseite des linken Oberschenkels ein fokaler Kontrastmittelaustritt im Sinne eines fokalen „Dermal Backflow" sichtbar. Korrespondierend zeigt sich in der Lymphszintigrafie eine diffuse Tracer-Akkumulation mit Betonung der Oberschenkelinnenseite

weist daher eine höhere diagnostische Genauigkeit für den Nachweis von Abnormalitäten der Lymphgefäße auf (Notohamiprodjo et al. 2012; Liu et al. 2010; Bae et al. 2018).

Eine fokale Lymph-Leckage kann mit der MR-Lymphangiografie wie oben beschrieben ebenfalls dargestellt werden. Hier zeigte sich eine gute Korrelation zur Lymphszintigrafie, die Sensitivität der MRT betrug 68 %, die Spezifität 91 % (Weiss et al. 2014).

Im Bereich der oberen Extremität weist die MR-Lymphangiografie ebenfalls eine höhere Sensitivität für Abnormalitäten der Lymphgefäße auf, insgesamt erscheint die diagnostische Genauigkeit in einer kleinen Studie jedoch nahezu identisch zu sein (Bae et al. 2018).

Insgesamt besteht aber eine hohe Übereinstimmung beider Methoden. In der Regel wird die Lymphszintigrafie als erste bildgebende Methode verwendet, da hier eine relativ gute Verbreitung und großer Erfahrungsschatz besteht. Bei unklaren Befunden und bei der Planung einer möglichen Operation liefert die MR-Lymphangiografie zusätzliche Informationen, da Lymphgefäße selektiv dreidimensional dargestellt werden können. Die MR-Lymphangiografie ist z. B. sehr gut dafür geeignet den anatomischen Lagebezug zwischen Lymphgefäßen und Venen

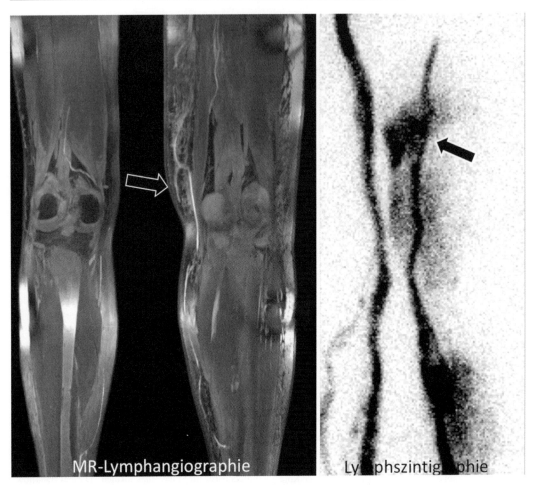

Abb. 6.11 Fokale Lymphleckage knapp oberhalb des linken Kniegelenks. In der MR-Lymphangiographie ist in diesem Bereich ein lokalisierter Kontrastmittelaustritt nachweisbar, korrespondierend zu einer Tracer-Akkumulation in der Lymphszintigraphie. Die Tracer-Akkumulation am linken Unterschenkel ist in der MR-Lymphangiographie nicht sicher sichtbar

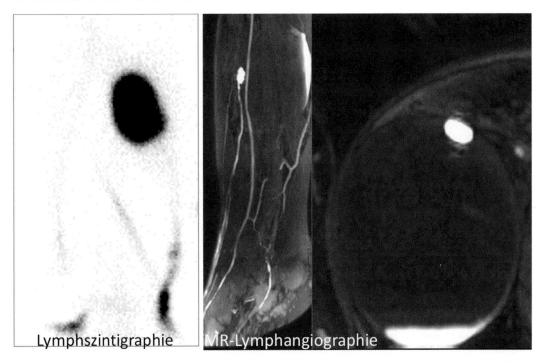

Abb. 6.12 Ca. 10 cm große posttraumatische Lymphozele am linken Unterschenkel. In der sagittalen multiplanaren Reformation ist gut der anatomische Verlauf des zuführenden Lymphgefäßes sichtbar. In der axialen multiplanaren Reformation ist der anteriore Eintritt und die posteriore Spiegelbildung sichtbar

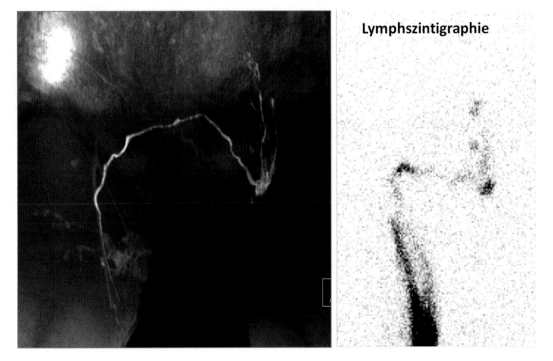

Abb. 6.13 Intaktes durchgängiges cross-over-Lymphtransplantat von rechts auf links nach rechtsseitiger Lymphknotenexstirpation. An der rechten Extremität zeigte sich nur noch ein minimales Lymphödem

darzustellen, wie er für lymph-venöse Anastomosen bestehen sollte (Zeltzer et al. 2018; Liu et al. 2016).

Literatur

Bae J et al. Evaluation of lymphedema in upper extremities by MR lymphangiography: comparison with lymphoscintigraphy. Magn Reson Imaging. 2018;49:63–70.

Cohan R et al. Extravascular toxicity of two magnetic resonance contrast agents. Preliminary experience in the rat. Investig Radiol. 1991;26(3):224–6.

Fink C et al. Interstitial magnetic resonance lymphography with gadobutrol in rats: evaluation of contrast kinetics. Investig Radiol. 2002;37(12):655–62.

Harpur E et al. Preclinical safety assessment and pharmacokinetics of gadodiamide injection, a new magnetic resonance imaging contrast agent. Investig Radiol. 1993;28(Suppl 1):28–43.

Liu J et al. Ultrasound-guided intranodal lipiodol lymphangiography from the groin is useful for assessment and treatment of post-esophagectomy chylothorax in three cases. Int J Surg Case Rep. 2016;29:103–7.

Liu N et al. Anatomic and functional evaluation of the lymphatics and lymph nodes in diagnosis of lymphatic circulation disorders with contrast magnetic resonance lymphangiography. J Vasc Surg. 2009;49(4):980–7.

Liu N et al. Comparison of radionuclide lymphoscintigraphy and dynamic magnetic resonance lymphangiography for investigating extremity lymphoedema. Br J Surg. 2010;97(3):359–65.

Liu N et al. Diagnosis of inguinal lymph node metastases using contrast enhanced high resolution MR lymphangiography. Acad Radiol. 2013;20(2):218–23.

Liu N, Zhang Y. Magnetic resonance lymphangiography for the study of lymphatic system in lymphedema. J Reconstr Microsurg. 2016;32(1):66–71.

Lohrmann C et al. High-resolution MR lymphangiography in patients with primary and secondary lymphedema. AJR Am J Roentgenol. 2006a;187(2):556–61.

Lohrmann C, Foeldi E, Langer M. Indirect magnetic resonance lymphangiography in patients with lymphedema preliminary results in humans. Eur J Radiol. 2006b;59(3):401–6.

Lohrmann C et al. MR lymphangiography for the assessment of the lymphatic system in patients undergoing microsurgical reconstructions of lymphatic vessels. Microvasc Res. 2008;76(1):42–5. https://doi.org/10.1016/j.mvr.2008.03.003. Epub 2008 Mar 20

Lohrmann C et al. Posttraumatic edema of the lower extremities: evaluation of the lymphatic vessels with magnetic resonance lymphangiography. J Vasc Surg. 2009;49(2):417–23.

Lu Q, Xu J, Liu N. Chronic lower extremity lymphedema: a comparative study of high-resolution interstitial MR lymphangiography and heavily T2-weighted MRI. Eur J Radiol. 2010;73(2):365–73.

Mazzei F et al. MR lymphangiography: a practical guide to perform it and a brief review of the literature from a technical point of view. Biomed Res Int. 2017:2598358. https://www.ncbi.nlm.nih.gov/pmc/articles/PMC5359436/pdf/BMRI2017-2598358.pdf.

Mitsumori L et al. Peripheral magnetic resonance lymphangiography: techniques and applications. Tech Vasc Interv Radiol. 2016;19(4):262–72.

Notohamiprodjo M et al. MR-lymphangiography at 3.0 T – a feasibility study. Eur Radiol. 2009;19(11):2771–8.

Notohamiprodjo M et al. MR lymphangiography at 3.0 T: correlation with lymphoscintigraphy. Radiology. 2012;264(1):78–87.

Runge V et al. Local tissue toxicity in response to extravascular extravasation of magnetic resonance contrast media. Investig Radiol. 2002;37(7):393–8.

Strobl F et al. MR lymphangiography for assessment of focal dermal backflow for presurgical work-up in patients with peripheral lymphoedema. Handchir Mikrochir Plast Chir. 2012;44(6):329–33.

Weiss M et al. Magnetic resonance imaging versus lymphoscintigraphy for the assessment of focal lymphatic transport disorders of the lower limb: first experiences. Nuklearmedizin. 2014;53(5):190–6.

Zeltzer A et al. MR lymphography in patients with upper limb lymphedema: the GPS for feasibility and surgical planning for lympho-venous bypass. J Surg Oncol. 2018;118(3):407–15.

Indirekte Lymphangiografie

7

Wolfgang Justus Brauer

Inhaltsverzeichnis

7.1 Technik

Die Kontrastierung der Lymphgefäße bei der indirekten Lymphangiografie erfordert eine spezielle Untersuchungstechnik: Eine geringe Menge (1–2 ml, bei erweiterten Lymphgefäßen sind gelegentlich etwas größere Kontrastmittelvolumina erforderlich) eines dimeren nichtionischen Röntgenkontrastmittels wird exakt subepidermal langsam injiziert. In dieser Hautschicht befindet sich ein dichtes Netz initialer Lymphgefäße.

Diese sind Resorptionsgefäße, im Gegensatz zu den Lymphkollektoren, Transportgefäßen, die vorwiegend in tieferen Hautschichten verlaufen. Es empfiehlt sich die Verwendung einer 27G-Nadel (z. B. Butterfly).

▶ Eine korrekte Nadelposition ist gewährleistet, wenn die Nadelspitze als kleiner grauer Fleck durch die Haut schimmert und sich während der Injektion eine Kontrastmittelquaddel bildet (Abb. 7.1).

Die Injektionsgeschwindigkeit sollte bei ca. 0,15 ml/Min liegen, dabei können Drücke bis > 3 Bar entstehen. Die lokalisierte Volumenzu-

W. J. Brauer (✉)
Radiologie am Zollhof, Freiburg im Breisgau,
Deutschland

nahme im Interstitium in Verbindung mit dem hohen Druck bewirkt über Zug auf die Ankerfilamente eine Öffnung der endothelialen Open-Junktion-Formationen und ein Einströmen des

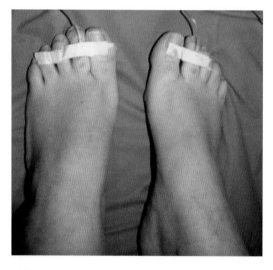

Abb. 7.1 Indirekte Lymphangiografie. Korrekte Injektionstechnik mit Kontrastmittelquaddel

Kontrastmittels in initiale Lymphgefäße. Die Röntgenaufnahmen erfordern den Einsatz eines hochauflösenden Equipments, optimal sind Mammografiesysteme. Die erste Röntgenkontrolle sollte etwa 3 Minuten nach Injektionsbeginn, beziehungsweise nach Injektion von 0,5 ml des Kontrastmittels durchgeführt werden. Weitere Kontrollen erfolgen in Zeitabständen von 3 bis 5 Minuten über einen Zeitraum von 20 bis 30 Minuten in verschiedenen Ebenen. Wegen der raschen Diffusion des Kontrastmittels durch die Gefäßwand (Weissleder und Weissleder 1989; Weissleder 1990) lassen sich Lymphgefäße mit der indirekten Lymphangiografie nur über eine begrenzte Strecke von etwa 20 bis 30, maximal bis 50 cm, bei einer ausgeprägten Lymphtransportstörung auch nur über wenige Zentimeter darstellen, was für die Diagnostik in der Regel ausreicht. Lymphknoten können bei akzidenteller Kontrastmittelinjektion in einen Lymphkollektor abgebildet werden, eine diagnostisch relevante Kontrastierung von Lymphknoten gelingt bei regulärem Untersuchungsablauf kaum (Abb. 7.2 a, b).

Abb. 7.2 a, b: Lymphangiografie rechte Hand. Regelrechtes Kontrastmitteldepot, davon ausgehend normale Kollektoren, die sich bis zu einem axillaren Lymphknoten (Pfeil) verfolgen lassen. (Aufnahme F. Mairitsch, Wolfsberg)

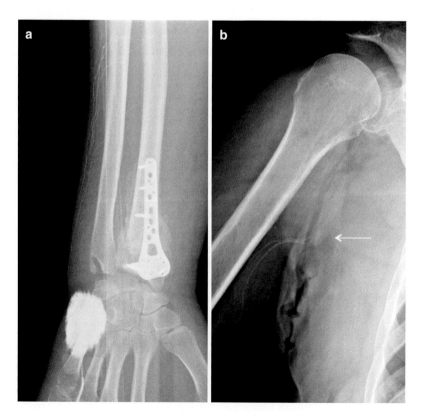

Die Auswahl des Injektionsortes ergibt sich aus der klinischen Fragestellung. Bei Verdacht auf ein primäres Lymphödem der unteren Extremitäten sollte die Kontrastmittelinjektion möglichst am Fußrücken in Höhe des 2. (oder 3./4.) Zehengrundgliedes erfolgen, wo sich morphologische Veränderungen eines primären Lymphödem in der Regel zuerst manifestieren (Schwarz 1990).

7.2 Normalbefunde

Bei korrekter Nadelposition zeigt sich ein homogenes, im senkrechten Strahlengang rundliches und in der seitlichen Projektion flaches Kontrastmitteldepot mit unscharfen oder fransigen Konturen. Davon ausgehend kontrastieren sich antegrad 1 bis 3, maximal 5 Lymphgefäße mit einem Durchmesser von 0,2 bis 0,5 mm. Der Außendurchmesser der Injektionsnadel von 0,4 mm dient dabei als Maßstab. Die Lymphkollektoren lassen in Abständen von wenigen Millimetern regelmäßige Einziehungen erkennen, die den Klappenregionen der Lymphangione entsprechen (Abb. 7.3).

Eine retrograde Darstellung von Lymphgefäßen wird von suffizienten Klappen verhindert. Normale initiale Lymphgefäße lassen sich wegen ihres geringen Kalibers nicht erkennen.

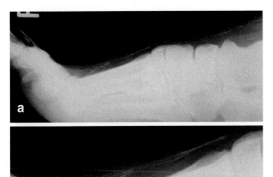

Abb. 7.3 a, b: Indirekte Lymphangiografie. Normalbefund Fußrücken. Reguläre Lymphkollektoren (**a**). In der Vergrößerung lassen die Lymphkollektoren in Abständen von wenigen Millimetern regelmäßige Einziehungen erkennen, die den Klappenregionen der Lymphangione entsprechen (**b**)

▶ Ein unauffälliges Lymphangiogramm schließt ein subklinisches oder ein klinisches Lymphödem im Stadium 1 nicht aus (Weissleder und Weissleder 1989; Weissleder 1990).

7.3 Abnormale Lymphangiogramme

7.3.1 Primäres Lymphödem

Das primäre Lymphödem umfasst eine große Gruppe genetisch unterschiedlicher Krankheitsbilder, denen allen ein gestörter Lymphtransport zu eigen ist, der im zeitlichen Verlauf zu sekundären Gewebsveränderungen führt. Diese Gewebsveränderungen bewirken ihrerseits wieder weitere Schädigungen am Lymphgefäßsystem. Lymphangiopathien zeigen histologisch Intimaproliferationen und Hypertrophien der Wandmuskulatur. Gefäßlumina können eingeengt sein und häufig Rekanalisationsveränderungen oder Obliterationen aufweisen; Kinmonth et al. fanden bei primären Lymphödemen der Beine neben lokalisiert unauffälligen Lymphkollektoren unterschiedliche Formen von Lymphgefäßdysplasien, in der Mehrzahl Hypoplasien einschließlich Kombinationen mit (lokalisierten) Aplasien oder (lokalisiert) normalen Lymphkollektoren in 81 %, weniger häufig Hyperplasien (15 %) und seltener Megalymphatics (4 %) (Kinmonth und Wolf 1980). Zu ähnlichen Ergebnissen kommen MR-Untersuchungen, das Verhältnis Hypoplasien/Aplasien zu Hyperplasien inguinal liegt bei primären Lymphödemen bei 79 % zu 21 % (Liu et al. 2012). Arrivé et al. beschreiben bei der Verteilung unterschiedlicher Dysplasieformen inguinaler Lymphgefäße eine Korrelation zwischen klinischem Stadium und Schwere eines Lymphödems: Bei milden Formen des Lymphödems fanden sich Aplasien (21 %), Hypoplasien (15 %), normale Muster (53 %) und Hyperplasien (11 %). Schwere Lymphödeme wiesen in 46 % aplastische, in 37 % hyperplastische, in 15 % hypoplastische Muster und keine normalen Muster auf (Arrivé et al. 2017). Auch nach unseren Beobachtungen fanden sich bei funktionslymphszintigrafisch gesicherten Frühformen des

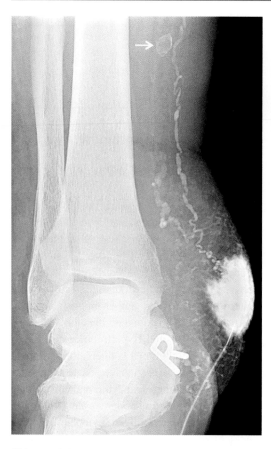

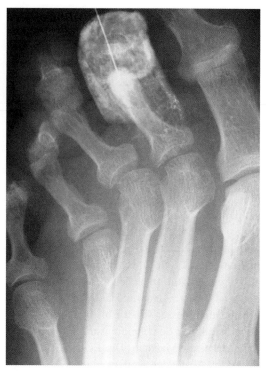

Abb. 7.5 Primäres Lymphödem. Indirekte Lymphangiografie 2. Zehe rechts: Kleines flächiges Kontrastmitteldepot, ausgeprägte erweiterte initiale Lymphgefäße und ausgeprägter Dermal Backflow. Auf Spätaufnahmen nur rudimentäre Kollektoren (nicht abgebildet)

Abb. 7.4 Primäres Lymphödem mit ausgeprägter Weichteilschwellung. Lymphangiografie. Homogenes Kontrastmitteldepot mit fransiger Begrenzung. Varikös erweiterte teilweise retrograd kontrastierte initiale Lymphgefäße mit Dermal Backflow und erweiterte variköse Kollektoren. Phlebolith (Pfeil). (Aufnahme F. Mairitsch, Wolfsberg)

Lymphödems häufig unauffällige Lymphangiogramme. Bei sekundären Lymphödemen zeigen sich vorwiegend erweiterte Lymphgefäße.

Die Kontrastmitteldepots sind vorwiegend homogen, gelegentlich grobretikulär strukturiert und haben eine glatte oder fransige Begrenzung; diese Muster sind ohne diagnostische Bedeutung. Primär oder infolge einer Lymphostase dilatierte kutane klappenlose initiale Lymphgefäße und Präkollektoren stellen sich als lockere oder dichte netzförmige Struktur in Nachbarschaft des Kontrastmitteldepots dar, meist mit einer retrograden bzw. multidirektionalen Füllung, einem Dermal Backflow (Abb. 7.4, 7.5). Im Gegensatz zur Lymphszintigrafie, wo der Dermal Backflow,

wenn lokalisiert, nicht immer von einer sog. „lokalen Schädigung" des Lymphgefäßsystems (z. B. posttraumatisch oder nach Erysipel) oder von einer Diffusion von Lymphe (und Kontrastmittel) durch Wandschädigung zu unterscheiden ist, lassen sich mit der „indirekten Lymphangiografie" Dermal Backflow, (traumatisch bedingte) lokalisierte Extravasate (Leckagen) und diffuse Extravasate durch Schädigung der Lymphgefäßwand detailliert darstellen und differenzieren (Abb. 7.4, 7.5, 7.7b, 7.13b, 7.15).

7.3.2 Dysplastische Lymphkollektoren

Lymphgefäßhypoplasien weisen englumige Kollektoren auf, deren Anzahl oft vermindert ist. Auch Verlaufsunregelmäßigkeiten oder Gefäßabbrüche sind bei Lymphgefäßdysplasien zu beobachten. Hyperplasien gehen einher mit erweiterten Lymphgefäßen bis hin zu weitlumigen varikösen Lymphgefäßen oder kavernösen Strukturen. Bei einer unscharfen Gefäßzeichnung kann von diffusen Extravasaten, bedingt durch Schädigung der Gefäßwand, ausgegangen werden (Abb. 7.6, 7.7, 7.8).

Kontrastmitteldepots, scharf oder unscharf begrenzt (Puddling), können Lymphzysten oder Lymphangiomen entsprechen (Abb. 7.9, 7.10); mit der indirekten Lymphangiografie lässt sich allerdings nicht unbedingt eine optimale Kontrastierung erreichen, besser lassen sie sich mit einer direkten Tacerinjektion darstellen.

Atypische Abflusswege über adventitielle Lymphgefäße sind selten, sie stellen sich als bandförmige, zum Gefäßlumen glatt begrenzte verdickte Gefäßwände dar (Abb. 7.7a, 7.11).

Gelegentlich können mit der indirekten Lymphangiografie erweiterte interstitielle prälymphatische Strukturen in Form netzartiger Geflechte kontrastiert werden (Abb. 7.12).

Nach Partsch (Partsch et al. 1984) lassen sich beim primären Lymphödem 4 lymphangiografische Muster unterscheiden:

- Typ 1: Aplasie initialer dermaler Lymphgefäße bei Nachweis abnormaler oder erweiterter subkutaner Lymphkollektoren (bilaterales congenitales Lymphödem Nonne Milroy)
- Typ 2: Netzartige Hyperplasie initialer Lymphgefäße und Darstellung weniger super-

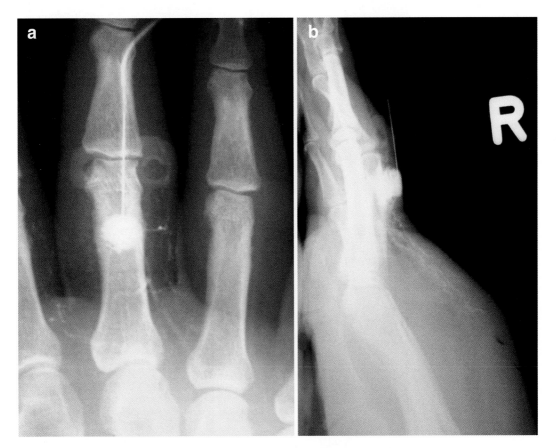

Abb. 7.6 a, b: Primäres Lymphödem Stadium 2 mit erheblicher Verdickung der rechten oberen Extremität und massiver ödematöser Schwellung des Handrückens. Indirekte Lymphangiografie: Kontrastmitteldepot mit unscharfer Begrenzung. Davon ausgehend zum Teil retrograd dargestellte hyperplastische netzförmige initiale Lymphgefäße und geschlängelte erweiterte Lymphkollektoren (Typ 3 nach Partsch)

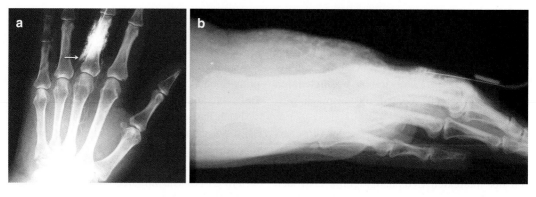

Abb. 7.7 a, **b**: Primäres Lymphödem der Arme. Lymphangiografie: grobretikuläres Kontrastmitteldepot und netzförmig verlaufende, teilweise engkalibrige dys-plastische Lymphgefäße sowie angedeutet adventitielle Lymphgefäße (Pfeil) (**a**). In seitlicher Projektion (Spät-aufnahme) wolkige Kontrastmittelextravate (**b**)

Abb. 7.8 a, **b**: 10 J. Klippel-Trénaunay-Weber-Syndrom mit Lymphödem Stadium 3 (derselbe Patient wie in Abb. 5.22, Lymphszintigrafie/ Funktionslymph-szintigraphie). Indirekte Lymphangiografie linker Unterschenkel. Kontrastierung ausgedehnter kavernöser Strukturen. Diese setzen sich nach cranial fort (Pfeile). Zystoide Strukturen in der proximalen Tibiametaphyse (gestrichelte Pfeile) sind verdächtig auf eine ossäre Lymphangiomatose (**a**). Auf der Detailaufnahme (**b**) ist eine schwach kontrastierte tubuläre Struktur dargestellt (gepunktete Pfeile), die einer Vene entsprechen dürfte (lympho-venöse Anastomose)

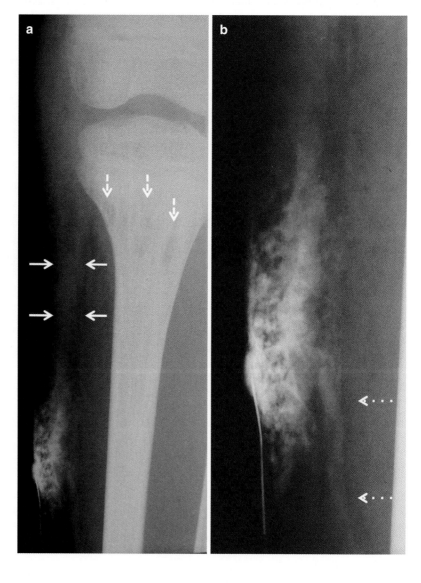

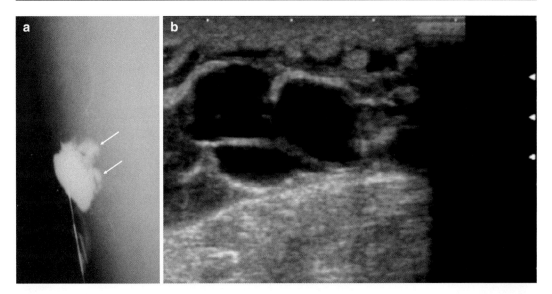

Abb. 7.9 a, b: Primäres Lymphödem. Indirekte Lymphangiografie rechter lateraler Unterschenkel. Ausbildung eines homogenen Kontrastmitteldepots mit fransiger Begrenzung. Davon ausgehend flächige auslaufende Kontrastmittelpfützen (Puddling) (Pfeile) sowie feinste netzartige teilweise retrograd dargestellte Lymphgefäße (**a**). Sonografisch entspricht das Puddling einem kleinen zystischem Lymphangiom (**b**)

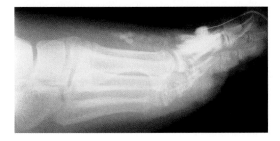

Abb. 7.10 Primäres Lymphödem. Indirekte Lymphangiografie. Wolkige Strukturen sowie kleiner Zystenkomplex am Fußrücken. Keine umschriebenen Lymphgefäße abgrenzbar

faszialer peripherer Lymphkollektoren (milde Form eines distalen Lymphödems).

- Typ 3: Hyperplasie initialer Lymphgefäße und peripherer Lymphkollektoren (ausgeprägte Form eines distalen und proximalen Lymphödems).
- Typ 4: Reduzierte oder fehlende Darstellung initialer Lymphgefäße und peripherer Kollektoren, möglicherweise bedingt durch ausgeprägte Gewebefibrosen bei Lymphödem im Stadium 2 oder 3.

Dieses historische Einteilungsschema bietet sich bei der Befundung gelegentlich noch an, in vielen Fällen kann jedoch zugunsten einer individuelleren detaillierten Befundbeschreibung darauf verzichtet werden.

7.3.3 Sekundäres Lymphödem

Störungen des Lymphtransportes beim sekundären Lymphödem können zu Veränderungen des Lymphgefäßsystems führen, die denen eines primären Lymphödems ähneln. Die Lokalisation ist abhängig vom Ort und der Ausdehnung der Schädigung des Lymphgefäßsystems. Vielfach lassen sich erweiterte netzförmig angeordnete initiale Lymphgefäße bis hin zu ausgeprägtem Dermal Backflow beobachten. Lymphkollektoren sind häufig dilatiert und weisen einen geschlängelten Verlauf auf (Abb. 7.13). Besonders beim phlebolymphostatischem Ödem finden sich oft ein typisches Nebeneinander normalkalibriger, eingeengter, erweiterter und geschlängelt verlaufender Kollektoren mit Gefäßabbrüchen

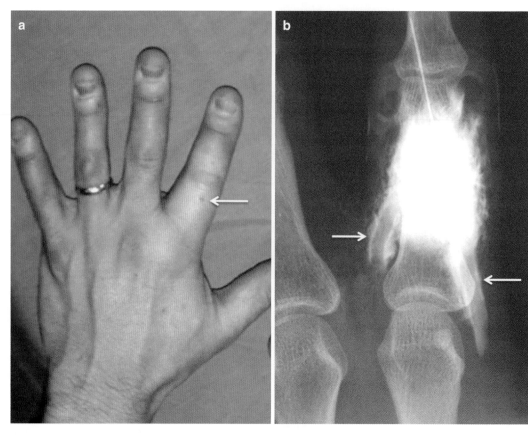

Abb. 7.11 a, b: 39 J, m. Kongenitales Lymphödem. Klinisch nur geringe Verdickung der Finger mit positivem Hautfaltenzeichen nach Stemmer. Indirekte Lymphangiografie am Grundglied D2. Aufnahme der Hand einige Minuten nach Entfernung der Injektionsnadel: Die Kontrastmittelquaddel hat sich zurückgebildet (Pfeil) **(a)**.

Lymphangiografie: Flächiges Kontrastmitteldepot mit fransiger Begrenzung. Darstellung dysplastischer netzförmiger Lymphgefäße mit Kaliberschwankungen. Ausbreitung des Kontrastmittels über die Adventitia von Blutgefäßen (Pfeile). Am Handrücken lediglich ein kaum abgrenzbarer hypoplastischer Kollektor (nicht abgebildet) **(b)**

und Kontrastmitteldepots und Dermal Backflow (Abb. 7.14). Extravasate können sich im Ulkus cruris-Gebiet und gelegentlich auch in Regionen mit unveränderter Haut finden. Im Randbereich von Ulzera kommt es öfter zu einer Venendarstellung infolge lympho-venöser Shunts (Partsch 1984). Im Bereich einer Lipodermatosklerose sind Lymphkollektoren nicht immer darstellbar.

Nach Traumen lassen sich manchmal Leckagen mit Austritt kontrastierter Lymphe erkennen; Lymphgefäßregenerate nach traumatischer Schädigung von Lymphgefäßen sind kaliberarm und haben einen irregulären Verlauf (Abb. 7.15); gelegentlich lassen sich posttraumal lympho-venöse Anastomosen nachweisen (Abb. 7.16).

Aus dem morphologischen Bild der pathologischen Lymphgefäße allein sind ohne Be-

rücksichtigung der Klinik sekundäre Lymphödeme von primären kaum zu unterscheiden (Weissleder und Weissleder 1989; Weissleder 1990).

7.3.4 Lipödem/Lipolymphödem

Beim Lipödem zeigt sich im Bereich der Fettgewebsverteilungsstörung ein flammenförmiges Kontrastmitteldepot, von dem reguläre, allenfalls etwas geschlängelt verlaufende Kollektoren abgehen. Eine „Abknickung" von Lymphkollektoren im der Faltenregion bei gelappten Formen des Lipödems konnten die Autoren nicht beobachten. Beim Lipolymphödem dagegen können sich erweiterte initiale Lymphgefäße mit netz-

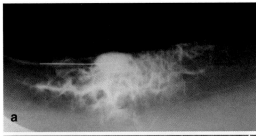

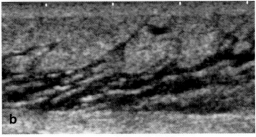

Abb. 7.12 a, b: Lipolymphödem. Indirekte Lymphografie Unterschenkel; Kontrastierung ödematös erweiterter prälymphatischer Räume und eines unauffälligen Kollektors (**a**). Die erweiterten prälymphatischen Räume stellen sich sonografisch als dreidimensional netzförmige liquide Strukturen dar (**b**)

förmiger Anordnung, retrograder Füllung sowie rarefizierte Lymphollektoren beobachten lassen (Abb. 7.17).

7.4 Indikationen

Die indirekte Lymphangiografie ist indiziert, wenn Informationen über die Morphologie oberflächlich gelegener Lymphgefäße benötigt werden. Insbesondere, wenn bei unklaren Weichteilschwellungen des Körperstammes und der Extremitäten eine Erkrankung des Lymphgefäßsystems erwogen wird, kann die indirekte Lymphangiografie entscheidende diagnostische Hinweise liefern. Sie ist hilfreich bei der Unterscheidung vom Lipödem zum Lipolymphödem oder vom phlebostatischem zum phlebolymphostatischem Ödem. Außerdem kann sie bei der Planung chirurgischer Eingriffe zur Klärung der lokalen anatomischen Situation der Lymph-

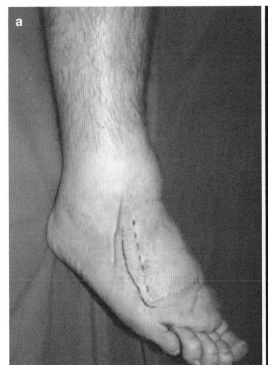

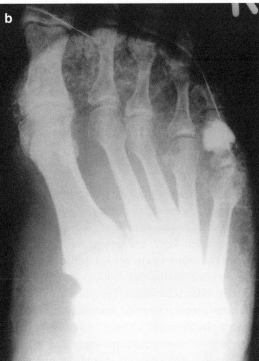

Abb. 7.13 a, b: Sekundäres posttraumatisches Lymphödem, Z. n. Latissimius-dorsi-Plastik (**a**). Indirekte Lymphangiografie 2. und 5. Zehe. Erheblich erweiterte initiale Lymphgefäße mit Dermal Backflow und diffusen Kontrastmittelextravasaten

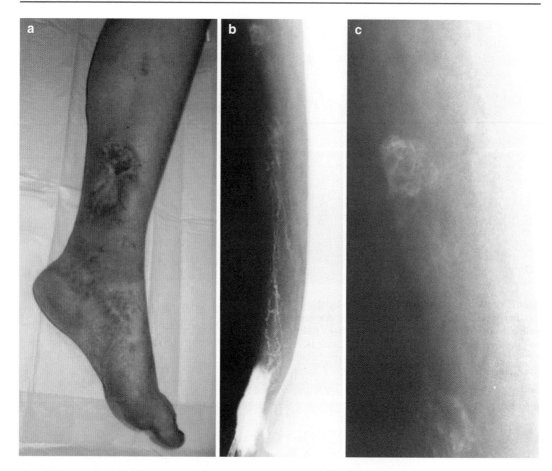

Abb. 7.14 a–c: Chronisch Venöse Insuffizienz linker Unterschenkel Stadium 3a; Zustand nach Strippingoperation der V. saphena magna (**a**). Indirekte Lymphangiografie im Bereich des medialen Malleolus im Rahmen der Planung einer plastischen Korrekturoperation: Darstellung erweiterter initialer Lymphgefäße sowie zahlreicher torquierter Kollektoren mit Kaliberschwankungen, die sich bis zum distalen Ulcuswall kontrastieren (**b**). Danach Übergang in feinste nach cranial ziehende Kollektoren sowie in polyzyklische Strukturen im Bereich des Ulcuswalles (**c**)

gefäße eingesetzt werden wie beispielweise bei plastischen Korrektureingriffen nach Weichteilverletzungen mit relevanter Schädigung von Lymphgefäßen oder bei autogener Lymphgefäßtransplantation sowie der Kontrolle der Operationsergebnisse. In den frühen Stadien eines primären oder sekundären Lymphödems ist die indirekte Lymphangiografie, anders als die Funktionslymphszintigrafie, häufig unauffällig und sollte deshalb dort nicht routinemäßig eingesetzt werden, wohl aber ergänzend bei unklaren lymphszintigrafischen Befunden.

7.5 Lymphgefäßdarstellung mit Farbstoffen

Eine spezielle Variante der Lymphgefäßdarstellung stellt die Anfärbung mit einem lymphgängigen Farbstoff (Patentblau) dar. Das Verfahren kommt zur Markierung von Lymphgefäßen für die direkte Lymphografie und für Lymphgefäßtransplantationen, zur Detektion von einspeisenden Lymphgefäßen in Lymphozelen oder Wundregionen, gelegentlich auch zur Sentinel-Node-Markierung infrage. Die Wahl des Injektionsortes richtet sich nach der klinischen

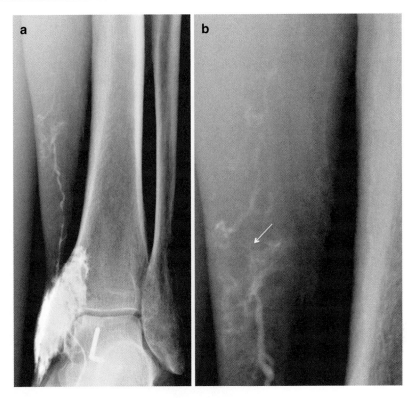

Abb. 7.15 a, b: Indirekte Lymphangiografie linker Unterschenkel (**a**); Ausschnittsvergrößerung (**b**). Regelrechtes Kontrastmitteldepot. Posttraumatisches Kontrastmittelextravasat aus einem unterbrochenem normkalibrigen Kollektor. Atypische lineare Strukturen (Pfeil), Lymphgefäßregenerate? (Aufnahme F. Mairitsch Wolfsberg)

Fragestellung. In Abb. 7.18 sind am Fußrücken angefärbte Lymphkollektoren, die blau durch die Haut schimmern, zu erkennen. Für die direkte Lymphgrafie wird eines davon freigelegt und kanüliert. Abb. 7.19 zeigt eine intraoperative Darstellung von mit Patentblau angefärbten Lymphkollektoren in der Subkutis des Oberschenkels vor Entnahme zur Transplantation (Sperling et al. 2017).

7.6   Risiken und Nebenwirkungen

Kontraindikationen sind Kontrastmittelunverträglichkeit, Hyperthyreose (latent, manifest, Autonomie) und Schwangerschaft.

▶ Wegen des bei Lymphtransportstörungen erhöhten Erysipelrisikos ist bei der Injektion strenge Asepsis erforderlich, eine ausreichende Einwirkzeit des Desinfektionsmittels ist zu beachten. Bis zum Verschwinden der Kontrastmittelquaddel nach Ende der Injektion sind Irritationen im Bereich der Quaddel zu vermeiden, um einer Hautnekrose vorzubeugen. Während der Injektion kann kurzzeitig ein lokales Brennen oder Schmerzen im Bereich der Kontrastmittelquaddel auftreten.

Bei der Patentblauinjektion werden vereinzelt allergische Sofortreaktionen beschrieben, diese scheinen aber in Narkose kaum aufzutreten (persönliche Mitteilung Prof. Baumeister, München).

Abb. 7.16 a, b: 61 J.
w. Lipolymphödem. Z.
n. Stripping-OP der
Vena saphena magna
beidseits. Indirekte
Lymphangiografie
Unterschenkel beidseits:
Variköse epifasciale
Lymphgefäße am
rechten Unterschenkel
(**a**). Netzförmige
epifasziale Lymphgefäße
mit Rückfluss und
venöser Kontrastierung
als Nachweis lympho-
venöser Anastomose/n
am linken Unterschenkel
(**b**)

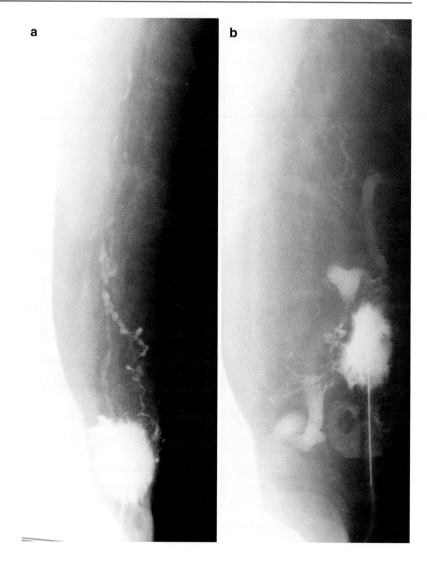

7.7   Bewertung

▶ Die indirekte Lymphangiografie ist ein einfach
durchzuführendes Verfahren zur detailreichen
Darstellung oberflächig gelegener Lymphgefäße. Bei der Beurteilung von Extremitä-
tenlymphödemen bietet sie wichtige morphologische Informationen. Die indirekte
Lymphangiografie erlaubt jedoch für sich alleine keine Funktionsdiagnostik. Die indirekte
Lymphangiografie sollte ergänzend zur Funktionslymphszintigrafie insbesondere dann, wenn
die Szintigrafie paradoxe Befunde ergibt, eingesetzt werden.

Abb. 7.17 a, b: Indirekte Lymphangiografie Unterschenkel. Lipödem; flammenförmiges Kontrastmitteldepot mit etwas geschlängelt verlaufendem normalkalibrigen Kollektor (**a**). Lipolymphödem; Flammenförmiges bis grobretikuläres Kontrastmitteldepot und feinste netzförmige teilweise retrograd dargestellte Lymphgefäße entsprechend erweiterter initialer Lymphgefäße und Präkollektoren mit Dermal Backflow

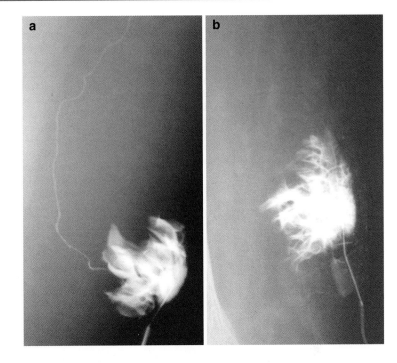

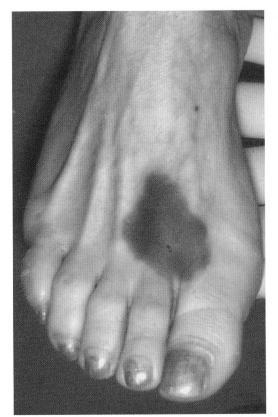

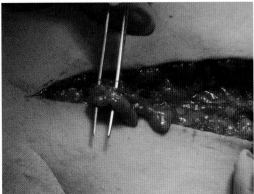

Abb. 7.19 Intraoperative Darstellung von Lymphkollektoren in der Subkutis des Oberschenkels vor Entnahme zur Transplantation. Einige Lymphkollektoren enthalten Patentblau, während andere ungefärbt sind (R. Baumeister, München. Sperling et al. 2017)

Abb. 7.18 Für eine Lymphografie angefärbte Lymphkollektoren nach subkutaner Injektion von Patentblau. (Aufnahme H. Weissleder, Freiburg)

Literatur

Arrivé L, S. Derhy, B. Dahan, S. El Mouhadi, L. Monnier-Cholley, et al. Primary lower limb lymphoedema: classification with non-contrast MR lymphography. European Radiology, Springer; 2017, https://doi.org/10.1007/s00330-017-4948-z.hal-01578134.

Kinmonth J, Wolfe J. Fibrosis in the lymph nodes in primary lymphoedema. Histological and clinical studies in 74 patients with lower-limb oedema. Annals of the Royal College of Surgeons of England. 1980;62:344–54.

Liu N, Yan Z, Wu X. Classification of lymphatic-system malformations in primary lymphoedema based on MR lymphangiography. Eur J Vasc Endovasc Surg. 2012;44(3):345–9.

Partsch H. Lymphangiopathie bei chronischer Veneinsuffizienz. Phlebologie und Proktologie. 1984;13:85–9.

Partsch H, Urbanek A, Wenzel-Hora B. Indirekte Lymphangiographie bei verschiedenen Formen des primären Lymphödems. In: Bollinger A, Partsch H, Herausgeber. Initiale Lymphstrombahn. Stuttgart – New York: Thieme; 1984. S. 139–50.

Schwarz U. Die Häufigkeit des primären Lymphödems. Eine epidemiologische Studie an über 1000 Probanden. Vasomed aktuell. 1990;1:29–34.

Sperling A, Hasselhof V, Ströbel P, Becker J, Buttler K, Aung T, Felmerer G, Wilting J. Ultrastrukturelle und immunhistologische Untersuchungen humaner Lymphkollektoren. LymphForsch. 2017;21(1):13–20.

Weissleder H. Zwei schonende Methoden der Lymphgefäßdiagnostik. Herz+Gefäße. 1990;10(1):8–16.

Weissleder H, Weissleder R. Interstitial lymphangiography: initial clinical experience with a dimeric nonionic contrast agent. Radiology. 1989;170:371–4.

Hintergründe unterschiedlicher Injektionstechniken bei der Funktionslymphszintigrafie, statischen Lymphszintigrafie und Sentinel Lymph Node (SLN)-Markierung, indirekten Lymphangiografie und Magnetresonanz (MR)-Lymphangiografie, Indocyaningrün (ICG)-Lymphografie sowie der direkten Lymphografie

8

Wolfgang Justus Brauer

Inhaltsverzeichnis

8.1 Zusammenfassung und Einleitung

Funktionslymphszintigrafie, statische Lymphszintigrafie und sentinel lymph node(SLN)-Markierung, indirekte Lymphangiografie und MR-Lymphangiografie, ICG-Lymphografie sowie die direkte Lymphografie erfordern unterschiedliche und spezielle Injektionstechniken. Es sind subkutane von subepidermalen und von intramuskulären sowie von intravasalen Tracerinjektionen bzw. Kontrastmittelinjektionen oder -infusionen auseinanderzuhalten. Die Auswahl der Art der Tracerapplikation richtet sich nach der Fragestellung und den Untersuchungsverfahren. Die jeweils angewandte Injektionstechnik sollte in Befunden unbedingt benannt werden, da sie die Untersuchungsergebnisse wesentlich beeinflussen kann.

W. J. Brauer (✉)
Radiologie am Zollhof, Freiburg im Breisgau, Deutschland

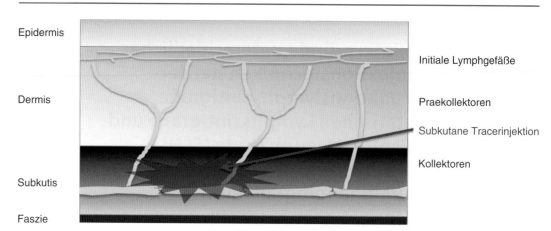

Abb. 8.1 Schematische Darstellung der subkutanen Kontrastmittelinfusion bei der Funktionslymphszintigrafie

8.2   Subkutane Tacerapplikation

Bei der Funktionslymphszintigrafie des epifaszialen Lymphgefäßsystems wird ein radioaktiv markierter kolloidaler Tracer subkutan injiziert. Kolloidale Teilchengrößen sind die Voraussetzung für den ausschließlichen Abtransport eines Tracers durch das Lymphgefäßsystem. Je nach Herstellerangaben liegt die Teilchengröße zu 95 % im Bereich unter 80 nm, zu 4 % zwischen 80–100 nm und bei 1 % über 100 nm bzw. zu 70 % zwischen 31,6–178 nm. Der subkutan injizierte Tracer verteilt sich lokal im Interstitium (Abb. 8.1) und gelangt mit der interstitiellen Flüssigkeit in initiale Lymphgefäße („Lymphbildung"), von wo aus er dann weiter zu den regionalen Lymphknoten transportiert werden soll.

▶ Dieser Vorgang der Lymphbildung soll möglichst wenig durch die Traceapplikation beeinflusst, also weder beschleunigt noch gebremst werden. Man versucht das durch die Applikation eines möglichst geringen Tracervolumens, der Verwendung einer dünnen Injektionsnadel und über eine langsame Injektion zu erreichen. Um bei der Injektion die Pumpfunktion der Lymphangione möglichst nicht zu aktivieren (dies geschieht standardisiert während der anschließenden körperlichen Belastung), wird jegliche Irritation der Injektionsstelle durch Druck oder „Verreiben" oder ein zu straffes Pflaster über der Punkti-

onsstelle vermieden. Die Einhaltung der hier beschriebenen Injektionstechnik ist eine der Voraussetzungen für eine quantitative Untersuchung des Lymphtransportes mittels der Funktionslymphszintigrafie, diese Injektionstechnik ist weniger gut geeignet zur Beantwortung morphologischer Fragestellungen.

Bei der ICG-Lymphografie wird der Farbstoff ebenfalls subkutan und zudem intradermal injiziert.

8.2.1   Intramuskuläre Tracerinjektion

Bei der Funktionslymphszintigrafie des subfaszialen Lymphgefäßsystems wird ein radioaktiv markierter kolloidaler Tracer intramuskulär appliziert. Für dieses Untersuchungsverfahren gelten bezüglich der Injektionstechnik sonst die gleichen Überlegungen, wie bei der Funktionslymphszintigrafie des epifaszialen Lymphgefäßsystems.

8.2.2   Subepidermale Tracer- oder Kontrastmittelinjektion/-Infusion

Die subepidermale Injektionstechnik kommt bei der indirekten Lymphangiografie und der MR-Lymphangiografie zum Einsatz, außerdem bei statischen Lymphszintigrafien einschließlich SLN-Markierungen und der ICG-Lymphografie. Im Gegensatz zu den Injektionstechniken bei der Funktionslymphszintigrafie ist ein „Push" des Tracers bzw. Kontrastmittels bei der „Lymphbildung" und eine Aktivierung des Lymphtransportes beabsichtigt und Voraussetzung für gute verwertbare Untersuchungsergebnisse.

Diesen Untersuchungsverfahren gemeinsam ist folgendes Prinzip: Tracer oder Kontrastmittel werden exakt subepidermal und langsam injiziert. In dieser Hautschicht befindet sich ein dichtes Netz klappenloser initialer Lymphgefäße. Initiale Lymphgefäße sind Resorptionsgefäße. Sie gehen über in Präkollektoren (Resorptions- und Transportgefäße) und setzten sich fort in Lymphkollektoren (Transportgefäßen), die vorwiegend in tieferen Hautschichten verlaufen. Bei der Injektion entstehen hohe Drücke (bis > 3 Bar).

▶ Bei korrekter Nadelposition (diese ist gewährleistet, wenn die Nadelspitze als ein 1 bis 2 mm großer grauer Fleck durch die Haut schimmert) bildet sich während der Injektion eine Kontrastmittel- bzw. Tracerquaddel (Abb. 8.2, 8.3). Wenn sich keine Quaddel bildet, muss die Nadelposition korrigiert werden.

Nach Beendigung der Injektion verschwindet die Quaddel spontan innerhalb weniger Minuten.

Es wird davon ausgegangen, dass die Druck- und Volumenzunahme im Bereich eines Tracer- oder Kontrastmittel-Depots bewirkt, dass Ankerfilamente Zug auf die Endothelien der initialen Lymphgefäße ausüben. Dadurch kommt es zur Öffnung der endothelialen Open-Junction-Formationen und das Einströmen des Kontrastmittels in diese Lymphgefäße wird gefördert.

▶ Die subepidermale Tracer- oder Kontrastmittelinjektion bzw. -infusion ermöglicht exaktere morphologische Ergebnisse, als sie mit einer subkutanen Tracerapplikation erreicht werden können, allerdings unter Verzicht auf genauere quantitative Informationen über die Transportfunktion des Lymphgefäßsystems.

Um eine Verletzung und eventuelle Ulzeration der Haut zu vermeiden, sollten bei und nach Anwendung der indirekten Lymphangiografie am Fußrücken und insbesondere an der dorsalen Zehe Irritationen der Kontrastmittelquaddel vermieden werden.

Anders verhält es sich bei der SLN-Markierung. Hier sollte das Depot kurz massiert werden, bis die

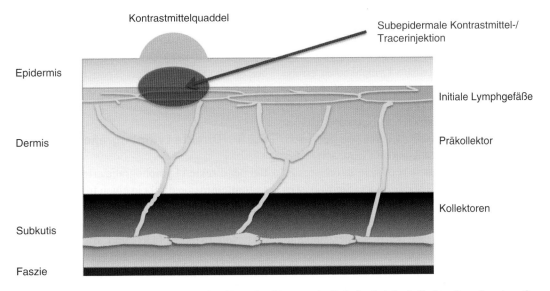

Abb. 8.2 Schematische Darstellung der subepidermalen Kontrastmittelinfusion bei der indirekten Lymphangiografie bzw. Tracerinjektion bei der SLN-Markierung mit Ausbildung einer Quaddel

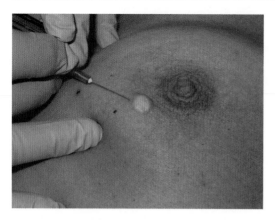

Abb. 8.3 Subepidermale Tracerinjektion bei einer SLN-Markierung bei Mammakarzinom mit Ausbildung einer Tracerquaddel

Quaddel nicht mehr sichtbar ist und im Anschluss daran die Pumpfunktion der Lymphgefäße mittels manueller Lymphdrainage („Stehende Kreise") aktiviert werden. Das Procedere lässt sich beispielhaft an der SLN-Markierung beim Mammakarzinom darstellen. In der Mamma existiert ein dichtes oberflächlich gelegenes Netz klappenloser initialer, also resorbierender Lymphgefäße (Plexus subareolaris Sappey, in den interduktale und interlobuläre Lymphgefäße münden und der Verbindungen aufweist zum Plexus areolaris, den superfizialen Hautlymphplexus und subdermalen circumareolaren Plexus [Grant et al. 1952]). Experimentell nachgewiesen ist, dass für die Haut und die Subkutis aus allen Quadranten eine suffiziente Lymphdrainage in axilläre Lymphknoten erfolgt (Übersicht bei: Bromberger, Sentinel-Node-Technik beim Mammakarzinom) (Bromberger 2014). Durch das kommunizierende Netz der initialen Lymphgefäße ist es unwesentlich, wo der Tracer für die SLN-Markierung injiziert wird, sofern dies Regionen betrifft, in denen sich resorbierende, also initiale Lymphgefäße befinden. Sinnvoll ist es dort zu applizieren, wo die dichteste Konzentration von initialen Lymphgefäßen liegt mit Ausnahme der Areola wegen deren Schmerzempfindlichkeit. Die Tracerinjektion erfolgt also (langsam) areolanah subepidermal (Abb. 8.3).

Die Tracerquaddel wird einige Sekunden bis zu deren Verschwinden massiert. Anschließend erfolgt für 2 Minuten eine manuelle Lymphdrainage der Umgebung bis zur Axillarregion und Sternalregion. Das geschieht über „Stehende Kreise" mit in Lymphabflussrichtung ansteigendem und in Gegenrichtung abnehmendem Druck im Sekundentakt, wobei Reibe- und Rutschbewegungen auf der Haut vermieden werden (Pritschow 2010). Bei der Anwendung dieser Technik haben die Autoren folgende Ergebnisse erreicht: Ausgewertet wurden 371 konsekutive Patientinnen/Patienten. In allen 371 Fällen ließen sich ein oder mehrere Hot Spots szintigrafisch darstellen. Die Erscheinungszeit der Hot Spots lag mit einem Median von 3 Minuten (Bereich 3–45 min) bei 347 Patientinnen/Patienten (93,5 %) innerhalb der ersten 5 Minuten, bei 16 Patientinnen/Patienten (4,3 %) bis 15 Minuten und bei 8 Patientinnen/Patienten (2,2 %) bis maximal 45 Minuten. Die SLN lagen in 371 Fällen (100 %) ipsilateral axillar, zusäätzliche SLN fanden sich in 16 Fällen (4,3 %) parasternal und in 25 Fällen (6,7 %) intramammär, subklavikular oder an der lateralen Thoraxwand (Abb. 8.4).

Intraoperativ wurde bei 369 von 371 Fällen (99,5 %) ein SLN gefunden. Die Anzahl der entfernten SLN in diesen 369 Fällen lag zwischen 1 und 9, im Median 2. Die intraoperative Wiederfindungsrate eines oder mehrerer markierter SLN von 99,5 % (369) liegt deutlich über der Rate von 96,9 % in der NSABP–B32 Studie, in welcher mit einer Kombination aus radioaktivem Tracer und Farbstoff markiert worden war (Übersicht bei: Bromberger Sentinel-Node-Technik beim Mammakarzinom) (Bromberger 2014).

8.2.3 Direkte Lymphografie

Bei der direkten Lymphografie erfolgt die Kontrastmitteinfusion direkt in einen freipräparierten Lymphkollektor oder in einen Lymphknoten. Sie dient der exakten langstreckigen Darstellung von Lymphgefäßen und von Lymphknoten, sie wird vorwiegend bei interventionellen Eingriffen angewandt (Abb. 8.5, 8.6). Für eine Funktionsdiagnostik ist die Untersuchung nicht geeignet.

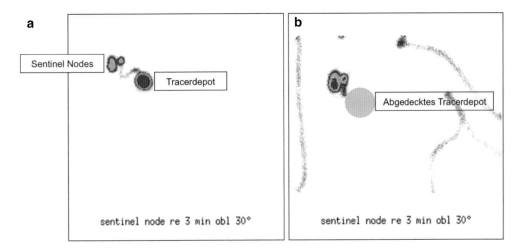

Abb. 8.4 a, b: SLN-Markierung. 3 Minuten nach Injektionsende bzw. unmittelbar nach 2 minütiger lokaler Manueller Lymphdrainage Darstellung eines afferenten Lymphkollektors und zweier SLN (**a**). Anschließende Aufnahme mit Markierung der Körperkonturen nach Abdecken des Tracerdepots (**b**)

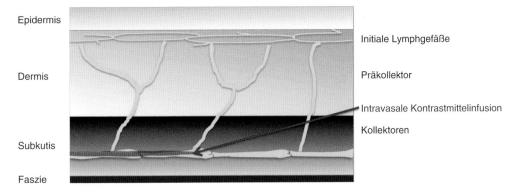

Abb. 8.5 Schematische Darstellung der intravasalen Kontrastmittelinfusion in einen Lymphkollektor bei der direkten Lymphografie

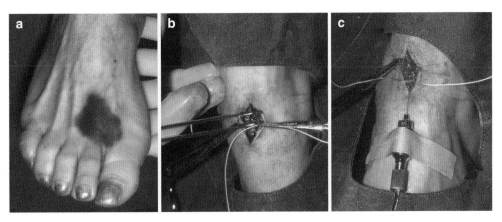

Abb. 8.6 a–c: Direkte Lymphografie mit öligem Kontrastmittel. Nach subkutaner Farbstoffinjektion Anfärbung von Lymphkollektoren am Fußrücken (**a**). Operative Freilegung eines angefärbten Kollektors (**b**). Kontrastmittelinfusion über eine im Kollektor eingebrachte spezielle Infusionsnadel (**c**). (Untersuchung H. Weissleder, Freiburg)

8.2.4 Abkürzungen

ICG   Indocyaningrün
MR-Lymphangiografie   M a g n e t r e s o n a n z -
                                     Lymphangiografie
SLN   sentinel lymph node

Literatur

Bromberger U. Sentinel-Node-Technik beim Mammakarzinom – periareoläre, intradermale Tracerinjektion
und konsekutive Lymphdrainage. Inaugural – Disser-
tation zur Erlangung des Medizinischen Doktorgrades
der Medizinischen Fakultät der Albert – Ludwigs –
Universität Freiburg i.Br. 2014.
Grant R, Tabah E, Adair F. The surgical significance of the
subareolar lymph plexus in cancer of the breast. Surgery. 1952;33:71–8.
Pritschow H. Manual lymph drainage (MLD). In: Pritschow H, Schuchhardt C, Herausgeber. Lymphedema –
Management and Complete Physical Decongestive
Therapy. Köln: Viavital; 2010. S. 76–101.

Sonografische Diagnostik der Lymphknoten und Lymphgefäße

9

Wolfgang Justus Brauer

Inhaltsverzeichnis

Abbildungen von Jann Arends, Wolfgang Brauer, Dirk Orban und Matthias Schmidt

Zusätzliches Online Material Zusätzliches Material zu DOI: https://doi.org/10.1007/978-3-662-62530-9_9 ist online verfügbar. Videos können unter http://www.springerimages.com/videos/978-3-662-62529-3 abgerufen wer den.

W. J. Brauer (✉)
Radiologie am Zollhof, Freiburg im Breisgau, Deutschland

© Der/die Autor(en), exklusiv lizenziert durch Springer-Verlag GmbH, DE, ein Teil von Springer Nature 2021
W. J. Brauer (Hrsg.), *Bildgebung Lymphologie*, https://doi.org/10.1007/978-3-662-62530-9_9

9.1   Einleitung

Oberflächennah gelegen und der hochauflösenden Sonografie zugänglich sind die Lymphknoten der Kopf-Hals-Region, der Supra- und Infraklavikularregion, der Axillen und Arme, der Mammae und der Parasternalregion, der Femoroinguinalregion und der Beine. Damit lassen sich die regionalen Lymphknoten einschließlich der parasternalen und mit Einschränkungen der abdominellen Lymphknoten in der Regel extern sonografisch erfassen und beurteilen. Davon ausgenommen sind die übrigen intrathorakalen Lymphknoten. Intraabdominelle und pelvine Lymphknoten sind der hochauflösenden Sonografie, bedingt durch deren limitierte Eindringtiefe, nur bei Kindern und schlanken Patienten zugänglich; überlagernde gashaltige Intestinalstrukturen verhindern meistens ein systematisches Screening dieser Lymphknoten.

Die endosonografische tracheobronchiale Lymphknotendiagnostik ermöglicht die Beurteilung mediastinaler Lymphknoten, die Endosonografie des oberen und unteren Verdauungstraktes und des Urogenitalsystems intraabdomineller und pelviner Lymphknoten im Nahbereich (bis etwa 5 cm) des Endoskops. Die endosonografische Lymphknotendiagnostik ist nicht Bestandteil dieses Buches.

Voraussetzung für eine differenzierte Beurteilung des Lymphgefäßsystems und hier vorzugsweise der Lymphknoten ist der Einsatz eines Ultraschallsystems mit hochauflösendem Schallkopf und möglichst einer high-end Hard- und Software. Mit der Hochauflösung und der damit erhöhten Schallabschwächung ist die Eindringtiefe begrenzt. Realiter erreicht man bestenfalls eine Tiefe von 5 bis 6 cm. Zur Differenzierung der Art und Dignität von Lymphknotenveränderungen ist neben der B-Mode-Sonografie die ergänzende Anwendung der Powermode- und/oder der B-Flow- oder Farbduplex-Sonografie (FDS) oft unumgänglich. Die Untersuchung der Lymphknoten erfolgt in Längs- und Querrichtung. Dabei sollte beachtet werden, dass tangentiales Scannen zu Missklassifikation der Dicke des lymphatischen Saumes führen kann.

9.2   B-Mode-Sonografie, Untersuchungskriterien

Mit der *B-Mode-Sonografie* der Lymphknoten lassen sich Aussagen treffen über:

- Größe (Maximum Long-Axis Diameter, MLAD und Maximum Short-Axis Diameter, MSAD)
- Solbiati-Index (Quotient MLAD/MSAD)
- Form (ellipsoid/ovoid, lobuliert, sphärisch, polygonal, destruiert)
- Menge und Verteilung des lymphatischen Parenchyms bzw. Parenchymsaumes (Cortex-Paracortex-Medulla-Saum), der Transitionalzone und lipider Strukturen sowie hilärer Strukturen
- Architektur
- Kontur (scharf, unscharf, Kapseldurchbruch)
- Lokale oder globale Umstrukturierung (echoarm, echogen oder heterogen)
- Raumfordernde Prozesse/Tumorareale
- Nekrosen
- Verkalkungen

- Ödem perilymphonodal
- Lymphknotenkonglomerate und -cluster

9.3 Power-Mode/B-Flow-Mode/ Farbduplex-Mode, Untersuchungskriterien

Power-Mode/B-Flow-Mode/Farbduplex-Mode (FDS)/Kontrastmittelverstärkte Ultrasonografie (CEUS) liefern Information über:

- Gefäßarchitektur (regulär, atypisch)
- Gefäßwiderstand (Resistanceindex (RI) und Pulsatilitätsindex (PI) (Tschammler et al. 1991).
- Perfusion (Normal-, Hyper-, Hypoperfusion)
- Angiektasie
- Tumorgefäße (Kaliberschwankungen, Gefäßerweiterungen und -abbrüche, Korkenzieherform)
- Gefäßverdrängung
- Angioneogenese.

9.3.1 Gefäßarchitektur, Perfusionsmuster

Bei der Gefäßarchitektur lassen sich in Anlehnung an Tschammler typische Muster von diagnostischer Relevanz unterscheiden (Tschammler et al. 1998) (Abb. 9.1).

Zusätzlich zu den schematisch dargestellten Perfusionsmustern kommen sowohl bei benignen wie auch malignen Lympadenopathien gelegentlich uncharakteristische „chaotische" Perfusionsbilder vor.

Die Bestimmung der Gefäßwiderstandsparameter Resistance-Index (RI) und Pulsatilitätsindex (PI) kann Hinweise zur Differenzierung metastasenverdächtigen Lymphknotenveränderungen gegenüber reaktiven Lymphadenopathien und malignen Lymphomen geben.

9.3.2 Kontrastmittel-verstärkter Ultraschall (CEUS)

Mit dem Kontrastmittel-verstärkten Ultraschall (Contrast-enhanced ultrasond, CEUS)

erhöht sich bei intravenöser Applikation des Kontrastmittels die Sensitivität der Abbildung von Gefäßstrukturen. Die Kontrastmittel bestehen aus 1–10 μm großen gasgefüllten Bläschen. Das heute am häufigsten verwendete Kontrastmittel Sono-Vue® besteht aus Schwefelhexafluorid mit einer Phosphorlipidhülle. Die Größe der Mikrobläschen entspricht der Größe der Erythrozyten. Dadurch sind sie gut kapillargängig (Peil-Grun 2016). Gegenüber der FDS, dem Power-Mode und dem B-Flow ist die CEUS nicht abhängig von der Flussgeschwindigkeit des Blutes, für eine ausreichende Signalstärke kann bereits eine geringe Menge von Kontrastmittelbläschen reichen (Weskott 2018). Die minimal darstellbaren Gefäßdurchmesser liegen mit der FDS bei 140 μm, mit dem Power-Mode bei 100 μm und mit CEUS bei 50 μm (Mai 2009). Mit der CEUS (und mit MR) erstellte Zeitintensitätskurven weisen in Metastasen eine verkürzte time to peak (TTP) auf (Wendl et al. 2013). Von Vorteil ist, dass die CEUS in hypoperfundierten Regionen metastatischer Lymphknoten vitales Tumorgewebe von Nekrosen unterscheiden lässt und so gezielte Punktionen ermöglichen kann (Weskott 2018).

Bei abdominellen Lymphknoten weist die CEUS eine hohe diagnostische Zuverlässigkeit auf, es werden jedoch auch falsch negative Ergebnisse beschrieben (Weskott 2018; Peil-Grun 2016). Insgesamt jedoch führt die vermehrte und verbesserte Gefäßdarstellung der CEUS im Vergleich zur nativen FDS bzw. der Power-Mode-Sonografie zu keiner relevanten Verbesserung der Dignitäätsbeurteilung vergrößerter Lymphknoten (Schulte-Altedorneburg et al. 2003; Mostbeck 2010). Auch wenn mit der CEUS die Darstellung von Gefäßstrukturen verbessert werden kann, wird derzeit CEUS zur Charakterisierung einer superfaszialen Lymphadenopathie für die klinische Anwendung nicht empfohlen (Mostbeck 2010; Sidhu et al. 2018). Erschwerend kommt dazu, dass die CEUS einen erhöhten Material- und Zeitaufwand erfordert.

Zur CEUS-Lymphografie siehe Abschn. 9.13.

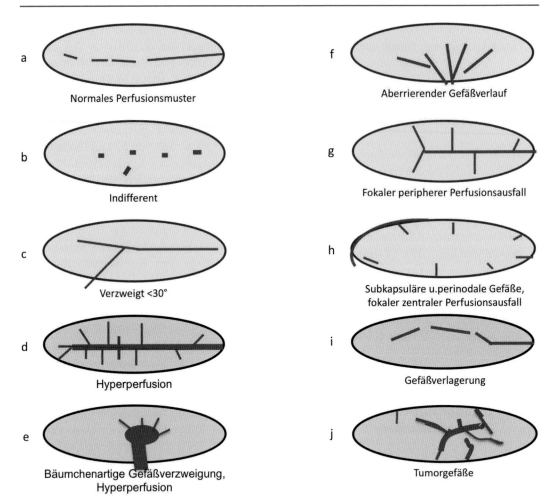

a Normales Perfusionsmuster

b Indifferent

c Verzweigt <30°

d Hyperperfusion

e Bäumchenartige Gefäßverzweigung,
Hyperperfusion

f Aberrierender Gefäßverlauf

g Fokaler peripherer Perfusionsausfall

h Subkapsuläre u.perinodale Gefäße,
fokaler zentraler Perfusionsausfall

i Gefäßverlagerung

j Tumorgefäße

Abb. 9.1 a–f: Lymphknotenperfusion (**a**): Normales Perfusionsmuster (sogenannte „Hypoperfusion"). (**b**): Indifferentes Perfusionsmuster. (**c**): Verzweigt, Winkel <30° zur Längsachse. (**d**): Hyperperfusion mit regulärer Architektur. (**e**): Bäumchenartige Verzweigung mit Hyperperfusion. (**f**): Aberrierender Gefäßverlauf mit vermehrten atypisch verlaufenden zentralen Gefäßen. Winkel zur Lymphknotenoberfläche > 30° (**g**): Fokaler peripherer Perfusionsausfall. (**h**): Subkapsuläre Gefäße und perinodale vaskuläre Proliferation (Angioneogenese). (**i**): Bogige Gefäßverlagerung. (**j**): Tumorgefäße mit Kaliberschwankungen, Korkenzieherartigen Verlauf, Gefäßabbrüchen und Blutlakunen. (Neumann-Silkow und Görg 2010; Tschammler et al. 1996; Brauer 2017 unveröffentlicht)

9.4   Ultraschall-Elastografie

Die Ultraschall-Elastografie ermöglicht die Beurteilung der Eigenelastizität von Gewebsstrukturen. Tumorgewebe ist in der Regel steifer als normales Gewebe. Es kommen 2 Techniken zur Anwendung: die Kompressionselastografie (Strain Elastografie) und die Scherwellenelastografie. Beide Verfahren benötigen ein spezielles Equipment. Die Elastografie kann ergänzend zur Differenzierung bei Verdacht auf Lymphknotenmetastasen eingesetzt werden (Turgut et al. 2017). Für die Routineanwendung wird die Elastografie (noch) nicht empfohlen (Sidhu et al. 2018).

9.5 Normale Lymphknoten

9.5.1 Sonografische Lymphknotenanatomie

Abhängig von Alter und Lokalisation können normale Lymphknoten unterschiedliche Erscheinungsformen aufweisen. Form und Größe der Lymphknoten variieren zudem mit deren Funktionszustand. Normale Lymphknoten sind glatt konturiert und haben in der Regel eine längliche Form, oft eine Bohnen- oder Rotationsellipsoidform. Sie weisen einen im Bereich des Hilus unterbrochenen echoarmen Saum auf, der dem lymphatischen Parenchym entspricht. Davon abweichend, vorwiegend axillar, kann der Parenchymsaum auch eine Schalenform oder Bandform aufweisen, sonografisch erscheint er dann streifenförmig oder spangenförmig. Der Parenchymsaum ist von einem schmalen Reflexband umgeben, das den Bereich der Kapsel markiert, diese jedoch nicht darstellt, da die Kapseldicke unterhalb der sonografischen Auflösungsgrenze liegt. Es handelt sich um einen Grenzzonenreflex (Artefakt), der breiter als die eigentliche Lymphknotenkapsel ist. Nach zentral schließt sich ein mäßig echogene Struktur an, die Transitionalzone, zentral befindet sich Hilusstrukturen. Oft lassen sich dabei hiläres Fettgewebe und Gefäßstrukturen differenzieren. Kortex, Parakortex und Markstrukturen (Medulla) bilden zusammen mit Sinusstrukturen und Trabekeln den echoarmen lymphatischen Parenchymsaum. Im Kortex befinden sich vorwiegend die Lymphfollikel (B-Lymphozyten), darunter im Parakortex die T-Lymphozyten und in den Marksträngen vor allem Plasmazellen und Makrophagen (Abb. 9.2, 9.3).

Lymphfollikel lassen sich am ehesten in reaktiven Lymphknoten erkennen, kaum jedoch in normalen. Eine Differenzierung von Sinusstrukturen oder Trabekeln ist nicht möglich (Brauer et al. 2002).

Die Breite des Parenchymsaumes reicht axillar maximal bis zu 3 mm, kann diese gelegentlich auch überschreiten (Deepak et al. 2008). Bei einer Verbreiterung über 3 mm sollte abgeklärt werden, ob eine Normvariante, eine reaktive oder maligne Veränderung vorliegt. Hiläres Fettgewebe stellt sich sonografisch als mäßig echoarm (Abb. 9.2) bis

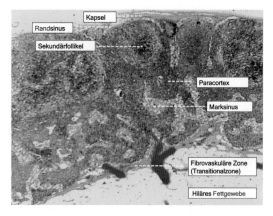

Abb. 9.3 Parenchymsaum eines normalen Lymphknotens. Histologischer Schnitt. Kortex, Parakortex und Markstrukturen (Medulla) bilden zusammen den sonografisch echoarmen Parenchymsaum

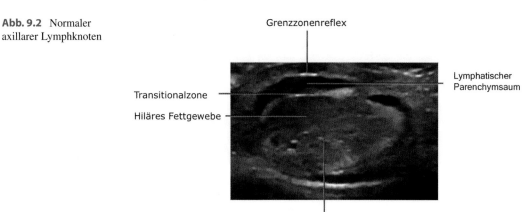

Abb. 9.2 Normaler axillarer Lymphknoten

echogen dar. Histologisch weisen normale Lymphknoten ein variables Erscheinungsbild auf. Eine ge-
wisse, auf die Hilusregion beschränkte Fibrose ist
bei Erwachsenen normal. Gelegentlich lassen sich
in kortikalen Strukturen hyaline Fibrosen nachweisen. Ebenso kommen vereinzelt Kapselfibrosen
vor (Kinmonth u Wolfe 1980).

Formvarianten normaler Lymphknoten sind
nicht ungewöhnlich. Neben der ellipsoiden finden

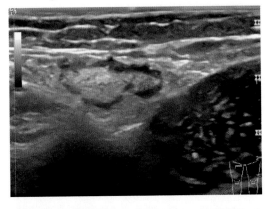

Abb. 9.4 Inguinaler Lymphknoten, Normalbefund.
Formvariante (lobuliert)

sich (inguinal in ca 11 %) monolobulierte oder
polylobulierte (Solivetti et al. 2012) (Abb. 9.4)
oder abgewinkelte Formen und andere Varianten,
wie zentral zapfenförmige lymphatische Geweb-
sabschnitte (Abb. 9.5).

Sphärische Formen bei normalen Lymphknoten finden sich submandibulär und in der
Glandula parotis sowie intramammär. Während
Lymphknoten junger Menschen eher homogen
echoarm sind mit einem feinen echogenen hilären Reflexband, lassen sich mit zunehmendem Alter weitere Strukturen differenzieren.
Ebenfalls gehören Lymphknoten mit schmalem
lymphatischem Parenchymsaum in das Spekt-
rum normaler Lymphknoten junger Menschen
(Abb. 9.6, 9.7).

Bei zervikalen Lymphknoten erscheint der
lymphatische Gewebsanteil häufig prominent,
Hilusstrukturen sind besonders bei Jugendlichen
kaum oder gar nicht abgrenzbar. Aber auch bei
älteren Patienten sind zentral oft nur angedeutete
bandförmige oder nicht scharf abgrenzbare hiläre

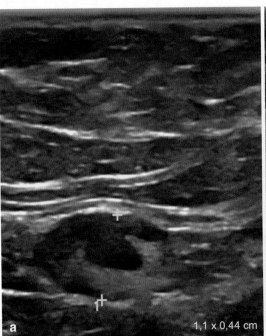 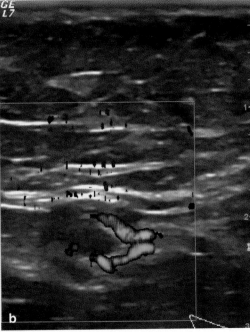

Abb. 9.5 a, b: Formvariante eines normalen axillaren
Lymphknotens (1,1 × 0,44 cm) mit zapfenartig prominentem, lymphatischem Parenchym und verzweigten hilären

Strukturen (**a**). Doppelte, sich verzweigende zentrale
Blutgefäße (**b**)

Strukturen zu erkennen, die gezielt herausgearbeitet werden sollten (Abb. 9.8).

Reguläre afferente Lymphgefäße sind oft gar nicht, teilweise kurzstreckig, seltener langstreckig und meist unsicher als feine echoarme lineare Strukturen darstellbar, die an unterschiedlichen Stellen in den Lymphknoten münden (Abb. 9.9, 9.10). Efferente Lymphgefäße entspringen dem Lymphknotenhilus und sind damit anatomisch zuzuordnen. Die Darstellung normaler afferenter und efferenter Kollektoren ist kaum von diagnostischer Relevanz.

9.5.2 Gefäßarchitektur, Perfusionsmuster

Mit dem Power-Mode, dem B-Flow und weniger zuverlässig mit der Farbduplex-Sonografie lassen sich in der Regel hilär spärliche Flusssignale darstellen. Diese können als einzelne wenige „Farbflecken" oder als lineare annähernd longitudinal verlaufende, gelegentlich verzweigte Strukturen imponieren (Na et al. 1997). Bei Verzweigungen sollte der Winkel der abgehenden Gefäße unter 30° zur Längsachse bzw. zur darüberliegenden

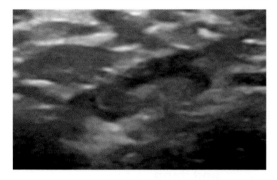

Abb. 9.6 Axillarer Lymphknoten bei 5-jährigem Kind, Normalbefund (1,1 × 0,44 cm)

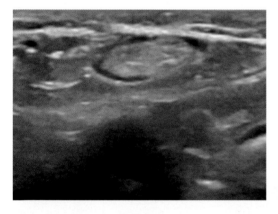

Abb. 9.7 Axillarer Lymphknoten bei einer 13-jährigen Jugendlichen. Normalbefund mit schmalem lymphatischem Parenchymsaum (1,29 × 0,54 cm)

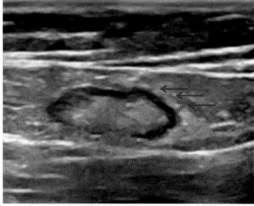

Abb. 9.9 Inguinaler Lymphknoten. Normalbefund. Afferente Lymphgefäße ((Pfeile), die typischerweise nur kurzstreckig zu erkennen sind

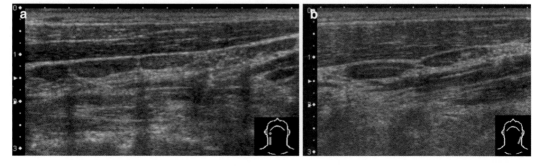

Abb. 9.8 a, b: Zervikale Lymphknotenkette, Normalbefund. Kaum erkennbare Hilusstrukturen (**a**). Schmale echogene Hilusstrukturen (**b**). (Untersuchung D. Orban, Dorsten)

Körperoberfläche liegen. Nicht selten sind auch (physiologische) kapselperforierende Gefäße nachweisbar (Abb. 9.1a–c, 9.11, 9.12, 9.13).

9.6 Zeitliche Lymphknoten-veränderungen, regressive Lymphknoten

Mit zunehmendem Lebensalter verändert sich das Verhältnis der Parenchymstrukturen und der Stromastrukturen zueinander mit fortschreitender Involution des lymphatischen Gewebes (Abb. 9.14). Infektionen und Entzündungen der Lymphknoten können ebenfalls zu Atrophie, Verschmälerung und narbigen Veränderungen des kortikalen und medullären Gewebes führen, das hiläre Fettgewebe dagegen nimmt zu. Bei dieser

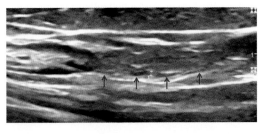

Abb. 9.10 Inguinaler Lymphknoten. Normalbefund. Afferenter Kollektor, Durchmesser 0,4 mm (Pfeile)

Fettgewebsvermehrung (oder Fibrolipomatose) handelt es sich nicht nur ausschließlich um Vakatfett, sondern es kommt darüber hinaus häufig zu einer lipomatösen Volumenzunahme und tendenziell zur sphärischen Verformung der Lymphknoten („Pseudohypertrophie").

Bei Lymphödempatienten kann eine behinderte Antigenpräsentation, bedingt durch eingeschränkten Lymphtransport, zur Atrophie der regionalen Lymphknoten führen (Schmolke 2010). Derartig entstandene Atrophien sind sonografisch nicht von Lymphknotenhypoplasien bei primären Lymphödemen zu unterscheiden.

9.7 Lymphknotengröße und -form

Die sonografische Nachweisgrenze von Lymphknoten liegt bei circa 2–3 mm. Bei der Größenangabe ist zwischen der kurzen Achse (short axis) und der Länge (long axis) zu unterscheiden. Zum Erkennen einer pathologischen Lymphknotenvergrößerung ist der maximale Kurzachsendurchmesser (maximum short-axis diameter, MSAD) geeigneter als der maximale Langachsendurchmesser (maximum long-axis diameter, MLAD). Die eingeschränkt dehnbare fibröse Kapsel eines

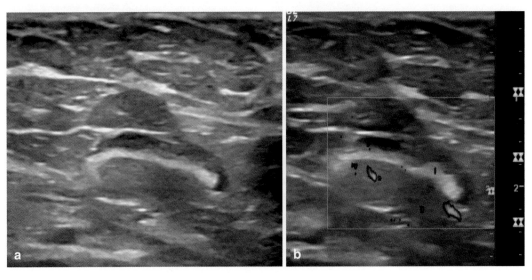

Abb. 9.11 **a**, **b**: Normaler axillarer Lymphknoten mit schalenförmigem lymphatischen Parenchymsaum (**a**). Spärliche zentrale lineare Perfusionssignale (**b**)

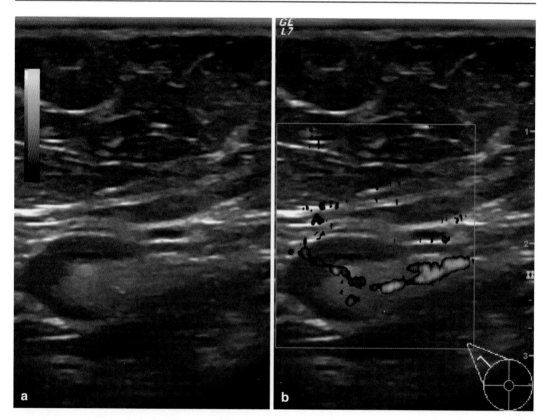

Abb. 9.12 a, b: Normaler axillarer Lymphknoten (schräger Anschnitt) (**a**), Kapselperforierendes Gefäß. Verzweigungswinkel < 30° zur Längsachse (**b**)

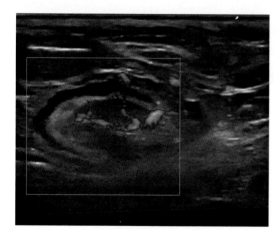

Abb. 9.13 Normaler axillarer Lymphknoten mit zartem kapselperforierendem Gefäß (B-Flow-Mode)

Lymphknotens oder Organs legt deren Oberflächengröße fest. Bei Zunahme des Volumens durch Ödem, Zunahme der Zellzahl, Hyper- und

Neovaskularisation nimmt zuerst der Kurzachsenduchmesser zu, sodass sich ein ursprünglich ovaler Querschnitt einem kreisförmigen Querschnitt nähert und die Lymphknoten wie auch andere Organe eine Abrundung erfahren. Nach dem Laplaceschen Gesetz ist der transmurale Druck bzw. der Innendruck eines (Hohl-)Organs umgekehrt proportional zum Radius. Bei einem Objekt mit unterschiedlichen Krümmungsradien, also beispielsweise ein rotationsellipsoidförmiger Lymphknoten, ist der transmurale Druck bzw. der Innendruck im Bereich der größten Krümmungsradien am kleinsten und bietet bei einer Volumenvermehrung den geringsten Widerstand. Die Kugel ist derjenige geometrische Körper, der bei gegebener Oberfläche das größtmögliche Volumen aufweist. Daraus folgt, dass eine initiale Volumenzunahme allein durch eine Formänderung, d. h. ohne Kapseldehnung, möglich ist. Erst bei weiterer Volumenzunahme verlängert

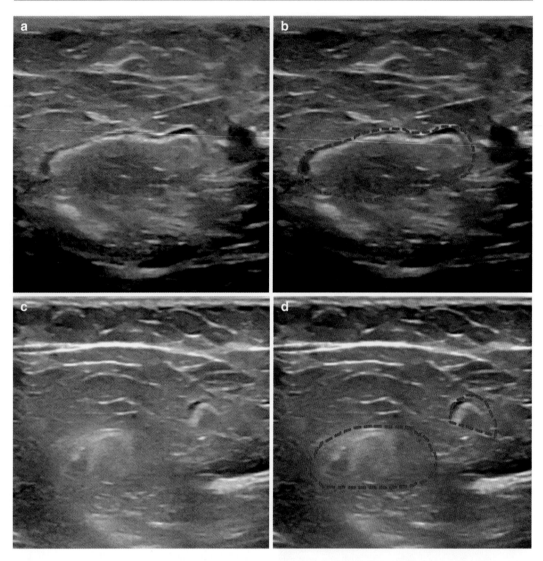

Abb 9.14 a–d: Axillare Lymphknoten mit altersentsprechender (71 Jahre) Parenchyminvolution. Stark verschmälerter, teilweise nicht mehr abgrenzbarer lymphatischer Parenchymsaum **a**, **b**). Andere Lymphknoten lassen keinen oder nur noch marginalen Parenchymsaum erkennen (**b**)

sich auch die Langachse, also das Kriterium, welches im herkömmlichen Sinne üblicherweise unter dem Begriff „Lymphknotenvergrößerung" verstanden wird.

Bei einer Volumenzunahme eines Lymphknotens tritt die Verbreiterung des Kurzachsendurchmessers vor der Vergrößerung des Längsdurchmessers auf und ist daher die sensitivere der beiden Messgrößen. Das Verhältnis MLAD zu MSAD, der Solbiati-Index (Solbiati et al. 1988), ist ein wichtiger Dignitätspa-

rameter; bei Lymphknotenvergrößerungen weist ein Index von > 2 in 84 % auf benigne Veränderungen (Abb. 9.15), ein Index von < 1,5 in 71 % auf eine maligne Größenzunahme.

Die Größe normaler Lymphknoten ist variabel, der MLAD reicht von 2 mm bis > 30 mm. Sie ist abhängig von der Lokalisation. Axillar betragen die Werte der MLAD 0,2 bis 3,8 cm (Deepak et al. 2008). Der MSAD normaler zervikaler Lymphknoten wird mit 8 mm, der subdigastrischen und submandibulären mit 9 mm

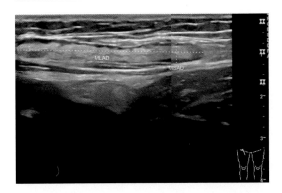

Abb. 9.15 Inguinaler Lymphknoten, Normalbefund. Länge (MLAD) 4,6 cm, Kurzachse (MSAD) 0,55 cm, Solbiati-Index 7,7

(Brekel et al. 1993) und der MSAD inguinaler Lymphknoten wird mit einer Streubreite von 2.1–13,6 mm angegeben (Bontumasi et al. 2014). In praxi ist der normale inguinale LK etwa 10 mm breit. Für den MSAD normaler thorakaler und abdomineller Lymphknoten wurden folgende Werte ermittelt: Retrokruralraum 6 mm; parakardial 8 mm; Ligamentum gastrohepaticum 8 mm; obere paraaortikale Region 9 mm; portacaval 10 mm; Porta hepatis 7 mm; untere paraaortikale Region 11 mm (Dorfman et al. 1991). Der MSAD pelviner Lymphknoten liegt in 98 % unter 10 mm (Vinnicombe et al. 1995). Die Lymphknotengrößen tendieren mit zunehmendem Alter zu einer Längenzunahme (Ying et al. 2002, Solivetti et al. 2012).

9.8 Lymphgefäße

Technische Parameter bestimmen die sonografische Darstellbarkeit normaler Lymphgefäße der Extremitäten. Die Anzahl erkennbarer superfizieller Lymphgefäße steigt mit der Ultraschallfrequenz, dagegen limitiert die gleichzeitig abnehmende Eindringtiefe die Detektion tiefer liegender Gefäße. Diese reicht bei einer Frequenz von 48 MHz bis zu einer Tiefe von 24 mm und bei Ultrahochfrequenzultraschall mit 70 MHz bis 10 mm; mit dieser Technik werden Lymphgefäße mit Durchmessern von unter 0,3 mm darstellbar (Hayashi et al. 2019).

Mit konventionellem Hochfrequenzultraschall lassen sich normale epifasziale Lymphgefäße kaum zuverlässig nachweisen. An normalen Lymphknoten sind gelegentlich afferente und efferente Lymphkollektoren kurzstreckig als mäßig echoarme unberandete lineare Strukturen zu erahnen, die sich kaum in die Peripherie verfolgen lassen (Abb. 9.9, 9.10). Epifasziale Lymphgefäße können einen ovalären oder runden, bei niedrigeren Schall-Frequenzen auch unregelmäßigen spikulären Querschnitt aufweisen. Von kutanen Nerven, die eher einen ovalären Querschnitt zeigen, sind sie schwer zu unterscheiden. Blutgefäße weisen einen runden Querschnitt auf sowie (meistens) Fluss-Signale im Power-Mode oder Farb-Duplex-Mode. Im Gegensatz zu Venen sind reguläre Lymphkollektoren bei normalem Auflagedruck des Schallkopfes nicht kompressibel.(Hayashi et al. 2015). Dem sonografischen Nachweis von durchschnittlich nur 1,6+/-0,5 kutanen Kollektoren am Unterschenkel gesunder Probanden (Hayashi et al. 2015) mit einem 15 MHz-Schallkopf beziehungsweise 3,12 +/-0,49 mit einem 70 MHz-Schallkopf (Hayashi et al. 2019) entgeht die Mehrzahl der tatsächlichen vorhandenen Lymphgefäße, deren Anzahl zwischen 5 bis ca. 10 Kollektoren variiert (Kubik und Kretz 2005).

Der Ductus thoracicus ist in seinem Endabschnitt meist einbahnig, (66 %) oder in 2–5 Äste aufgeteilt. In etwa 8 % % ist er plexiform. Die Mündungsregion ist der linke Venenwinkel und benachbarte Venen, seltener der rechte Venenwinkel (Kubik und Kretz 2005). Bei einbahnigem Endabschnitt ist der Ductus thoracicus sonografisch meist gut darstellbar (Seeger 2007) (Abb. 9.16).

Erweiterte Lymphkollektoren sind als tubuläre, oft etwas geschlängelte echofreie Strukturen zu erkennen, in denen sich auch unter Kompression keine Flußsignale auslösen lassen (Abb. 9.17, 9.18). Sehr ausgeprägte Ektasien der Lymphgefäße sind häufig bei der Filariasis, gelegentlich lassen sich dann auch Filarien in befallenen Lymphknoten (filaria dance sign) beobachten (Dietrich et al. 2019; Dreyer et al. 2001). Bei der Lymphangitis zeigt der Ultraschall eine tubuläre, echoarme gelegentlich geschichtete Struktur, die

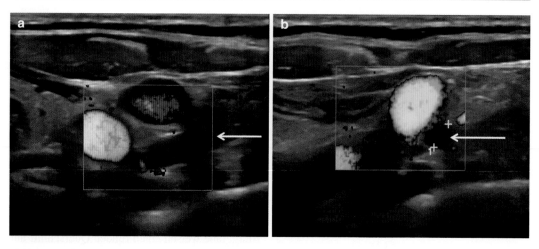

Abb. 9.16 **a**, **b**: Ductus thoracicus (Durchmesser 4 mm) (Pfeile). Mündung in den linken Venenwinkel. (längs- (**a**) und Querprojektion (**b**)

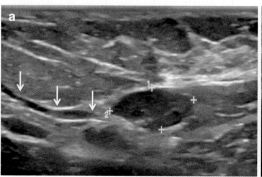
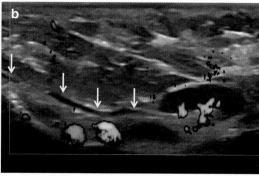

Abb. 9.17 **a**, **b**: Tangential angeschnittener axillarer Lymphknoten mit echoarmem auf 3,9 mm verbreitertem lymphatischen Parenchymsaum; gestauter bis auf 1,2 mm erweiterter nicht kompressibler afferenter (!) Kollektor (Pfeile), der hier scheinbar hilär, in anderen Projektionen (nicht dargestellt) jedoch eindeutig loco typico mündet (**a**). Hyperperfusion bei erhaltener Gefäßarchitektur (**b**). Die Stanzbiopsie ergab eine ausgeprägte Sinushistiozytose

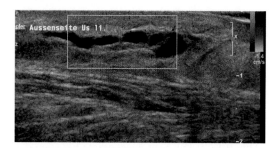

Abb. 9.18 Lateraler Unterschenkel. Erweiterte Lymphkollektoren bei sekundärem Lymphödem nach Überrolltrauma. (Aufnahme K. Martin, Hinterzarten)

dem verdicktem entzündetem Lymphgefäß entspricht (Abb. 9.19).

9.9 Lymphangiome

Lymphangiome sind gutartige Malformationen des Lymphgefäßsystems. Sie treten in kapillärer, kavernöser, zystischer oder gemischter Form auf (Abb. 9.20, 9.21, 9.22, 12.1, 12.2, 12.3, 12.4, 12.5, 12.6, 12.7). Meistens sie sind vom umge-

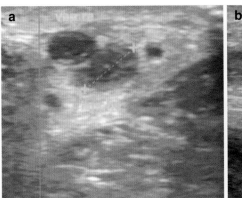

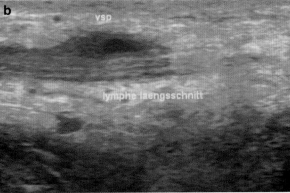

Abb. 9.19 a, **b**: Lymphangitis nach Insektenstich am Außenknöchel. Auf, 6,2 mm verbreiterter Lymphkollek- tor mit tubulärer, echoarm geschichteter Struktur (transversal: **a**, longitudinal: **b**). Vsp = Vena saphena parva. (Untersuchung M. Plett, Wuppertal)

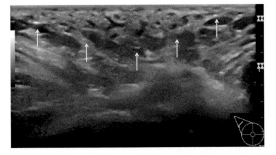

Abb. 9.20 Kavernöses Lymphangiom der rechten Axilla. Weiche zur Umgebung schlecht abgrenzbare Raumforde- rung (Pfeile) mit multiplen kleinen zystoiden und tubulä- ren Strukturen

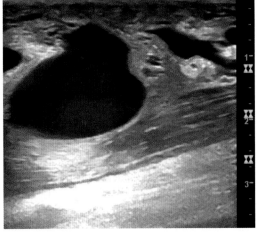

Abb. 9.22 Zystische Strukturen und weite dysplastische Lymphgefäße bei zystisch-kavernösem Lymphangiom (dieselbe Patientin wie in Abb. 9.21)

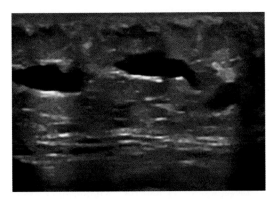

Abb. 9.21 22-jährige Patientin. Zystisch-kavernöses Lymphangiom des linken Oberschenkels. Zur Umgebung schlecht abgrenzbare subkutane Raumforderung mit tu- bulären Strukturen. Keine Fluss-Signale im Power- und Farb-Duplex-Mode (nicht abgebildet). Verdickte Kutis und verminderter Kontrast bei szintigrafisch nachgewie- senem Lymphödem

benden Gewebe nicht exakt abzugrenzen und set- zen sich in dysplastische Lymphgefäße fort, dem entsprechend lassen sich sonografisch oft keine genauen Ausmaße bestimmen (Abb. 12.1, 12.2, 12.3, 12.4, 12.5,12.6, 12.7). Im Power-Mode und Farbduplex-Mode zeigen sich nur spärliche Per- fusionssignale bei den kapillären bis kleinzysti- schen Formen. Im Gegensatz zu Hämangiomen kann durch manuelle Kompression der umgeben- den Weichteile und durch Vasalva-Pressmanöver kein farbcodierter Blutfluss evoziert werden.

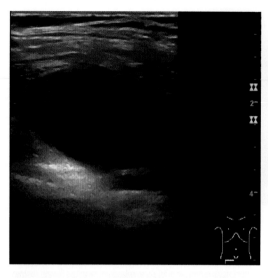

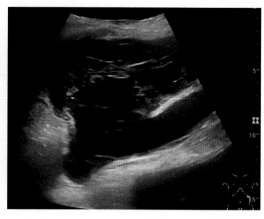

Abb. 9.24 Vielfach gekammerte Lymphozele im linken Hemiabdomen nach Wertheimoperation

Abb. 9.23 Echofreie Lymphozele nach transfemoraler Koronarangiografie. Szintigrafische Verifizierung (siehe Lymphszintigrafie/Funktionslymphszintigrafie, Abb. 5.24 a–c)

9.10   Lymphozelen

Bei Lymphozelen handelt es sich um umschriebene Ansammlungen von Lymphe in anatomisch nicht vorgegebenen Räumen. Oft entstehen sie infolge einer Lymphonodektomie oder Verletzung von Lymphgefäßen. Die in eine Lymphozele mündenden Lymphgefäße sorgen dafür, dass kontinuierlich Lymphe in den Hohlraum nachlaufen kann. Lymphozelen besitzen entgegen Lymphzysten oder Lymphangiomen keine Endothelauskleidung. Sonografisch können sie echofrei wie Lymphzysten erscheinen oder sie sind septiert bzw. gekammert, was dann eher auf eine Lymphozele deutet (Abb. 9.23, 9.24).

9.11   Lymphadenopathien

Bei den Lymphadenopathien sind benigne Formen von malignen zu unterscheiden (Claviez et al. 2012).

Benigne Lymphadenopathien:

- Infektionen
- - Viren
- - Bakterien
- - Pilze
- - Chlamydien
- - Rickettsien
- - Parasiten
- - Tuberkulose
- Speicherkrankheiten/Akkumulation amorpher Substanzen (Amyloide, Lipide)
- lymphoproliferative Erkrankungen (posttransplant lymphoproliferative diseases [PTLD], M. Castleman)
- Immunologische Erkrankungen (hämophagozytische Lymphohistiozytosen, Langerhans-Zell-Histiozytosen, Rosai-Dorfman-Syndrom, Kawasaki-Syndrom, Autoimmunerkrankungen, Immundefekte)
- Allergische Hypersensitivität Typ IV (drug reaction with eosinophilia and systemic reaction)
- Andere Erkrankungen:
- - Dermatopathische Lymphadenopathie
- - Lymphomatoide Granulomatose
- - Histiozytäre nekrotisierende Lymphadenitis (Kikuchi-Erkrankung)
- Pneumokoniosen
- Medikamente, (z. B. Phenytoin, Hydralazin, Procainamid, Isoniazid, Allopurinol, Dapsone)
- Podokoniose (geochemische, nicht-filariöse Elephantiasis)
- Lymphadenopathien bei primären und sekundären Lymphödemen und Syndromen mit Beteiligung des Lymphgefäßsystems

Maligne Lymphadenopathien:

- Neoplasien
- Metastasen
- Non-Hodgkin-Lymphome
- Morbus Hodgkin
- Leukämie

9.11.1 Lymphadenopathien bei primären und sekundären Lymphödemen und Syndromen mit Beteiligung des Lymphgefäßsystems

Bei primären Lymphödemen lassen sich regelmäßig Lymphadenopathien nachweisen. Histologisch finden sich in hilären, kortikalen und medullären Bezirken Veränderungen, wie Fibrosen, Fibrosklerosen, fettige Degeneration und Hyalinisation. In der Mehrzahl sind diese Lymphknoten hypoplastisch bei gleichermaßen hypoplastischen Lymphgefäßen, Hyperplasien kommen meist in Verbindung mit geschlängelten oder varikösen und erweiterten Lymphgefäßen vor. (Kinmonth und Wolfe 1980; Liu et al. 2012).

9.11.2 Reaktive Lymphknoten/ Lymphadenitis

Unter dem Begriff „Reaktiver Lymphknoten" werden benigne entzündliche Lymphknotenvergrößerungen infolge eines Antigenstimulus zusammengefasst. Sonografisch zeigen sie im B-Mode und im Power-Mode bzw. Farb- Duplex-Mode charakteristische Veränderungen auf, die sie von normalen Lymphknoten und Metastasen unterscheiden lassen, nicht immer dagegen von malignen Lymphomen.

Bei reaktiven Lymphknoten/Lymphadenitiden lassen sich unterschiedliche histologische Typen unterscheiden:

1. Follikuläre Hyperplasie (Virusinfektionen, Entzündungen und Tumoren im Tributargebiet, Kollagenosen, HIV und Lues)

2. Noduläre/diffuse parakortikale Lymphknotenhyperplasie (Dermatopatische Lymphadenitis)
3. Bunte Pulpahyperplasie (Virusinfektionen, z. B. EBV–Infektion, Toxoplasmose und bei Hydantoinmedikation)
4. Unreife Sinushistiozytose (Toxoplasmose, akute EBV- Infektion, Yersiniose)
5. Sinushistiozytose (Immunabwehr (Immunologische Synapse) bei Antigenpräsentation mittels Langerhansscher Zellen/Präsentationszellen über afferente Lymphgefäße; regionale Lymphknoten bei Malignomen)
6. Eitrige Lymphadenitis mit Granulozytenakkumulation oder Abszedierung (Katzenkratzkrankheit, Yersiniose, Lymphogranuloma inguinale u. a.)
7. Kombination von
   a. Germinal Center-Entwicklung und plasmozytischer Reaktion als morphologischer Ausdruck einer spezifischen humoralen Antwort
   b. Sinushistiozytose (unspezifische Reaktion)
   c. Ganulomatöse Sarcoid-like Lesions (Makrophagenresponse)
   d. Parakortikale Hyperplasie
   e. Lymphozytendepletion
8. Reaktive regionale Lymphknoten eines Tumordrainageterritoriums (Meyer und Grundmann 1982)

Generalisierte Lymphknotenvergrößerungen bei Lymphadenopathien mit follikulärer lymphatischer Hyperplasie finden sich bei hyperimmunisatorischen Prozessen (rheumatische Arthritis, Felty-Still-Syndrom, Sjögren-Syndrom, systemischer Lupus erythematodes), bei erregerbedingten Erkrankungen (Lues II, Toxoplasmose, Virusinfekten, Katzenkratzkrankheit), generalisierter AIDS-Lymphhadenopathie, generalisierter angiofollikulärer Lymphknotenhyperplasie (Kaiserling 2005).

9.11.2.1 Klinik
Reaktive Lymphknoten, insbesondere im akuten Stadium, sind eher schmerzhaft, und unterschei-

den sich darin von Formen des malignen Lymphoms, die meistens nicht schmerzhaft sind. Sie sind häufig verschieblich und weich. Bei chronischem Verlauf kann die Verschieblichkeit nachlassen, die Konsistenz zunehmen und die Lymphknoten können miteinander verbacken.

9.11.2.2 Sonomorphologie

Typisch ist eine meist echoarme, gelegentlich auch mäßig echoarme gleichmäßige Verbreiterung des lymphatischen Parenchymsaumes. In der Regel bleiben sowohl die ellipsoide Form erhalten als auch die Grundarchitektur mit abgrenzbaren hilären Strukturen. Die Konturen sind glatt (Abb. 9.25, 9.26). Manchmal lassen sich bei reaktiven Lymphknoten auch lokalisierte Hyperplasien des lymphatischen Gewebes beobachten (Abb. 9.27).

Bei intraabdomineller Lymphadenitis finden sich oft ausgeprägte Volumenzunahmen des Parenchyms bis hin zu homogener echoarmer Umstrukturierung der Lymphknoten und Maskierung hilärer Strukturen (Abb. 9.28, Video 9.1, 9.2).

Einzelne, disseminierte oder schollige Verkalkungen führen zu echogenen Reflexen, die je nach ihrer Größe mit distalen Schallschatten einhergehen und Twinkling-Artefakte aufweisen können.

9.11.2.3 Gefäßarchitektur, Perfusionsmuster

Intranodale Gefäße sind häufig deutlich besser im B-Flow-Mode als im Power-Mode oder Farb-Duplex-Mode darzustellen, der Power-Mode liefert allerdings in aller Regel ausreichend gute Ergebnisse (Abb. 9.30, 9.31).

Die Gefäßarchitektur reaktiver Lymphknoten bleibt meistens erhalten, es zeigt sich eine Hyperperfusion mit Darstellung einer zentralen longitudinalen Gefäßstruktur und regulär verlaufenden Verzweigungen (Abb. 9.1d, 9.29, 9.30b, 9.31,

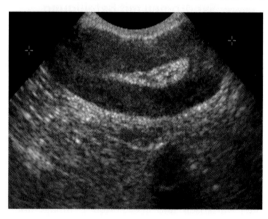

Abb. 9.26 Reaktiver inguinaler Lymphknoten bei Ulcus cruris. Vergrößerung, Länge 5,09 cm, Breite 1,71 cm; verbreiterter nur mäßig echoarmer Parenchymsaum. Das sonografische Erscheinungsbild ist von einem malignen Lymphom nicht zu unterscheiden (vergleiche Abb. 9.39). (Untersuchung D. Orban, Dorsten)

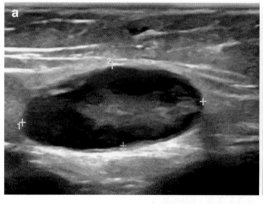
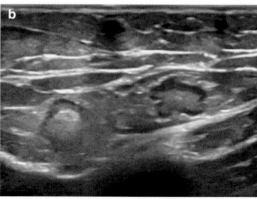

Abb. 9.25 a, **b**: Vergrößerter reaktiver Lymphknoten (26 × 12 mm) rechts inguinal mit verbreitertem echoarmen lymphatischen Parenchymsaum nach dreimonatiger putrider Verletzung am Vorfuß (**a**); Normale inguinale Lymphknoten links desselben Patienten (**b**)

Video 9.1, 9.2). Solche Befunde sind unspezifisch, maligne Lymphome können vergleichbare Perfusionsmuster aufweisen. Seltener lassen sich prominente zentrale Gefäße mit baumartiger Verzweigung nachweisen (Abb. 9.1e, 9.32, 9.33).

Sonomorphologisch metastasenähnliche Bilder mit gleichmäßig oder unregelmäßig verbreitertem echoarmem lymphatischem Parenchymsaum und unspezifischen Perfusionsmustern, wie atypische oder „chaotische" Gefäßarchitektur mit Hypoperfusion, „Perfusionsausfällen", auch

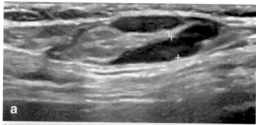

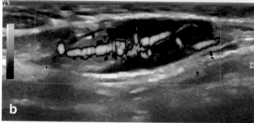

Abb. 9.27 a, b: Lokalisierte reaktive Veränderungen eines axillaren Lymphknotens mit lokalisierter Verbreiterung des lymphatischen Parenchymsaumes (2,9 mm) (**a**). Mäßiggradige Hyperperfusion mit regelrechter Gefäßarchitektur (**b**)

gepaart mit Hyperperfusionsarealen, schließen reaktive Lymphknotenveränderungen nicht aus und können die differenzialdiagnostische Beurteilbarkeit erheblich einschränken (Abb. 9.33, 9.34, 9.35).

Atypische Perfusionsmuster finden sich auch bei granulomatösen und abszedierenden Lymphadenopathien sowie bei Lymphknotenkonglomeraten. Letztere sind unspezifisch und kommen bei entzündlichen wie auch malignen Lymphadenopathien vor (Abb. 9.36, 9.37). Bei tuberkulösen Lymphknoten werden Größenzunahme, sphärische Formen, variable Konturen und eine heterogene Textur, Hilusverluste, echofreie Areale und Ödeme beobachtet; die Gefäßdichte ist niedrig, die Gefäßarchitektur gestört (Jensen 2009). Das Perfusionsmuster gleicht dem von Lymphknotenmetastasen (Na et al. 1997).

9.11.3 Lymphknotenverkalkungen

Lymphknotenverkalkungen zeigen sich als feine disseminierte oder gröbere Reflexe. Sie sind unspezifisch und kommen sowohl bei benignen, wie auch malignen Lymphadenopathien vor (z. B. Lymphogranulomatose, Histoplasmose, Tuberkulose, Fettgewebsnekrose, Amyloidose, Silikose, Sarkoidose, Zustand nach Goldtherapie, behandelte Lymphome und Metastasen, wie bei papillärem Schilddrüsenkarzinom, Mammakarzinom, Kolonkarzinom, bronchoalveolä-

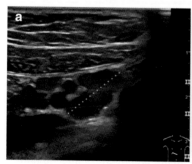

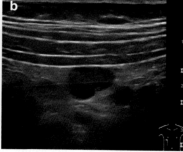

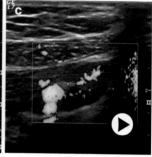

Abb. 9.28 a–c, Video 9.1 (**c**): 11-jähriger Patient. Intraabdominelle Lymphadenitis bei Enteritis. Vergrößerte (maximaler MLAD 1,6 cm), teilweise sphärisch umgeformte echoarm umstrukturierte Lymphknoten (**a, b**). Hyperperfusion bei erhaltener Gefäßarchitek- tur (**c**, Video 9.1. Scannen Sie dieses Bild mithilfe der Springer Nature More Media-App, um zusätzliches Videomaterial direkt aufs Handy zu erhalten. Jetzt App downloaden beim App Store oder Google Play Store) (▶ https://doi.org/10.1007/000-240)

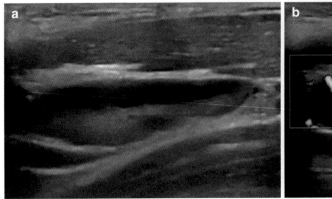

Abb. 9.29 a, b: Zervikaler Lymphknoten bei Mononukleose. Ellipsoidform, prominentes lymphatisches Gewebe, erhaltene hiläre Strukturen (**a**). Hyperperfusion bei regelrechter Gefäßarchitektur (**b**); vergleichbarer Aspekt wie bei dem NHL in Abb. 9.40

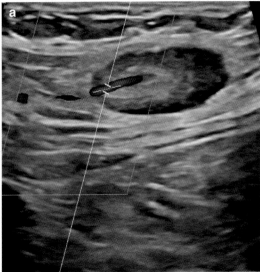

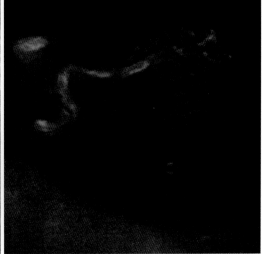

Abb. 9.30 a, b: Inguinaler LK bei Erysipel (2,6 x 0,9 cm). Geringe exzentrische Prominenz des lymphatischen Parenchymsaumes (**a**). Im B-Flow-Modus ausgeprägte bis in die Peripherie reichende Hyperperfusion (**b**). (Aufn. Ch. Thalhammer, Bern)

rem Karzinom, Osteosarkom, Ovarialkarzinom) (Abb. 9.38, 9.71). Gespeicherte Farbstoffe bei Tattoos können ein ähnliches sonografisches Bild erzeugen (Matta et al. 2014).

9.11.4 Maligne Lymphome

9.11.4.1 Verteilung

Die Gruppe der malignen Lymphome umfasst unterschiedliche Neoplasien und manifestiert sich dementsprechend verschiedenartig in der Sonografie. Anzahl, Verteilung und Lokalisation von Lymphadenopathien können erste Hinweise auf ein malignes Geschehen geben (Abb. 9.49). Maligne Non-Hodgkin-Lymphome (NHL) führen häufig zu einem polytopen Lymphknotenbefall, der Lymphknotenbefall beim Morbus Hodgkin beginnt eher regional. Lymphadenopathien in einer Region, in der selten reaktive Lymphknoten zu beobachten sind, sollte Anlass zu einem Lymphomausschluss geben.

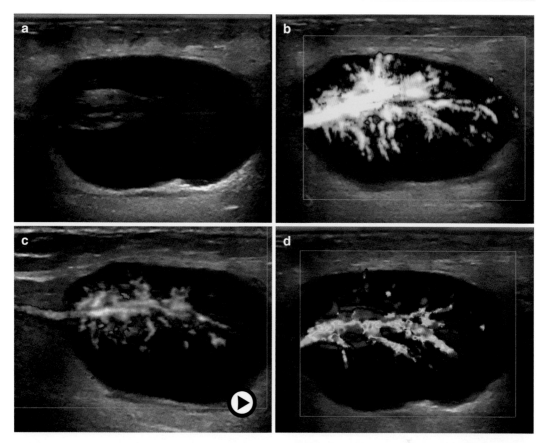

Abb. 9.31 a–d, Video 9.2 (**c**): Funktionelle Veränderungen bei reaktivem Lymphknoten unbekannter Ätiologie. B-Mode: ausgeprägte Hyperplasie des lymphatischen Gewebes bei erhaltener Architektur (**a**). Im Power-Mode (**b**), B-Flow-Mode (**c**) und Farbduplex-Mode Hyperperfusion mit regelrechter Gefäßarchitektur (**d**) (c, Video 9.2. Scannen Sie dieses Bild mithilfe der Springer Nature More Media-App, um zusätzliches Videomaterial direkt aufs Handy zu erhalten. Jetzt App downloaden beim App Store oder Google Play Store) (▶ https://doi.org/10.1007/000-23z)

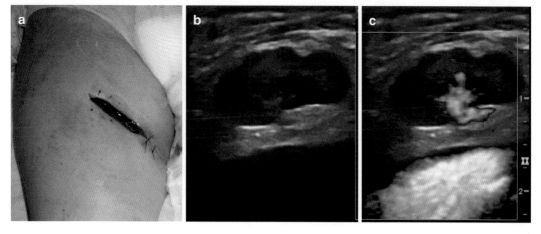

Abb. 9.32 a–c: Reaktiver femoroinguinaler Lymphknoten bei „Sekundärheilung" (**a**). „Verwaschene" echoarme hiläre Strukturen (**b**). Prominentes zentrales Gefäß mit baumartiger Verzweigung und Angiektasie (B-Flow) (**c**)

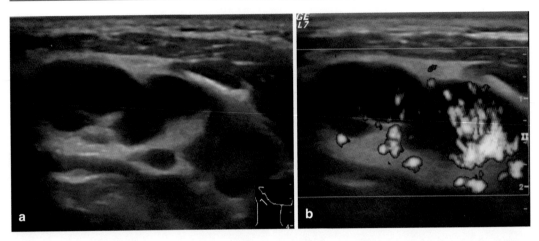

Abb. 9.33 a, b: Vergrößerter zervikaler Lymphknoten bei Mononukleose (3,05 × 1,1 cm) mit echoarmem
ungleichmäßig verbreitertem lymphatischem Parenchymsaum (**a**). Hyperperfusionsareale sowie Hyperperfu-
sionareal mit prominentem zentralem Gefäß mit baumartiger Verzweigung (**b**)

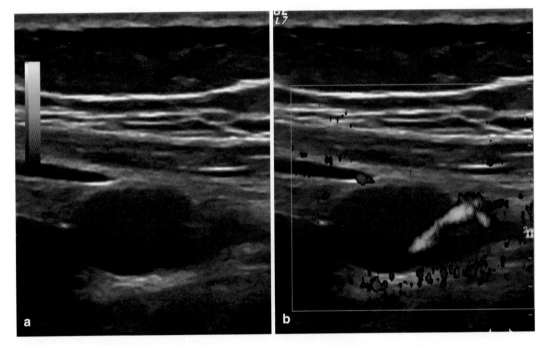

Abb. 9.34 a, b: Abdominelle Lymphadenitis bei Enteritis.
Vergrößerter echoarm umstrukturierter mesenterialer Lymphknoten mit perilymphonodalem Ödem (Pfeil) (**a**). Prominentes Hilusgefäß bei sonst fehlenden Perfusionssignalen (**b**)

9.11.4.2 Sonomorphologie

Sonomorphologisch können Maligne Lymphome
im B-Mode und Powermode reaktiven Lymphknoten gleichen (Abb. 9.39, 9.40). Schmerzen,
akutes Auftreten, regionaler Befall, entzündliche
Prozesse, Infektionen, Traumen und Vakzinati-
onen im Tributargebiet deuten eher auf reaktive
Lymphknotenveränderungen.

▶ Lymphome haben häufig eine weitgehend
homogene, gleichmäßig verteilte feinfleckige
oder getüpfelte echoarme Struktur. Niedrig

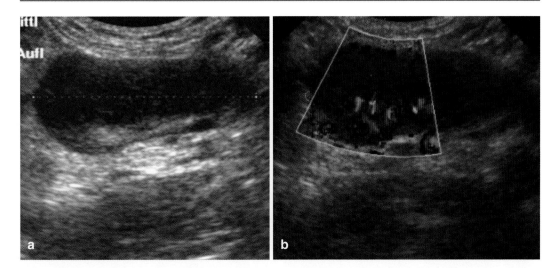

Abb. 9.35 a, b: Reaktiver axillarer Lymphknoten (3,3 × 2,6 × 1,4 cm). Sehr echoarmes exzentrisch verbreitertes lymphatisches Gewebe (**a**). Ausgeprägte zentrale Hypervaskularisation (**b**). Histologisch konnte ein Lymphom ausgeschlossen werden. (Untersuchung D. Orban, Dorsten)

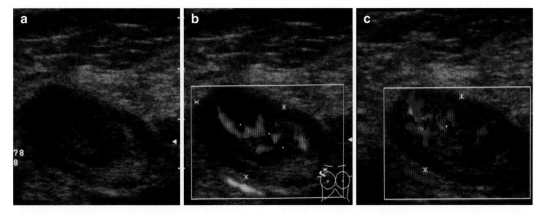

Abb. 9.36 a–c: Axillarer Lymphknoten. Bakterielle granulomatöse Entzündung (Katzenkratzkrankheit). Vergrößerung, (28,2 × 16,9 mm), exzentrische echoarme Strukturen (**a**). Hyperperfusion und gestörte Gefäßarchitektur (**b,c**)

maligne Lymphome können auch eine echonormale Lymphknotenstruktur und Echogenität aufweisen. Bei hochmalignen Lymphomen ist das Parenchym verbreitert, echoarm bis echofrei.

Die Lymphknotengröße und das Lymphknotenvolumen nehmen im Krankheitsverlauf zu. Tumormassen bei extranodaler Tumorausbreitung können insbesondere bei hochmalignen Formen von Hodgkin- wie auch Non-Hodgkin-Lymphomen sehr groß werden, ab einem Durchmesser von 10 cm werden sie als bulky disease bezeichnet (prognostisch ungünstig). Vorwie-

gend beim Morbus Hodgkin sind jedoch auch kleine, meist sphärische, Lymphknoten zu beobachten. Hiläre Strukturen sind verschmälert oder nicht mehr abgrenzbar. Hodgkin-Lymphome zeigen vermehrt Nekrosen, Gefäßthrombosierungen und Fibrinexsudationen, was sich in einer heterogenen Struktur widerspiegelt (Ruco et al. 1993) (Abb. 9.41, 9.42).

Zunahme von Echogenität und Homogenität sowie Abnahme der Perfusion während einer Chemo- und/oder Strahlentherapie deuten auf ein Ansprechen auf die Therapie hin. Ab einer applizierten Strahlendosis von mehr als 20 Gy kommt es in der Regel zu einer Lymphknotenvolumen-

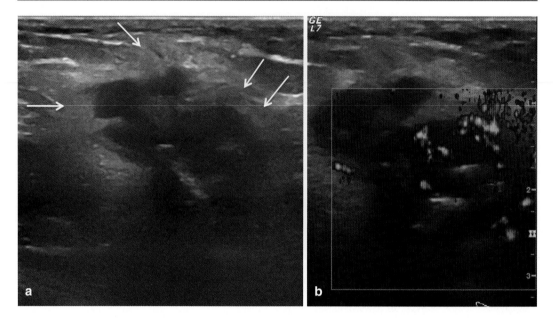

Abb. 9.37 a, **b**: Granulomatöse eitrig abszedierende nekrotisierende axillare Lymphadenitis. Lymphknotenkonglomerat, einzelne Lymphknoten sind nicht mehr zu differenzieren; perilymphonoduläres Ödem (**a**). Chaotisches Perfusionsmuster mit Hyperperfusionsarealen und Regionen fehlender Perfusion (**b**)

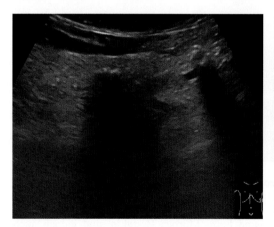

Abb. 9.38 76-jähriger Patient mit primärer Amyloidose. Verkalkte abdominelle Lymphknoten, die sonomorphologisch als dichte Reflexe mit Schallschatten erscheinen; Lymphknotenstrukturen sind nicht zu erkennen

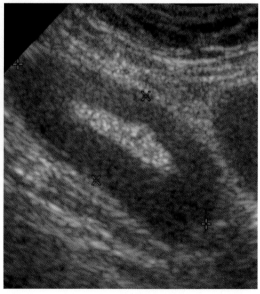

Abb. 9.39 Axillarer Lymphknoten bei NHL (2,9 × 1,1 cm). Verbreiterter nur mäßig echoarmer Parenchymsaum, der Lymphknoten gleicht sonomorphologisch dem reaktiven Lymphknoten in Abb.9.26. (Untersuchung D. Orban, Dorsten)

abnahme (Sauer 1983). (Abb. 9.43). Umgekehrt besteht bei erneuter Abnahme der Echogenität und Homogenität der Verdacht auf ein Lymphomrezidiv.

Während und kurz nach einer Strahlentherapie kann das Lymphknotenvolumen durch entzündliche und ödematöse Veränderungen zunehmen, eine Zunahme der Lymphknotengröße im Strahlenfeld ist in dieser Phase nicht zwingend als Nonresponse zu werten.

▶ Wenn mehrere nebeneinanderliegende echoarme Lymphknoten eine polygonale Form („Sandwichzeichen)") aufweisen sind sie dringend verdächtig auf ein malignes Lymphom (Abb. 9.44, 9.45, 9.46, 9.47).

Diese Formveränderungen resultieren aus einer Volumenzunahme bei erhaltenen Kapselstrukturen und weicher Konsistenz, sodass sich die Lymphknoten gegeneinander und an Umgebungsstrukturen komprimieren und verformen. Ebenfalls lymphomtypisch ist eine ket-

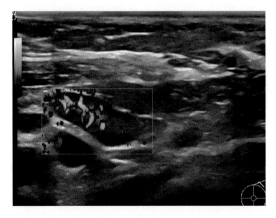

Abb. 9.40 Axillarer Lymphknoten bei einem niedrigmalignem NHL (dieselbe Patientin wie in Abb. 9.43 und 9.44). Hyperperfusion mit regelrechter Gefäßarchitektur. Sonomorphologisch ähnliches Bild wie bei dem reaktiven Lymphknoten in Abb. 9.29

tenartige Anordnung echoarmer Lymphknoten. (Abb. 9.44, 9.45, 9.46).

9.11.4.3 Perfusionsmuster, Gefäßarchitektur

Häufig lässt sich ein Hyperperfusionsmuster bei regulärer anatomischer Gefäßarchitektur beobachten, das dem Perfusionsmuster reaktiver Lymphknoten gleicht (Abb. 9.46, 9.47). Nicht selten sind aber auch irreguläre Gefäßmuster, wie hypoperfundierte Lymphknoten oder Hypoperfusionsareale, lokalisierte Hyperperfusionsareale, chaotische Perfusionsmuster sowie subkapsuläre Gefäße (Abb. 9.48) zu sehen; letztere sind, wie auch bei Lymphknotenmetastasen, Zeichen einer Angioneogenese. Eine unterschiedliche sonografische Gefäßdichte korreliert mit dem Nachweis einer unterschiedlich ausgeprägter Angioneogenese und Gefäßregression bei verschiedenen Entitäten der NHL (Passalidou et al. 2003). Im Gegensatz zu metastatischen Lymphknoten ist die alleinige Präsenz einer peripheren Vaskularisation in lymphomatösen Lymphknoten selten (5 %) (Abb. 9.49). (Ying 2002). Ausnahmen bilden Pitfalls, bei denen lymphomatöse Lymphknoten typische Kriterien eines metastatischen Befalls aufweisen (Abb. 9.50).

Schmale, gestreckt verlaufende Arterien, bedingt durch Kompression, können ebenfalls Zei-

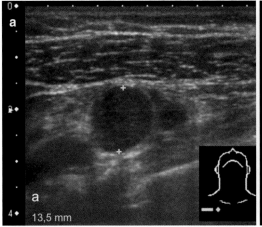

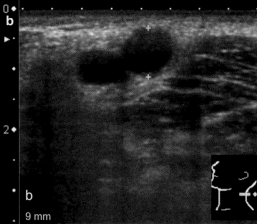

Abb. 9.41 a, b: Infraklavikulärer (**a**) und nuchaler (**b**) Lymphknotenbefall bei Morbus Hodgkin. Kleine sphärisch umgeformte Lymphknoten, Durchmesser 13,5 mm (**a**) und 9 mm (**b**), mit mäßig (**a**) oder ausgeprägter (**b**) echoarmer Umstrukturierung. (Untersuchung D. Orban, Dorsten)

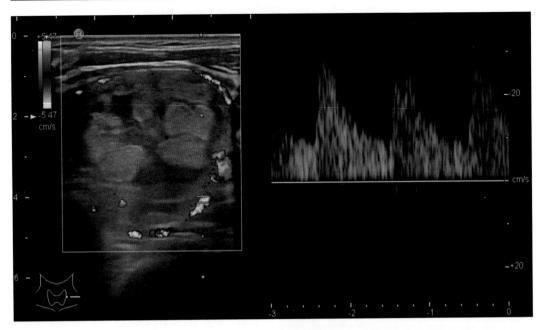

Abb. 9.42 Vergrößerter sphärisch umgeformter zervikaler Lymphknoten bei Morbus Hodgkin. Sehr inhomogene Umstrukturierung ohne erkennbare originäre Architektur, fragliche echoarme nekrotische Areale sowie fehlende Gefäßdarstellung zentral. Subkapsulär prominente Gefäße als Hinweis auf Angioneogenese mit niedrigen RI- und PI- Werten (RI 0,70, PI 1,09), passend zu einem malignen Lymphom. (Untersuchung J. Arends, Freiburg)

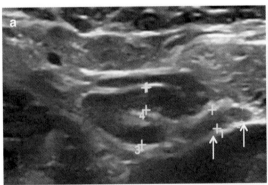
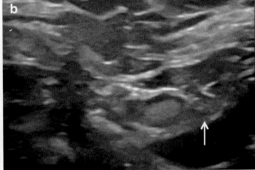

Abb. 9.43 **a**, **b**: Axillarer Lymphknoten mit prominentem lymphatischem Parenchymsaum sowie 2 winzige (Pfeile) echoarm umstrukturierte Lymphknoten bei einem niedrig malignem NHL vor Chemotherapie (**a**). Größenabnahme und Normalisierung der Architektur in kompletter Remission nach Chemotherapie (**b**)

chen eines Lymphombefalls sein (small vessel sign) (Majer et al. 1988) (Abb. 9.51, 9.52).

Ein Hypoperfusionsmuster mit lediglich spärlichen unauffälligen Gefäßen ist bei malignen Lymphomen selten, schließt diese allerdings nicht aus (Abb. 9.53).

9.11.4.4 Resistanceindex, Pulsatilitätsindex

Reaktive (und normale) Lymphknoten weisen meist einen normalen Resistance-Index (RI) und Pulsatilitätsindex (PI) auf, im Gegensatz zu metastatischen Lymphknoten und, weniger aus-

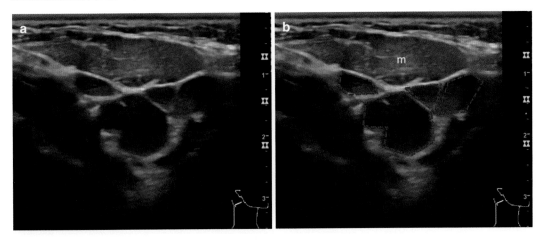

Abb. 9.44 a, b: Polygonal verformte zervikale Lymphknoten bei niedrig malignem NHL (m = M. sternocleidomastoideus)

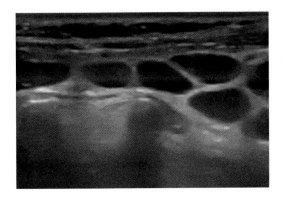

Abb. 9.45 Kleinzelliges B-Zell-Lymphom. Vergrößerte echoarm umstrukturierte zervikale Lymphknoten mit kettenartiger Anordnung und stellenweise polygonaler Verformung

geprägt, Lymphomen. Allerdings gibt es Überschneidungen bei beiden Indizes. PI >=1,8 oder RI >= 0,9 weisen auf Lymphknotenmetastasen. RI > 0,8-1,0 und PI > 1,5 sind für Metastasen, RI < 0,8 und PI < 1,5-1,6 für benigne Lymphknotenveränderungen charakteristisch (Tschammler et al. 1991; Steinkamp et al. 1994). In einer Metaanalyse variieren RI und PI lymphomatöser Lymphknoten zwischen 0,64 und 0,84 beziehungsweise von 1,2 bis 2,2 (Ahuja et al. 2008; Rettenbacher 2014) (Abb. 9.54, 9.55, 9.56).

9.11.4.5 Lymphknoten in Remission

Unter Radio- und Chemotherapie deutet eine Größenabnahme, rückläufige Form- und Strukturveränderungen sowie Zunahme der Echogenität auf ein Ansprechen auf die Therapie. Jedoch sind bleibende Größen- und Strukturveränderungen und ein pathologisches Gefäßmuster selbst bei kompletter Remission nicht ungewöhnlich und sollten aus dem Verlauf heraus bewertet werden (Abb. 9.43, 9.57, 9.58, 9.59).

9.11.5 Lymphknotenmetastasen

9.11.5.1 Morphologie

Lymphknotenmetastasen entstehen zumeist durch lymphogene Metastasierung, wobei Tumorzellen über afferente Lymphgefäße in die Lymphknoten gelangen und sich in der Ankunftsregion, dem Randsinus, ansiedeln. Initiale tumoröse Veränderungen sind also vorwiegend in der Lymphknotenperipherie zu erwarten. Von dort aus kommt es zur weiteren Ausbreitung im Lymphknoten. Tumorzellen können sich vom Randsinus ausgehend auch retrograd über afferente Lymphgefäße ausbreiten und weitere Lymphknoten befallen beziehungsweise, wenn der Lymphabfluss in den afferenten Lymphgefäßen durch tumoröse Strukturen behindert ist, Tumorzellen in weitere Lymphknoten „umleiten". Typische sonografische Symptome sind echoarme Tumorareale, die sich von der Peripherie aus in dem Lymphknoten ausbreiten. Ein exzentrisch nach innen und/oder nach außen verbreiterter lymphatischer Parenchymsaum ist malignitätsverdächtig (Abb. 9.60,

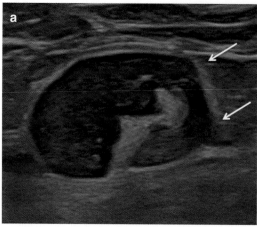

Abb. 9.46 a, b: Axillarer Lymphknoten bei einem hochmaligne transformierten follikulären Lymphoms Grad 3 A – 3 B. Prominenter echoarmer lymphatischer Parenchymsaum; partielle polygonale Umformung (Pfeile) (**a**). Hyperperfusion mit regulär erscheinender Gefäßarchitektur (**b**). (Untersuchung D. Orban, Dorsten)

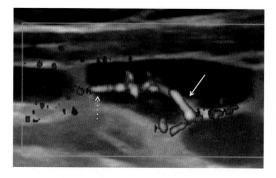

Abb. 9.47 Kleinzelliges B-Zell-Lymphom. 3 echoarm umstrukturierte zervikale Lymphknoten mit partiell polygonaler Umformung. Prominentes hiläres Gefäß (Pfeil), das sich in ein kapselperforierendes Gefäß (gepunkteter Pfeil) fortsetzt. Der Befund ähnelt dem reaktiven Lymphknoten Abb. 9.27

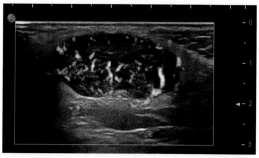

Abb. 9.48 Angioimmunoblastisches T-Zell-Lymphom: Hyperperfusion, chaotische Gefäßarchitektur und subkapsuläre Gefäße, die auf eine Angioneogenese weisen. (Untersuchung J. Arends, Freiburg)

9.11.5.2 Form- und Größenveränderungen

Gewöhnlich kommt es zu einer Volumenvermehrung mit anfangs vorzugsweiser Vergrößerung der Short Axis, was bis zu einer sphärischen Umformung reichen kann und entsprechender Erniedrigung des Solbiati-Index (Abb. 9.62, 9.63, 9.64).

► Eine Größenzunahme der kurzen Achse (short axis) kann auch bei normaler

9.61), gelegentlich aber schwer von einer (benignen) Formvariante oder narbigen Veränderungen zu unterscheiden. Im weiter fortgeschrittenen Stadium kann der Tumor den gesamten Lymphknoten erfassen, die echogenen hilären Strukturen verschwinden durch Infiltration oder Verdrängung (Abb. 9.62, 9.63).

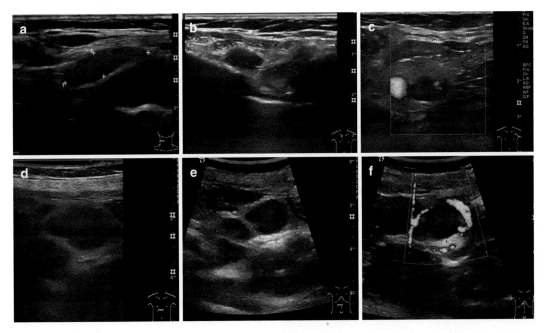

Abb. 9.49 a–f: Polytoper Lymphknotenbefall bei niedrigmalignem NHL (Marginalzellenlymphom): Zervikal (**a**), parasternal (**b**), axillar (**c**), abdominal (**d-f**). Ausgeprägte peripheren Vaskularisation an einem abdominellen Lymphknoten (**f**)

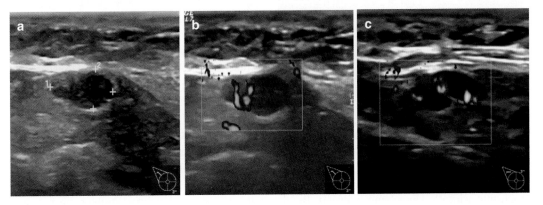

Abb. 9.50 a–b: Pitfall: 66-jähriger Patient mit einem Konten in der Mamma (Lipom). Solitärer atypischer axillarer Lymphknoten (1,2 × 0,9x × 0,5 cm). Unregelmäßig verbreiterter inhomogen echoarm umstrukturierter lymphatischer Parenchymsaum (**a**). Gefäßverdrängung, hypo- und hyperperfundierte Regionen (**b,c**). Cancer of unknown primary origin (CUP)? Die Stanzbiopsie ergab eine chronisch lymphatische Leukämie

Lymphknotenlänge auf eine tumoröse Veränderung hindeuten.

Allerdings schließen kleine Lymphknoten einen metastatischen Befall (bzw. Lymphombefall) nicht aus (Abb. 9.43, 9.69).

9.11.5.3 Kapseldurchbruch

Unscharfe Konturen deuten auf beginnende Umgebungsinfiltration, gelegentlich lassen sich bei metastatischen Lymphknoten Kapseldurchbrüche und/oder Spikulae darstellen (Abb. 9.64, 9.65, 9.66, 9.67). Bei kapseldurchbrechendem

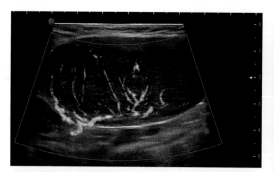

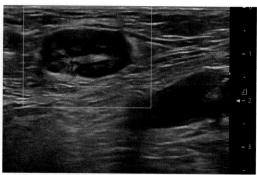

Abb. 9.51 Echoarm umstrukturierter Lymphknoten bei follikulärem Lymphom Grad 1–2. Hyperperfusion und partielle Minderperfusion (B-Flow). Die Gefäße weisen ein auffallend enges Kaliber auf: small vessel sign. Vereinzelte subkapsuläre Gefäße als Zeichen einer Angioneogenese. (Untersuchung J. Arends, Freiburg)

Abb. 9.53 Chronisch lymphatische Leukämie. Verbreiterter lymphatischer Parenchymsaum mit echoarmen und echogene Arealen sowie erhaltenen hilären Strukturen. Das lediglich nur kurzstreckig darstellbare solitäre hiläre Gefäß schließt ein malignes Geschehen nicht aus. (Untersuchung J. Arends, Freiburg)

9.11.5.4 Perilymphonodale Ödeme

Schallschatten sind ein weiterer wichtiger Hinweis auf Malignität. Bei fortgeschrittenem Befall lassen sich häufig perilymphonodale Ödeme erkennen, diese sind jedoch nicht tumorspezifisch. Das sonografische Korrelat sind meist gering ausgeprägte, mäßig oder gering echoarme kontrastarme bis homogene, an die Lymphknoten grenzende Strukturen mit Verschwinden von Grenzzonenartefakten (Brauer 2015) (Abb. 9.37, 9.64, 9.66). Ausgeprägte Ödeme mit dreidimensional netzförmig liquiden Strukturen haben die Autoren nicht beobachtet.

9.11.5.5 Nekrosen, Verkalkungen

Zystische Nekrosen sind echofrei, Koagulationsnekrosen inhomogen echogen (Ahuja et al. 2008). Davon unterscheiden sich Lymphknotenmetastasen mit solider Struktur, aber ausgeprägter Echoarmut, die bis zu pseudozystische-echofreiem Aspekt reichen kann, durchaus auch einhergehend mit einer Pseudoschallverstärkung. Solche Befunde sind häufiger bei Melanommetastasen, gelegentlich aber auch bei Metastasen anderer Tumorentitäten. Mittels Anpassung der Gain (Gesamtverstärkung)- und/oder dynamic-range-Einstellung sowie mit dem Power-Mode zum Nachweis einer Binnenvaskularisation (Neovaskularisation) kann eine Verwechselung mit Zysten vermieden werden (Abb. 9.69, 9.70, 9.80).

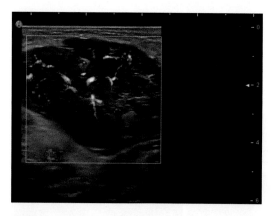

Abb. 9.52 Diffuse large B-cell lymphoma mit Lymphknotenkonglomerat. Chaotisches Perfusionsmuster, engkalibrige sowie subkapsuläre Gefäße. (Untersuchung J. Arends, Freiburg)

Wachstum wird die Umgebung infiltriert. Befallene benachbarte Lymphknoten können sich gegenseitig durchwachsen, sodass polyzyklisch geformte Konglomerate entstehen. Eine Infiltration der Umgebung kann zu einer Gefäßbeteiligung führen mit Encasement und Infiltration der Gefäßwände, dem muskelkräftige Arterien länger widerstehen können als die dünnen Venenwände. Im Gegensatz zu Appositionsthromben, die meist keine Binnengefäße besitzen, weist eine Tumorinfiltration in Folge von Neovaskularisationen oft Gefäße auf (Abb. 9.68).

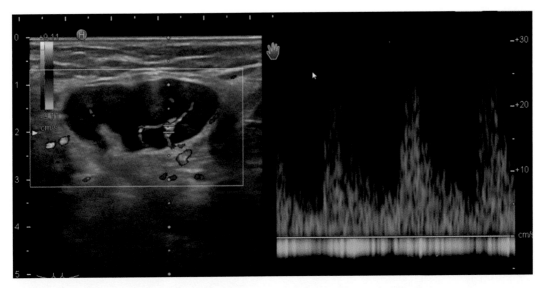

Abb. 9.54 Chronisch lymphatische Leukämie. Homogen echoarm umstrukturierter Lymphknoten mit weitgehend aufgehobenen hilären Strukturen. Bogige Gefäßverlagerungen, ausgedehnte hypoperfundierte Regionen. Die niedrigen RI- und PI-Werte (RI 0,79; PI 1,31) passen zu einem malignen Lymphom. (Untersuchung J. Arends, Freiburg)

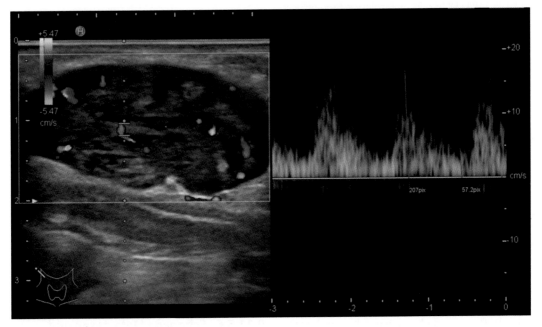

Abb. 9.55 Angioimmunoblastisches T-Zell-Lymphom. Inhomogen echoarm umstrukturierter Lymphknoten mit weitgehend aufgehobenen hilären Strukturen. Spärliche Perfusionssignale, teilweise subkapsulär, letztere sind Zeichen einer Angioneogenese. Die niedrigen RI- und PI-Werte (RI 0,82; PI 1,40) passen zu einem malignen Lymphom. (Untersuchung J. Arends, Freiburg)

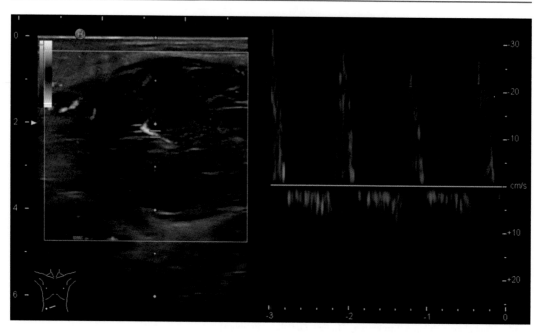

Abb. 9.56 Pitfall: Diffuse large B-cell lymphoma mit inhomogen echoarm umstrukturiertem und sphärisch umgeformtem Lymphknoten mit Kapseldurchbruch. Spärliche Perfusionssignale zentral sowie subkapsulär. Die hohen RI- und PI- Werte (RI 1,0; PI 2,0), wie auch der Lymphknotenaspekt, würden eher auf eine Metastase deuten. (Untersuchung J. Arends, Freiburg)

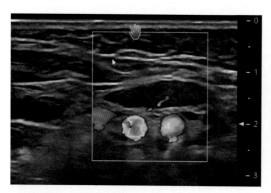

Abb. 9.57 Morbus Hodgkin in kompletter Remission. Kleiner echoarm umstrukturierter Lymphknoten mit einem spärlichem hilärem Gefäß. (Untersuchung J. Arends, Freiburg)

Selten sind Verkalkungen mit dichten Reflexen nachweisbar, beispielsweise beim papillären Schilddrüsenkarzinom oder Mammakarzinom (Abb. 9.71). Sehr kleine Verkalkungen weisen aufgrund von Beugung und Schichtdickenartefakt gewöhnlich keinen distalen Schallschatten auf, lassen sich aber gelegentlich mittels Twinklingartefakt beweisen.

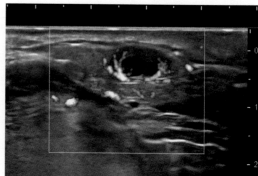

Abb. 9.58 Follikuläres Lymphom in kompletter Remission. Kleiner echoarm umstrukturierter Lymphknoten mit prominenten bogig verlagerten subkapsulären Gefäßen und fehlenden zentralen Perfusionssignalen. (Untersuchung J. Arends, Freiburg)

9.11.5.6 Echogene Metastasen und andere potenzielle Veränderungen bei Lymphknotenmetastasen

Echogene Lymphknotenmetastasen (Abb. 9.61) sind sehr selten. In Einzelfällen können echogene Lymphknotenmetastasen, die auf lipomatöse Strukturen wie bei einem Liposarkom verweisen

(Abb. 9.72). Sie ähneln echogenen Lymphknoten bei Morbus Whipple oder bei Silikonomen (Abb. 9.89, 9.90, 9.91). Ob und gegebenenfalls wie sich interstitielle Flüssigkeitsvermehrung, also ein interstitielles Ödem im Lymphknoten verursacht durch vermehrte Filtration aus Tumorgefäßen sowie Druckerhöhung (Gammill et al. 1976; Lunt et al. 2008), sonografisch ma-

nifestiert, ist unklar. Theoretisch wären ebenfalls eine erhöhte Echogenität und ein verminderter Kontrast zu erwarten.

Lymphknotenmetastasen anaplastischer Karzinome dagegen können sowohl im B-Mode-Bild wie auch bezüglich der Gefäßarchitektur den Aspekt eines malignem Lymphoms zeigen (Rettenbacher 2014).

Neben den Tumorarealen können metastatisch befallene Lymphknoten auch reaktive Veränderungen aufweisen, die sich eher im Power-Mode bzw. Farb-Duplex-Mode zeigen als im B-Bild, wo die reaktiven Gewebsveränderungen sich nicht sicher von den Tumorarealen abgrenzen müssen (Abb. 9.82).

9.11.5.7 Gefäßarchitektur, Perfusionsmuster

▶ Lymphknotenmetastasen weisen sehr häufig abnormale Perfusionsmuster auf (Na et al. 1997). Mit dem Power-Mode, B-Flow-Mode und Farb-Duplex-Mode lassen sich typische pathologische Perfusionsmuster unterscheiden (Tschammler et al. 1998) (Abb. 9.1).

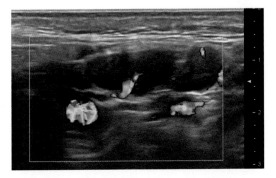

Abb. 9.59 T-Zell-Lymphom in kompletter Remission. LK Typ 1: Verbreiterter echoarmer lymphatischer Parenchymsaum. Am Hilus solitäres durchgehendes Gefäß und vereinzelte periphere und zentrale Perfusionssignale. (Untersuchung J. Arends, Freiburg)

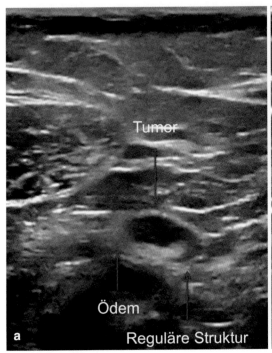
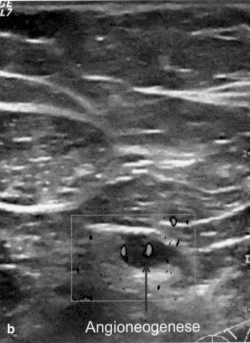

Abb. 9.60 a, b: Axillarer Lymphknoten mit 6 mm großer echoarmer peripher gelegener Metastase bei Mammakarzinom; lokalisiertes perilymphonoduläres Ödem (**a**).

In der Metastase Perfusionssignale, die als Zeichen einer Angioneogenese zu werten sind (**b**)

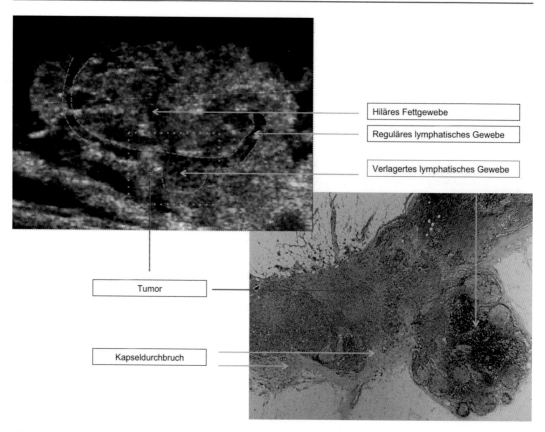

Hiläres Fettgewebe

Reguläres lymphatisches Gewebe

Verlagertes lymphatisches Gewebe

Tumor

Kapseldurchbruch

Abb. 9.61 Axillares Lymphknotenexzidat (Mammaca.). Präparatesonografie; Histologie, der Ausschnitt entspricht dem blau gepunkteten Quadrat: Mikrometastase im Rand-

bereich. Sonografisch echogene (!) Architekturstörung (roter Kreis)

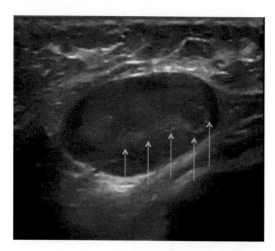

Abb. 9.62 Axillare Lymphknotenmetastase bei Mammakarzinom. Echoarme Umstrukturierung mit Infiltration und Verdrängung hilärer Strukturen (Pfeile). Beginnende Abrundung des Lymphknotens (5,5 × 3,2 cm, Solbiati-Index 1,7)

1. Vermehrte Anzahl und atypischer Verlauf zentraler Gefäße, sogenannter „aberrierender Gefäßverlauf" (Abb. 9.1f, 9.73)
2. Fokales peripheres oder zentrales „sonografisches Perfusionsausfallmuster" (Abb. 9.1g, 9.1h, 9.74, 9.76, Video 9.3)
3. Subkapsuläre Gefäße (Angioneogenese) (Abb. 9.1h, 9.75, 9.76, Video 9.3)
4. Bogige Gefäßverlagerung (Abb. 9.1i, 9.77, 9.78)
5. Tumorgefäße mit Gefäßabbrüchen, Kaliberschwankungen, Angiektasie, torquiertem Verlauf (Abb. 9.1j, 9.79)
6. Perinodale vaskuläre Proliferation (Abb. 9.80)

Subkapsuläre Gefäße, Zeichen einer tumorbedingten Angioneogenese, sind dringend verdächtig auf Lymphknotenmetastasen (Ahuja et al.

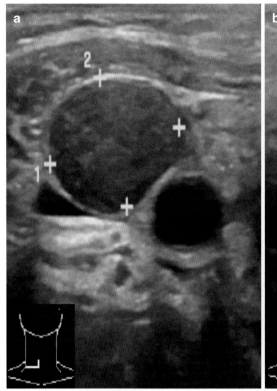

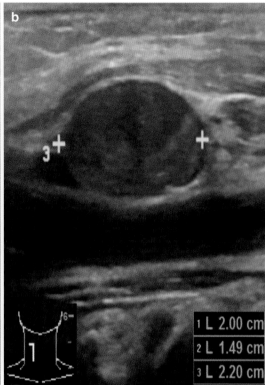

Abb. 9.63 a, b: Zervikale Lymphknotenmetastase eines schlecht differenzierten Schilddrüsenkarzinoms in horizontaler (**a**) und vertikaler (**b**) Schnittebene. Mäßig echoarme Umstrukturierung. Hiläre Strukturen sind nicht zu erkennen; glatte Konturen. Sphärische Umformung, Solbiati-Index 1,48. (Aufnahmen M. Schmidt, Bonn)

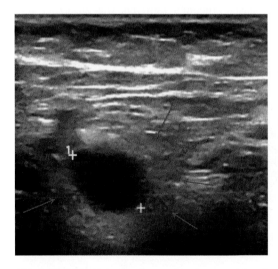

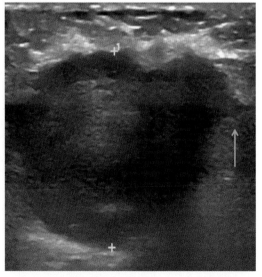

Abb. 9.64 Sphärisch umgeformte (Durchmesser 1,1 cm) axillare Lymphknotenmetastase bei Cancer of unknown primary origin [CUP] mit unscharfen Konturen und perilymphonodalem Ödem (Pfeile)

Abb. 9.65 Axillare Lymphknotenmetastase bei Mammakarzinom. Vergrößerung (short axis 2,8 cm), sphärische Umformung, Solbiati-Index 1,3. Echoarme Umstrukturierung, polyzyklische Begrenzung, Kapseldurchbruch (Pfeil)

2001), kommen jedoch selten auch bei malignen Lymphomen (in 5 %) vor (Ying 2002). Diese peripheren Gefäße haben in der Regel keinen sichtbaren Anschluß an zentrale Gefäße. Charakteristisch für eine Tumorangioneogenese ist auch, wenn die subkapsulären Gefäße in zentrifugaler Richtung die Kapsel perforieren.

Diese Gefäße sollten nicht verwechselt werden mit scheinbar isolierten peripheren Flußsignalen, wie sie in reaktiven Lymphknoten bei tangentialer Schnittführung vorgetäuscht werden können (Abb. 9.81).

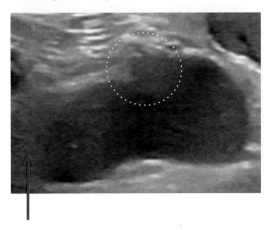

Abb. 9.66 Axillare Lymphknotenmetastase bei Mammakarzinom. Homogene echoarme Umstrukturierung, Kapseldurchbruch mit Umgebungsinfiltration (gepunkteter Kreis) und perilymphonodalem Ödem (Pfeil)

Vereinzelt finden sich bei Lymphknotenmetastasen Areale mit Hyperperfusion und regulärer Gefäßarchitektur, fehlenden Gefäßabbrüchen und Kaliberschwankungen. Derartige Befunde sind unspezifisch und können auch benignen Arealen mit reaktiven Veränderungen oder high blood suply entsprechen (Abb. 9.82).

Vereinzelt zeigen sich typische Tumorgefäße. Diese haben einen primitiven kapillarähnlichen Wandaufbau, meist aus lückenhaftem Endothel bis hin zu endothelfreien blutführenden Hohlräumen und fehlender Muscularis. Zudem zeigen sie korkenzieherartige Windungen, Kaliberschwankungen und großlumige Blutlakunen (Abb. 9.79). Tumorgefäße weisen eine erhöhte Filtration auf, die zu einem intranodalem Ödem führen kann (Gammill et al. 1976).

9.11.5.8 Resistance-Index, Pulsatilitätsindex

Typisch für Lymphknotenmetastasen sind erhöhte arterielle Widerstandsindices (Resistance-Index RI nach Pourcelot (RI = [$V_{systole} - V_{diastole}$]/$V_{systole}$) und Pulsatilitätsindex PI nach Gosling (PI = [$V_{systole} - V_{diastole}$]/$V_{mean}$) ($V_{mean}$ = mittlere Flussgeschwindigkeit eines gesamten Pulszyklus). Diese Werte können in den jeweiligen Metastasen erheblich variieren, was zusätzlich malignomverdächtig ist. Höhere RI- und PI-Werte

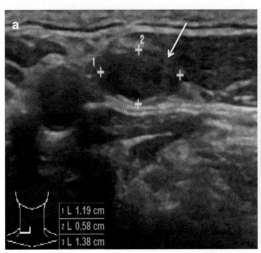

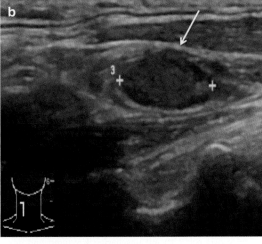

Abb. 9.67 a, b: Zervikale Lymphknotenmetastase eines medullären Schilddrüsenkarzinoms in horizontaler (**a**) und vertikaler (**b**) Schnittebene. Mäßig echoarmer Lymphknoten mit Kapseldurchbruch (Pfeile). (Aufnahmen M. Schmidt, Bonn)

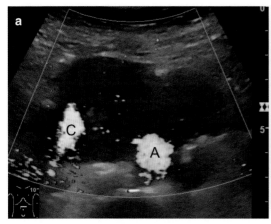

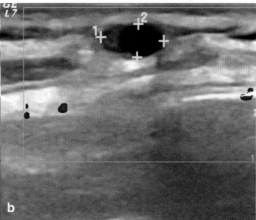

Abb. 9.68 a, b: Abdominelles aortokavales hypoperfundiertes Lymphknotenmetastasenkonglomerat mit inhomogener echoamer Struktur bei Uterussarkom. A = Aorta, C = Vena cava; Querschnitt (a). Verdacht auf Infiltration der Aortenwand (Pfeile); Längsschnitt (b)

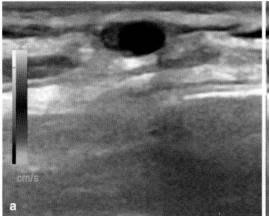

Abb. 9.69 a, b: Axillarer Lymphknoten (4,1 × 2,1 mm). Pseudozystische Metastase bei Malignem Melanom (a). Keine Perfusionssignale im Power-Mode (b)

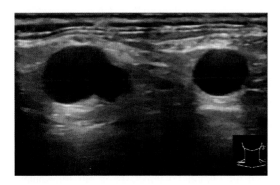

Abb. 9.70 Pseudozystische supraklavikulare Lymphknotenmetastasen. Scharfe Konturen, Pseudoschallverstärkung

erklären sich durch Stenosen und Verschlüsse der Tumorgefäße und erhöhten Druck in tumorösen Arealen, niedrige durch AV-Shunts. Die jeweils die höchsten Werte mehrerer Messungen in verschiedenen Gefäßen sind am aussagekräftigsten (Rettenbacher 2014).

Wie in den Abschnitten „Maligne Lymphome" angeführt, weisen PI >=1,8 oder RI >= 0,9 auf Lymphknotenmetastasen mit einer Spezifität von 97 % bzw. 100 %, bei allerdings geringer Sensitivität von 53 % bzw. 45 %. RI > 0,8-1,0 und PI > 1,5 sind für Metastasen, RI < 0,8 und PI < 1,5-1,6 für benigne Lymphknotenveränderungen

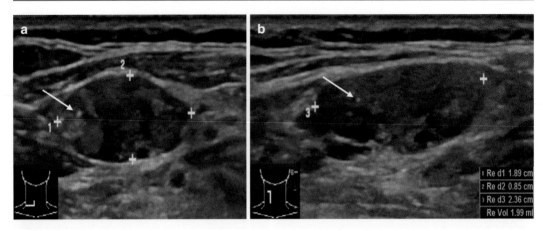

Abb. 9.71 a, b: Zervikale Lymphknotenmetastase eines papillären Schilddrüsenkarzinoms in horizontaler (**a**) und vertikaler (**b**) Schnitteben. Feine Verkalkungen (Pfeile), die feinen Reflexe besitzen keinen distalen Schallschatten; inhomogene echoarme Umstrukturierung und kleine Nekrosen. (Untersuchung M. Schmidt, Bonn)

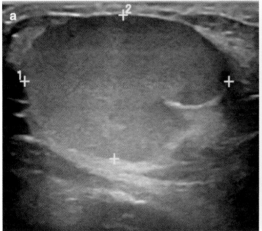
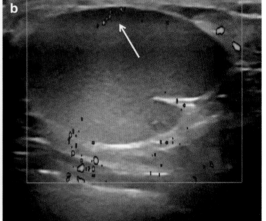

Abb. 9.72 a, b: Axillare Lymphknotenmetastase bei glutealem myxoidem Liposarkom. Vergrößerung (2,9 × 2,0 cm), sphärische Umformung mit erniedrigtem Solbiati-Index 1,45. homogene echogene Umstrukturierung (**a**). Im Power-Mode sind 2 spärliche Tumorgefäße (Pfeil) zu erkennen (**b**)

charakteristisch (Abb 9.83, 9.84) (Tschammler et al. 1991; Steinkamp et al. 1994).

Bei zervikalen Lymphknotenmetastasen liegen RI-Werte bei 0.81 ± 0.11 bzw. 0,92 ± 0,23 und PI-Werte bei 1.89 ± 0.89 bzw. 2,66 ± 1,59; bei benignen Lymphknoten wurden RI-Werte von 0.65 ± 0.08 bzw. 0,59 ± 0,11 und PI-Werte von 1.07 ± 0.26 bzw. 0,90 ± 0,23 gemessen. Allerdings gibt es eine beträchtliche Überlappung dieser Strömungsparameter (Ahuja et al. 2001; Choi et al. 1995). Bei einem Grenzwert für den RI von 0,8 und dem PI von 1,6 lassen sich benigne Lymphknotenvergrößerungen mit einer Genauigkeit von 96 % von zervikalen Lymphknotenmetastasen unterscheiden (Steinkamp et al. 1994).

Bei Lymphknotenmetastasen von Mammakarzinomen liegen die (erhöhten) Werte der Strömungsparameter in einem ähnlichem Bereich wie im Primärtumor (Hollerweger et al. 1997).

Grundsätzlich können die angeführten Kriterien für Lymphknotenmetastasen nur im Kontext

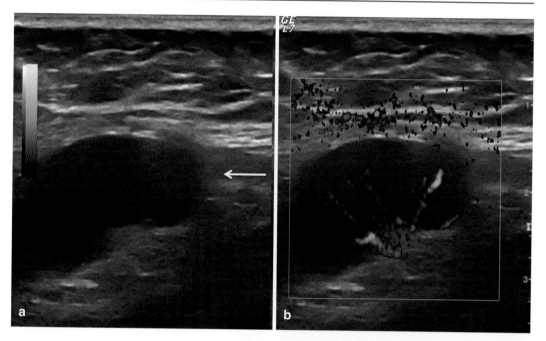

Abb. 9.73 a, b: Axillare Lymphknotenmetastase bei Mammakarzinom. Echoarme Umstrukturierung., perilymphonodales Ödem (Pfeil) (**a**). Vermehrte Anzahl und atypischer Verlauf zentraler Gefäße (**b**)

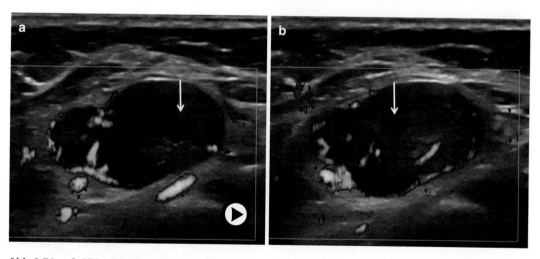

Abb. 9.74 a, b, Video 9.3 (**a**): Axillare Lymphknotenmetastase bei Mammakarzinom in benachbarten parallelen Schnittebenen. Peripherer und zentraler „Perfusionsdefekt", kleine Nekrosen (Pfeile), Gefäßverdrängung, atypische periphere Gefäße. (a, Video 9.3. Scannen Sie dieses Bild mithilfe der Springer Nature More Media-App, um zusätzliches Videomaterial direkt aufs Handy zu erhalten. Jetzt App downloaden beim App Store oder Google Play Store) (▶ https://doi.org/10.1007/000-241)

mit dem klinischen Befund und gegebenenfalls der Histologie gewertet werden. In Einzelfällen können sowohl maligne Lymphome wie auch benigne Lymphadenopathien sonografisch das Bild einer Lymphknotenmetastase abgeben. (Abb. 9.86a–b, 9.90).

9.11.6 Immunologische Erkrankungen

Multizentrische Lymphadenopathien werden bei hämophagozytischen Lymphohistiozytosen (HLH), Langerhans-Zell-Histiozytosen

(LCH), Rosai-Dorfman-Syndrom (Sinushistiozytose mit massiver Lymphadenopathie, SHML), Kawasaki-Syndrom, Autoimmunerkrankungen wie systemischer Lupus erythematosus (SLE), Antiphospholipid-Antibody-Syndrom, Sjogrensyndrome (SS), rheumatoide Arthritis (RA), juvenile idiopatische Arthritis (JIA), periodisches Fieber-Aphthen-Pharyngitis-Adenitis (PFAPA), Sarkoidose-Autoimmunes-lymphoproliferatives Syndrom (ALPS) als Folge eines Fas Cell Surface Death Receptor (FAS) – Defektes, Immundefekte und Autoimmunthyreopathie beschrieben (Claviez et al. 2012; Kojima et al. 2001; Kojima

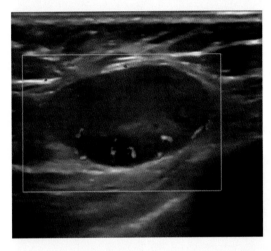

Abb. 9.75 Axillare Lymphknotenmetastase bei Mammakarzinom. B-Flow-Mode. Subkapsuläre Gefäße durch periphere Angioneogenese, zentraler „Perfusionsausfall"

et al. 2007). Den Lymphadenopathien immunologischer Erkrankungen liegen unterschiedliche histologische Veränderungen mit dem sonografischem Erscheinungsbild reaktiver Veränderungen zu Grunde (Abb. 9.85).

9.11.7 Granulomatöse Lymphadenopathien

Bei granulomatösen Lymphadenopathien lässt sich eine produktive Form bei guter Abwehrlage, wobei die Granulation überwiegt (viele Epitheloidzellen) von einer verkäsenden Form bei schlechter Abwehrlage (wenig Epitheloidzellen) unterscheiden. Die sonografische Erscheinungsform umfasst eine Bandbreite von unregelmäßiger echogenerer Textur bis zu knotiger Umstrukturierung (Abb. 9.86, 9.87, 9.88, 9.89, 9.90, 9.91).

Das Vaskularisationsmuster ist untypisch, es reicht von einer normalen zentralen Arterie bis zu Gefäßverlagerungen, von Hypo- bis Hyperperfusion. Häufig wird eine weitere bakteriologische (Aspirationsbiopsie) oder möglichst stanzbioptische histologische Abklärung erforderlich.

9.11.7.1 Silikonome
Freigesetztes Silikon, vorwiegend aus Mammaprothesen durch Diffusion (bei älteren Model-

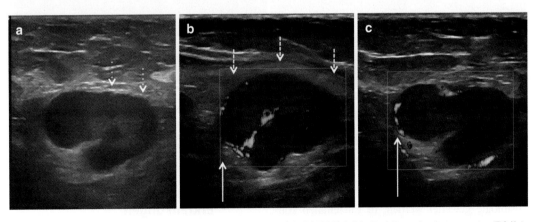

Abb. 9.76 a–c: Axillare Lymphknotenmetastase (2,6 × 1,4 cm) bei Mammakarzinom. Echoarme Umstrukturierung, partiell feine Konturunregelmäßigkeiten (gepunktete Pfeile) (**a**). Perilymphonodales Ödem (ge-strichelte Pfeile) (**b**). Periphere Angioneogenese (Pfeile); fokale Perfusionsausfälle; angedeutet bogige Gefäßverlagerung (**b, c**)

len) oder Ruptur oder, selten, nach „kosmetischen Silikoninjektionen", führt zu Fremdkörpergranulomen, sklerosierenden Lipogranulomen (in Lymphknoten und extranodal). Extranodale Silikonome und Lymphknotensilikonome zeigen ein charakteristisches Bild, eine homogene mäßig echoreiche Raumforderung mit Schallschat-

ten, Perfusionssignale fehlen in der Regel. Beim Lymphknotensilikonom sind originäre Lymphknotenstrukturen oft nicht oder nur marginal nachweisbar. Häufig kommt es zum Befall mehrerer Lymphknoten (Abb. 9.89, 9.90, 9.91).

9.11.8 Pitfalls

Sonografische Kriterien der jeweiligen Lymphadenopathien sind nicht immer spezifisch sind. Benigne Lymphknotenerkrankungen können im Einzelfall sowohl im B-Mode als auch in der Gefäßdarstellung malignen Erkrankungen ähneln, metastatische Lymphknoten können einem Lymphombefall gleichen (wie auch umgekehrt) (Abb. 9.92, 9.93).

9.11.9 Empfehlung

Die sonografische Diagnostik sollte immer im Kontext mit der Klinik und gegebenenfalls weiterer Untersuchungsergebnisse erfolgen. Eine histologische Diagnose ist mit der Sonografie nicht möglich.

Wenn nach Ausschöpfen der Labordiagnostik und der bildgebenden Verfahren und gegebenen-

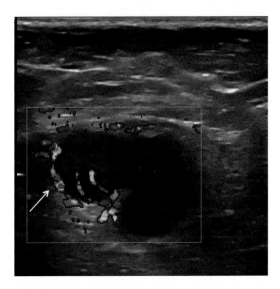

Abb. 9.77 Axillare Lymphknotenmetastase bei Mammakarzinom. Bogige Gefäßverlagerungen (Pfeil). Echoarme Umstrukturierung und Vergrößerung, perilymphonodales Ödem

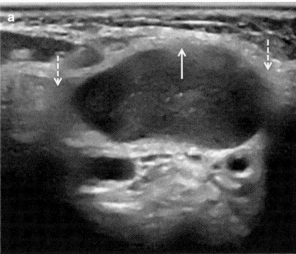
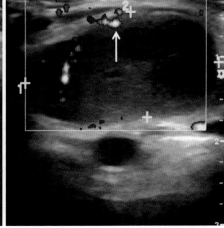

Abb. 9.78 a, b: Retromandibuläre Lymphknotenmetastase (2,4 × 1,3 cm) bei Bronchialkarzinom. Echoarme Umstrukturierung; Kapseldurchbruch mit extralymphonodaler Neovaskularisation (Pfeile). Bogige Gefäßverlagerung, ausgedehnter „Perfusionsdefekt". Perilymphonodales Ödem (gestrichelte Pfeile) (b)

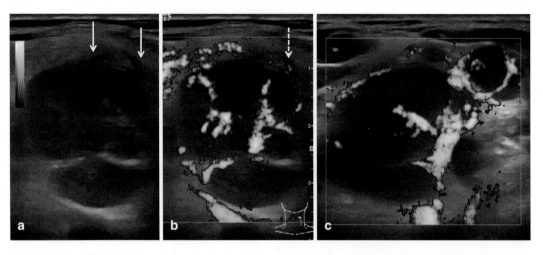

Abb. 9.79 a–c: Zervikale Lymphknotenmetastasen bei Klatskintumor mit sphärischer Umformung, echoarmer Umstrukturierung und Kapseldurchbruch (Pfeile) (**a**). Perfusionsdefekte, lokale Hyperperfusion, Tumorgefäße mit atypischer Gefäßarchitektur, Gefäßabbrüchen, Kaliberschwankungen, bogigen Gefäßverlagerungen (**b**, **c**). Perfusionssignale im Bereich eines Kapseldurchbruches (gestrichelter Pfeil) (**b**)

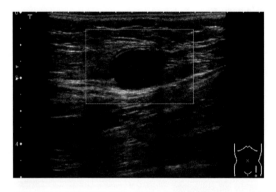

Abb. 9.80 Spindelzelliger, teils epitheloider Tumor mit kapselüberschreitendem Wachstum, histologisch gut vereinbar mit einer Lymphknotenmetastase eines bekannten malignen Melanoms. Ausgeprägt echoarme Umstrukturierung und sphärische Umformung, intranodal keine Perfusionssignale. Perilymphonodal prominente Gefäße. Ob dieses Muster Ausdruck einer entzündlichen Perfusion ist oder einer perilymphonodalen Angioneogenese entspricht, ist unklar. (Untersuchung D. Orban, Dorsten)

falls eines „wait and watch" eine histologische Abklärung von Lymphadenopathien erforderlich wird, sollte, wenn möglich, eine stanzbioptische Abklärung einer Lymphonodektomie vorgezogen werden, um die Zahl postoperativer sekundärer Lymphödeme, die durchaus schon nach Entfernung eines einzelnen axillaren oder inguinalen Lymphknotens auftreten können, zu reduzieren.

9.12 Ausblicke: Contrast-enhanced ultrasond-Lympografie

Eine Sonderform der CEUS ist die Markierung von Lymphgefäßen und Lymphknoten nach interstitieller Applikation von Ultraschallkontrastmitteln, die Contrast-enhanced ultrasond-Lympografie. Diese gelangen über die gleichen Mechanismen wie entsprechende radioaktive Tracer bzw. Röntgen- oder MR-Kontrastmittel in initiale Lymphgefäße und von dort aus über Präkollektoren und Kollektoren in regionale Lymphkoten, beispielsweise bei der Sentinel-Node-Markierung (Liu et al. 2019; Zhao et al. 2018). Wenn sich auch mit dieser Methode die Detektionsrate der Markierung mit radioaktiven Tracern bisher nicht erreichen lies und zudem das nutzbare Zeitfenster vergleichsweise sehr kurz ist, eröffnet sich möglicherweise ein neues Anwendungsgebiet, nämlich eine Contrast-enhanced ultrasond-Lymphografie. Denkbar wäre sie als ergänzende Untersuchungsmethode zur Indocyaningrün (ICG)-Lymphografie für tiefer als 1–2 cm verlaufende Lymphgefäße.

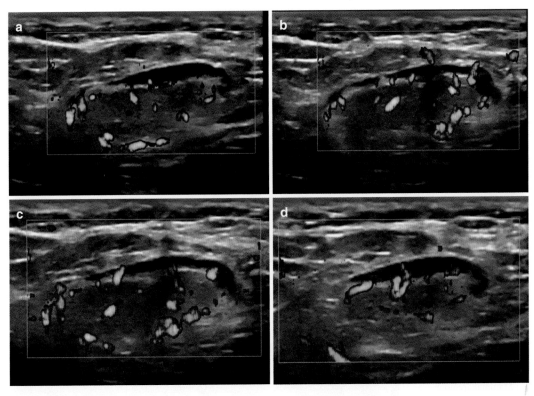

Abb. 9.81 a–d: Inguinaler Lymphknoten mit geringen reaktiven Veränderungen in parallelen Schnitten. Einzelne Projektionen könnten Zeichen einer Neoangiogenese mit subkapsulären Gefäßneubildungen sein. Es handelt sich jedoch um Anschnitte peripherer Gefäße, die sich nach zentral verfolgen lassen, keine Tumorgefäße

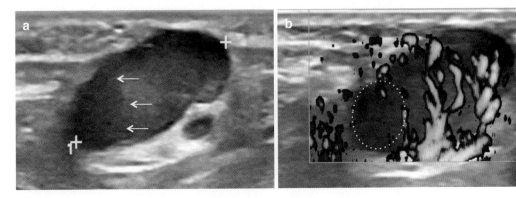

Abb. 9.82 a, b: Axillare Lymphknotenmetastase bei Mammakarzinom mit lokalisiertem Tumorareal. Echoarme Umstrukturierung; polarer echärmerer Tumorbezirk (Pfeile) (**a**). Dieser weist einen „Perfusionsausfall" (Pfeile, gepunktetes Oval) auf (**b**). Sonst ausgeprägte Hyperperfusion, die zu reaktiven Veränderungen und high blood supply des Tumors passt

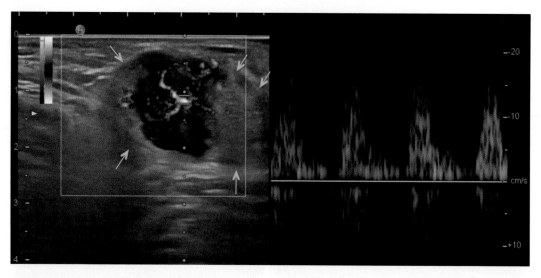

Abb. 9.83 Lymphknoten (Pfeile) mit echoarmer Metastase eines Mammakarzinoms G2 mit irregulären Tumorgefäßen und subkapsulären Gefäßen als Hinweis auf eine Angioneogenese. RI (0,88) und PI (1,58) sind gering erhöht und deuten auf Tumorgewebe. (Untersuchung J. Arends, Freiburg)

Abb. 9.84 Axillarer Lymphknoten nach Sentinel-Node-Biopsie bei Mammakarzinom mit lokalisiert prominentem lymphatischem Parenchymsaum. Die niedrigen RI- und PI-Werte deuten auf reaktive Veränderungen. (Untersuchung J. Arends, Freiburg)

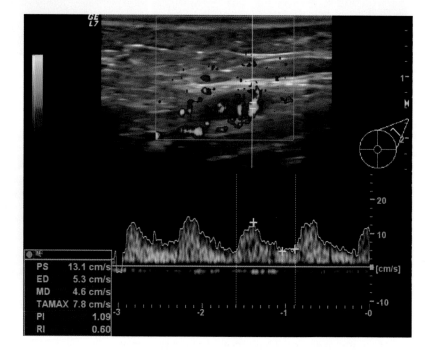

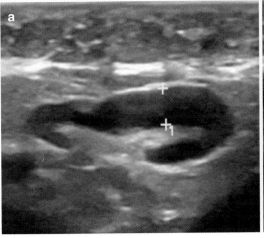
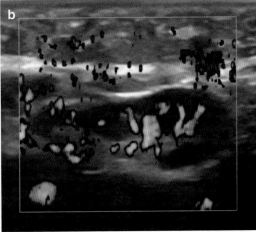

Abb. 9.85 a, b: Axillarer Lymphknoten bei systemischem Lupus erythematodes (MLAD 22 mm, MSAD 8 mm, verbreiterter echoarmer lymphatischer Parenchymsaum [3,7 mm]) (**a**). Hyperperfusion mit regelrechter Gefäßarchitektur (**b**)

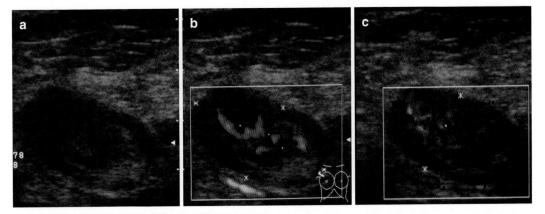

Abb. 9.86 a–c: Vergrößerter (30,0 × 16,9 mm) axillarer Lymphknoten mit granulomatöser Lymphadenitis bei Katzenkratzkrankheit (Bartonella henselae) mit partieller inhomoger echoarmer Umstrukturierung (**a**). Im Power-Mode (**b**) und Farb-Duplex-Mode (**c**) bizarres Vaskularisationsmuster und Hypervaskularisation

9.13   Abkürzungen

CEUS	Kontrastmittel-verstärkte Ultrasonografie
FAS	fas cell surface death receptor
FDS	Farbduplex-Sonografie
MLAD	Maximum Long-Axis Diameter
MSAD	Maximum Short-Axis Diameter
NHL	Non-Hodgkin-Lymphome
PI	Pulsatilitätsindex
RI	Resistanceindex
TTP	time to peak

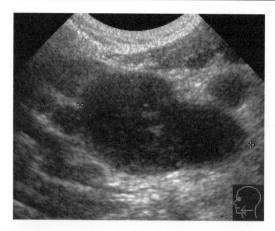

Abb. 9.87 Tuberkulöser retroaurikulärer Lymphknoten. Granulomatöse Lymphadenitis mit inhomogener
Binnenstruktur, destruierter Architektur, Vergrößerung
(3,5 × 2,3 cm) und Umformung. (Untersuchung D. Orban, Dorsten)

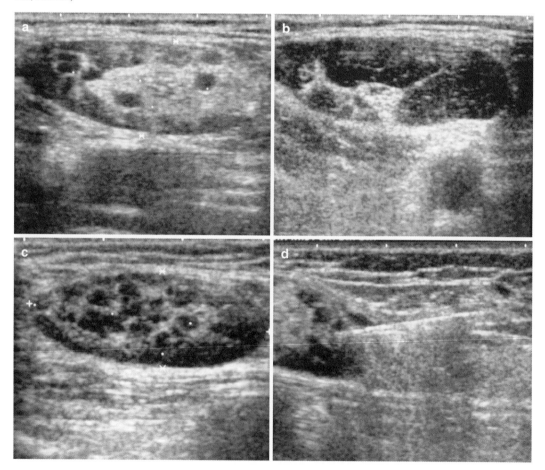

Abb. 9.88 a–d: Inguinaler Lymphknoten (4,6 × 0,9 cm)
mit granulomatöser Struktur. Zentraler Schnitt (**a**), tan-
gentiale Schnitte (**b,c**). Stanzbiopsie (**d**). Histologie: Sar-
coid like leasons mit epitheloidzelligen Granulomen (DD
Sarkoidose, Lues, paraneoplastische Reaktion)

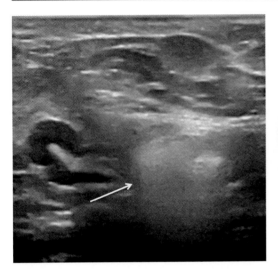

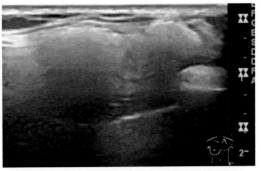

Abb. 9.91 Infraklavikulare Silikonome bei einer Patientin mit multiplen Lymphknotensilikonomen. Ob es sich hierbei auch um eigentliche Lymphknotensilikonome handelt bleibt unklar, da keine Lymphknotenstrukturen zu erkennen sind

Abb. 9.89 Axillarer Lymphknoten mit Silikonom (Pfeil) mit homogener echogener Struktur und Schallschatten

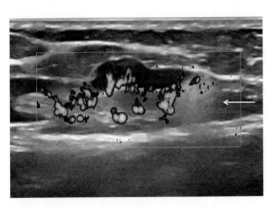

Abb. 9.90 Lymphknotensilikonom (Pfeil) mit homogener echogener Struktur, Schallschatten und fehlenden Perfusionssignalen; angrenzend reaktive Veränderungen mit Hyperperfusion und lokalisiert prominentem lymphatischem Parenchymsaum

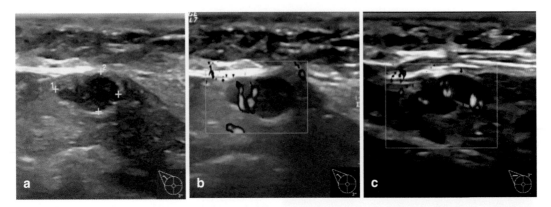

Abb. 9.92 a–c: Pitfall: 66-jähriger Patient mit solitärem atypischem axillarem Lymphknoten (1,2 × 0,9 × 0,5 cm). Unregelmäßig verbreiterter inhomogen echoarm umstrukturierter lymphatischer Parenchymsaum (**a**), Gefäß-verdrängung, hypo- und hyperperfundierte Regionen (**b**, **c**). Cancer of unknown primary origin (CUP)? Die Stanzbiopsie ergab eine chronisch lymphatische Leukämie

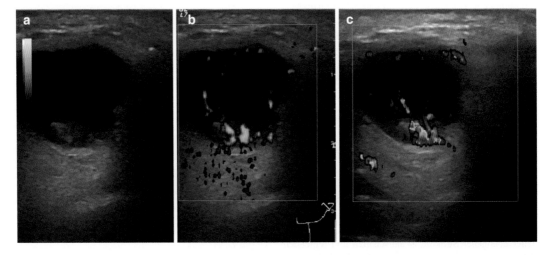

Abb. 9.93 a–c: Vergrößerter Parotislymphknoten (2,1 × 1,7 × 1,5 cm, Solbiatiindex 1,4) mit erheblicher echoarmer Verbreiterung des lymphatischen Parenchymsaums und Hilusverdrängung (**a**). Fokaler Perfusionsausfall, atypischer Gefäßverlauf und peripheren Gefäßen, die als Hinweis auf eine Angioneogenese gedeutet werden könnten (**b**, **c**). Histologie: entzündlich alteriertes Zystadenolymphom (Warthin-Tumor) (benigne) mit Fremdkörperreaktion

Literatur

Ahuja A, Ying M, Ho S, Metreweli C. Distribution of intranodal vessels in differentiating benign from metastatic neck nodes. Clin Radiol. 2001;56(3):197–201.

Ahuja A, Ying M, Ho S, Antonio G, Lee Y, King A, Wong K. Ultrasound of malignant cervical lymph nodes. Cancer Imaging. 2008;8:48–56.

Bontumasi N, Jacobson J, Caoili E, Brandon C, Kim S, Jamadar D. Inguinal lymph nodes: size, number, and other characteristics in asymptomatic patients by CT. Surg Radiol Anat. 2014;36:1051–5.

Brauer W. Ultrasound in lymphology. Phlebologie. 2015;3:110–7.

Brauer W, Hamid H, Dudwiesus H, Tritschler P, Kleinschmidt M. Sonographische Lymphknotenanatomie mit hochauflösendem Ultraschall. In-vitro-Untersuchung. Lymphologie in Forschung und. Praxis. 2002;6:10–4.

Brekel van den M, Castelijns J, Stel H, Golding R, Meyer C, Snow G. Modern imaging techniques and ultrasound-guided aspiration cytology for the assessment of neck node metastases: a prospective comparative study. Eur Arch Otorhinolaryngol. 1993;250:11–7.

Choi M, Lee J, Jang K. Distinction between benign and malignant causes of cervical, axillary, and inguinal lymphadenopathy: value of doppler spectral waveform analysis. Am J Roentgenol. 1995;165:981–4.

Claviez A, Laws H, Niehues T, Kaiser U, Schroten H, Schuster V. Leitlinie der Gesellschaft für Pädiatrische Onkologie und Hämatologie Lymphknotenvergrößerungen. AWMF 2012. AWMF-Register Nr. 025/020, Klasse S1. AWMF online 5/2012.

Deepak G, Bedi R, Krishnamurthy S Krishnamurthy B, Edeiken H, Le-Petross B, Fornage R, Bassett J, Kelly K. Hunt. Cortical morphologic features of axillary lymph nodes as a predictor of metastasis in breast cancer: in vitro sonographic study. AJR. 2008;191:646–52.

Dietrich C, Chaubal N, Hoerauf A, Kerstin Kling K, Schindler Piontek M, Steffgen L, Mand S, Dong Y. Review of dancing parasites in lymphatic filariasis. Ultrasound Int Open. 2019;5:E65–74.

Dorfman R, Alpern M, Gross B, Sandler M. Upper abdominal lymph nodes: criteria for normal size determined with CT. Radiology. 1991;180(2):319–22.

Dreyer G, Figueredo-Silva J, Carvalho K, Amaral F, Ottesen E. Lymphatic filariasis in children: adenopathy and ist evolution intwo young girls. Am J Trop Med Hyg. 2001;65:204–7.

Gammill S, Shipkey F, Himmelfarb E, Parvey L, Rabinowitz J. Roentgenology-pathology correlative study of neovascularity. AJR. 1976;126:376–85.

Hayashi A, Yamamoto T, Yoshimatsu H, Hayashi N, Furuya M, Harima M, Narushima M, Koshima I. Ultrasound visualization of the lymphatic vessels in the lower leg. Microsurgery. 2015. https://doi.org/10.1002/micr.22414.

Hayashi A, Giacalone G, Yamamoto T, Belva F, Visconti G, Hayashi N, Handa M, Yoshimatsu H, Salgarello M. Ultra high-frequency ultrasonographic imaging with 70 mhz scanner for visualization of the lymphatic vessels. Plast Reconstr Surg Glob Open. 2019;7:e2086. https://doi.org/10.1097/GOX.0000000000002086. Published online 22 January 2019.

Hollerweger A, Rettenbacher T, Macheiner P, Gritzmann N. New signs of breast cancer: high resistance flow and variations in resistive indices evaluation by color Doppler sonography. Ultrasound Med Biol. 1997;23(6):851–6.

Jensen C. Klinischer Stellenwert der Lymphknotensonographie. Praxis. 2009;98:581–8.

Kaiserling E. Morphologische Aspekte des normalen und pathologisch veränderten lymphatischen Gewebes. In: Földi M, Földi E, Kubik S, Herausgeber. Lehrbuch der Lymphologie. München: Elsevier; 2005. S. 390–433.

Kinmonth J, Wolfe J. Fibrosis in the lymph nodes in primary lymphoedema. Ann R Coll Surg Engl. 1980;62:344–54.

Kojima M, Nakamura S, Oyama T, Motoori T, Itoh H, Yoshida K, Suchi T, Masawa N. Autoimmune disease-associated lymphadenopathy with histological appearance of T-zone dysplasia with hyperplastic follicles.

A clinicopathological analysis of nine cases. Pathol Res Pract. 2001;197(4):237–44.

Kojima M, Motoori T, Asano S, Nakamura S. Histological diversity of reactive and atypical proliferative lymph node lesions in systemic lupus erythematosus patients. Pathol Res Pract. 2007;203(6):423–31.

Kubik S, Kretz O. Anatomie des Lymphgefäßsystems. In: Földi M, Földi E, Kubik S, Herausgeber. Lehrbuch der Lymphologie für Mediziner, Masseure und Physiotherapeuten. 6. Aufl. München: Elsevier; 2005. S. 1–161.

Liu J, Liu X, He J, et al. Percutaneous contrast-enhanced ultrasound for localization and diagnosis of sentinel lymph node in early breast cancer. Sci Rep. 2019;9:13545. https://doi.org/10.1038/s41598-019-49736-3.

Liu N, Yan Z, Wu X. Classification of lymphatic-system malformations in primary lymphoedema based on MR lymphangiography. Eur J Vasc Endovasc Surg. 2012;44(3):345–9.

Lunt S, Kalliomaki T, Brown A, Yang V, Milosevic M, Hill R. Interstitial fluid pressure, vascularity and metastasis in ectopic, orthotopic and spontaneous tumours. BMC Cancer. 2008;8:2. https://doi.org/10.1186/1471-2407-8-2.

Mai T. Power-Doppler-Sonographie in der Beurteilung von residualen Lymphknotenvergrößerungen nach Therapie bei Patienten mit malignen Lymphomen und soliden Tumoren. INAUGURAL-DISSERTATION zur Erlangung des Doktorgrades der gesamten Humanmedizin dem Fachbereich Medizin der Philipps-Universität Marburg 2009.

Majer M, Hess C, Koelbel G, Schmiedel U. Small arteries in peripheral lymph nodes: a specific US sign of lymphomatous involvement. Radiology. 1988;168:241–3.

Matta B, Watts M, Chetlen A. Radiopaque densities within axillary lymph nodes. J Am Osteopath Coll Radiol. 2014;3(1):23–5.

Meyer E, Grundmann E. Lymph node reactions to cancer. Klin Wochenschr. 1982;60:1329–38.

Mostbeck G. US und CEUS im Staging axillärer Lymphknoten bei Brustkrebs – eine Hassliebe? Ultraschall Med. 2010;31(1):4–7. https://doi.org/10.1055/s-0028-1110030.

Na D, Liom H, Byun H, Kim H, Ko Y, Baek J. Differential diagnosis of cervical lymphadenopathiy: usefulness of color Doppler sonography. AJR. 1997;168(5):1311–6.

Neumann-Silkow H, Görg C. Dignitätsbeurteilung von abdominellen Lymphadenopathien in der Powerdoppler-Sonografie. RöFo. 2010;182:229–34.

Passalidou E, Stewart M, Trivella M, Steers G, Pillai G, Dogan A, Leigh I, Hatton C, Harris A, Gatter K, Pezzella F. Vascular patterns in reactive lymphoid tissue and in non-Hodgkin's lymphoma. Br J Cancer. 2003;88:553–9.

Peil-Grun A. Kontrastmittelsonographie in der Beurteilung von residualen Lymphknoten nach Abschluss der Therapie bei Patienten mit malignen Lymphomen und Hodentumoren. Inaugural-Dissertation zur Erlangung des Doktorgrades der gesamten Medizin. Dem Fachbereich Humanmedizin der Philipps-Universität Marburg vorgelegt 2016

Rettenbacher T. Sonography of peripheral lymph nodes Part 2: Doppler criteria and typical findings of distinct entities. Ultraschall Med. 2014;35:10–32.

Ruco L, Pittiglio M, Dejana E, Baroni C. Vascular activation in the histopathogenesis of Hodgkin's disease: potential role of endothelial tissue factor in intravascular thrombosis and necrosis. J Pathol. 1993;171:131–6.

Sauer R. Lymphographische Veränderungen nach Strahlentherapie. In: Lüning M, Wiljasalo M, Weissleder H, Herausgeber. Lymphographie bei malignen Tumoren, Thieme Stuttgart. New York 1983. S. 313–8.

Schmolke K. Erysipel und Immunsystem. LymphForsch. 2010;14:65–8.

Schulte-Altedorneburg G, Demharter J, Linne R, Droste D, Bohndorf K, Bucklein W. Does ultrasound contrast agent improve the diagnostic value of colour and power Doppler sonography in superficial lymph node enlargement? Eur J Radiol. 2003;48(3):252–7.

Seeger M. Sonographie des Ductus thoracicus am Venenwinkel. LymphForsch. 2007;11(1):6–10.

Sidhu P, Cantisani V, Dietrich C, Gilja O, Saftoiu A, Bartels E, Bertolotto M, Calliada F, Clevert D, Cosgrove D, Deganello A, D'Onofrio M, Drudi F, Freeman S, Harvey C, Jenssen C, Jung E, Klauser A, Lassau N, Meloni M, Leen E, Nicolau C, Nolsoe C, Piscaglia F, Prada F, Prosch H, Radzina M, Savelli L, Weskott H, Wijkstra H. The EFSUMB guidelines and recommendations for the clinical practice of contrast-enhanced ultrasound (CEUS) in non-hepatic-applications: update 2018. Ultraschall Med. 2018;39:154–80.

Solbiati L, Rizzato G, Belotti E. High resolution sonography of cervical lymph nodes in head and neck cancer. Criterias for differentiation of reactive versus malignant nodes. Proceedings of the 74th Meeting of the Radiologic Society of North America. Chicago, Illinois. Radiology. 1988;169:113–7.

Solivetti F, Elia F, Graceffa D, Di Carlo A. Ultrasound morphology of inguinal lymph nodes may not herald an associated pathology. J Exp Clin Cancer Res. 2012;31:88. http://www.jeccr.com/content/31/1/88.

Steinkamp H, Mäurer J, Cornehl M, Knöbber D, Hettwer H, Felix R. Recurrent cervical lymphadenopathie: differential diagnosis with color-duplex sonography. Eur Arch Otorhinoaryngol. 1994;251(7):404–9.

Tschammler A, Gunzer U, Reinhart E, Höhmann D, Feller A, Müller W, Lackner K. Dignitätsbeurteilung vergrößerter Lymphknoten durch qualitative und semiquantitative Auswertung der Lymphknotenperfusion mit der farbkodierten Duplexsonographie. Fortschr Röntenstr. 1991;154:414–8.

Tschammler A, Wirkner H, Ott G, Hahn D. Vascular patterns in reactive and malignant lymphadenopathy. Eur Radiol. 1996;6:473–80.

Tschammler A, Ott G, Schang T, Seelbach-Goebel B, Schwager K, Hahn D. Lymphadenopathy: differentiation of benign from malignant disease--color Doppler US assessment of intranodal angioarchitecture. Radiology. 1998;208:117–23.

Turgut E, Celenk C, Tanrivermis S, Bekci T, Gunbey H, Aslan K. Efficiency of B-mode ultrasound and strain elastography in differentiating between benign and malignant cervical lymph nodes. Ultrasound Q. 2017;33:201–7.

Vinnicombe S, Norman A, Nicolson V, Husband J. Normal pelvic lymph nodes: evaluation with CT after bipedal lymphangiography. Radiology. 1995;194(2):349–55.

Wendl C, Müller S, Meier J, C Fellner C, C Stroszczynski C, Jung E. Kontrastmittel-verstärkte Ultrasonografie (CEUS) und dynamische Kontrastmittel-MRT (3 Tesla) zur präoperativen Charakterisierung von zervikalen Lymphknoten. Fortschr Röntgenstr 2013;185–VO203_4.

Weskott H. Kontrastverstärkte Sonographie in der Lymphknotendiagnostik. Radiologe. 2018;58:563–71.

Ying M. Power Doppler sonography of normal and abnormal cervical lymph nodes. The Hon Kong Polytechnic University , Hong Kong PhD thesis 2002: 236.

Ying M, Ahuja A, Brook F. Sonographic appearances of cervical lymph nodes: variations by age and sex. J Clin Ultrasound. 2002;30(1):1–11.

Zhao J, Zhang J, Zhu O, Jiang Y, Sun O, Zhou Y, Wang M, Meng Z, Mao X. The value of contrast-enhanced ultrasound for sentinel lymph node identification and characterisation in pre-operative breast cancer patients: A prospective study. Eur Radiol. 2018;28:1654–61. https://doi.org/10.1007/s00330-017-5089-0.

Sonografische Befunde bei Ödemen und Lymphödemen und anderen interstitiellen Flüssigkeitseinlagerungen

10

Wolfgang Justus Brauer

Inhaltsverzeichnis

10.1 Einleitung

Dreidimensional netzförmig liquide Strukturen sind ein charakteristisches, häufiges und leicht zu erkennendes Kennzeichen interstitieller Flüssigkeit. Oft jedoch fehlen diese Merkmale. Es existieren eine Reihe weiterer Kriterien, die auch bei fehlenden liquiden Strukturen die Detektion von Ödemen oder anderen interstitiellen Flüssigkeiten ermöglichen. Abgesehen von liquiden Strukturen können allerdings insbesondere radiogene

Zusätzliches Online Material Zusätzliches Material zu DOI: https://doi.org/10.1007/978-3-662-62530-9_10 ist online verfügbar. Videos können unter http://www.springerimages.com/videos/978-3-662-62529-3 abgerufen werden.

W. J. Brauer (✉)
Radiologie am Zollhof Freiburg im Breisgau, Deutschland

Fibrosen ähnlich in Erscheinung treten. Zur Differenzierung sind gelegentlich zusätzliche Untersuchungen erforderlich.

Lymphtransportstörungen durch persistierende Defekte, Schädigungen oder Funktionsstörungen des Lymphgefäßsystems können zu einem Lymphödem führen. Dessen Symptome variieren, anfangs kommt es zu passageren oder wechselnden interstitiellen Ödemen. Diese sind sonografisch meistens unspezifisch und von interstitieller Flüssigkeit anderer Genese, wie eiweißarmen Ödemen oder Einblutungen etc. nicht sicher zu unterscheiden. Interstitielle Flüssigkeit kann sich auf unterschiedliche Weise sonografisch manifestieren. Mit zunehmender Krankheitsdauer nehmen unbehandelte Lymphödeme zu, es entstehen proliferative Gewebsveränderungen unterschiedlichen Ausmaßes mit Entwicklung von Fibrosen, Fettgewebsvermehrung, Verdickung der Kutis und in fortgeschrittenen Stadien mit proliferativen Hautveränderungen, die sich in unterschiedlichen sonografischen Erscheinungsformen widerspiegeln.

Das subklinische Lymphödem (Stadium 0) weist definitionsgemäß keine klinischen Symptome auf, morphologische Veränderungen fehlen. Damit erübrigt sich der Einsatz morphologischer bildgebender Verfahren, wie der Sonografie. Die Diagnose eines subklinischen Lymphödems lässt sich ausschließlich mit einem funktionsdiagnostischen Verfahren, wie der Funktionslymphszintigrafie (Brauer und Brauer 2008; Brauer 2005; Brauer u. Weissleder 2003) und möglicherweise zukünftig vermehrt mit der Indocyaningrün-Fluoreszenz-Lymphografie stellen (Unno et al. 2008, 2010) und, mit der Einschränkung mangelnder Verfügbarkeit, mit der Mikrofluoreszenz-Lymphografie (vergl. Kap. 16). Im Stadium 1 (spontan reversibel) treten passagere Ödeme auf, die bei entsprechender Ausprägung sonografisch indirekt oder direkt zu erkennen sind, aber deren Ursache, die Lymphtransportstörung, nicht beweisbar ist. Gewebsveränderungen, wie Kutisverdickung oder Fettgewebsvermehrung, die das Vorhandensein eines Lymphödems belegen, fehlen noch im Stadium 1. Sie treten erst in den fortgeschrittenen Stadien 2 und 3 auf.

10.2 Sonografische Befunde bei Ödemen und Lymphödemen und anderen interstitiellen Flüssigkeitseinlagerungen

Bei interstitiellen Flüssigkeitseinlagerungen unterschiedlicher Genese können folgende sonografische Kriterien auftreten:

1. Verminderte oder fehlende Differenzierbarkeit von Kutis und Subkutis
2. Feindisperse Struktur in Abhängigkeit des verwendeten Equipments
3. Erhöhte Echogenität
4. Reduzierter Kontrast
5. Dreidimensionale netzartige liquide Strukturen

Beim Lymphödem im Stadium 2 und 3 kommen noch die Kriterien

6. Kutisverdickung
7. Verdickung der Subkutis

hinzu.

Weitere Hinweise auf ein Lymphödem können sich aus dem seltenen Nachweis erweiterter Lymphgefäße und, wenig spezifisch, atrophischer Lymphknoten ergeben.

Die einzelnen sonografischen Symptome werden in folgender Auflistung, die aus der Publikation von Brauer W. Ultrasound in Lymphologie, state-of-the-art, 2015, entlehnt wurde, erläutert (Brauer 2015).

1. Sonografische Normalbefunde
   Bei kompensierter Lymphtransportstörung ohne Ödem ist ein sonografischer Normalbefund zu erwarten, da keine Veränderungen der Gewebsstruktur vorliegen. Diese Situation liegt beim subklinischen Lymphödem (Stadium 0) vor. Sonografische Normalbefunde sind ebenfalls zu erwarten, wenn bei einem Ödem oder Lymphödem die Veränderungen der Gewebsstruktur, die Dimensionen der liquiden Strukturen so fein sind, dass sie, abhängig von der Auflösung und der Software des jeweils verwendeten Ultraschallgerätes, nicht zu erkennen sind.

2. Feindisperse Struktur
   Eine verstärkte feindisperse Struktur ist ein häufiges Phänomen bei verschiedenen Arten von Ödemen. Feindisperse Struktur ist ein Artefakt, sie zeigt sich als echogene feinfleckige Gewebstextur. Sie resultiert aus konstruktiven und destruktiven Interferenzen (speckle pattern) (Wunsch et.al. 2007), wenn die Abstände der reflektierenden Strukturen im Gewebe unter einer Wellenlänge liegen. Bei Einsatz einer speziellen Speckle Reduction Technique-Software zur Bildnachverarbeitung, kann dieses sonografische Symptom teilweise oder ganz verschwinden (Abb. 10.1). Das Fehlen einer feindispersen Struktur bei der Ödemdiagnostik schließt ein Ödem nicht aus. Fibrosen stellen sich sonografisch ähnlich dar, Mischformen von Fibrosen mit Ödemen lassen sich nicht unbedingt differenzieren. Bei Zunahme der Flüssigkeitsmenge

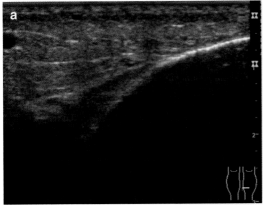
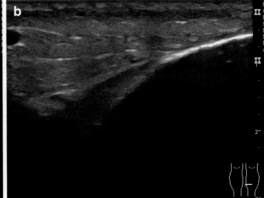

Abb. 10.1 a, b: B-Mode-Sonografie linker Unterschenkel. Lymphödem Stadium 2. Identische Aufnahme, unterschiedliche Nachverarbeitung. Ohne Speckle Reduction Technique (**a**). Mit Speckle Reduction Technique detailreicheres Bild mit exakter zu erkennenden Konturen (**b**)

wird diese als liquide interstitielle Strukturen sichtbar.

3. Erhöhte Echogenität, reduzierter Kontrast
   Erhöhte Echogenität und/oder verminderter Kontrast sind ein häufiges und typisches und oft einziges Merkmal interstitieller liquider Strukturen (Abb. 10.2, 10.3, 10.4), aber auch von Fibrosen. So ist während der Injektion von Lokalanästhetika unter Ultraschallkontrolle häufig zu beobachten, wie sich die interstitielle Flüssigkeit, hier das Lokalanästhetikum, anfangs als echogene „Wolke" und im weiteren Injektionsverlauf als dreidimensional netzförmig liquide Struktur abbildet (Video 10.1).
   Eine diffus erniedrigte Echogenität dagegen kann auf eine diffuse Tumorinfiltration hinweisen (Abb. 10.5).
4. Verminderte oder fehlende Differenzierbarkeit von Kutis und Subkutis, verminderter Kontrast
   Kontrastarmut, die sich ggfls. im Seitenvergleich objektivieren lässt, ist ein weiters typisches Zeichen einer interstitiellen Flüssigkeitsvermehrung, oft in Verbindung mit erhöhter Echogenität (Abb. 10.6). Häufig sind dies die einzigen Symptome von Mammaödemen nach brusterhaltender Therapie eines Mammakarzinoms. Ausgeprägte Kontrastarmut kann zu verminderter oder fehlender Differenzierbarkeit von Kutis und Subkutis führen.

5. Kutis- und Subkutisverdickung
   Eine verdickte Kutis stellt sich häufig homogen und in der Regel mäßig bis ausgeprägt echoreich dar, bei Ödemen kann die Grenze zur Subkutis maskiert sein (Abb. 10.2, 10.6). Histologisch liegen beim Lymphödem Flüssigkeitseinlagerungen zwischen den Bindegewebsfasern der Kutis vor (Rettenbacher 2006). Eine fibrosebedingt verdickte Kutis ist dagegen von der Subkutis deutlich abgesetzt. Eine Kutisverdickung kann auch entzündlicher Genese sein (Abb. 10.3).

6. Liquide Strukturen
   Größere Mengen interstitieller Flüssigkeit stellen sich als liquide dreidimensional netzförmige Strukturen dar (Abb. 10.7). Echofreiheit oder geringe Echogenität der liquiden Strukturen ist abhängig von der Geräteeinstellung; einzelne Binnenreflexe können Nebenkeulenartefakte entsprechen und sind nicht als für das Lymphödem spezifisches Phänomen zu werten. Dichte bandartige Reflexe, die liquide Strukturen umsäumen, entsprechen meistens Grenzzonenreflexen, also Artefakten, sie sind weder Zeichen eines Lymphödems noch fibröser Veränderungen.

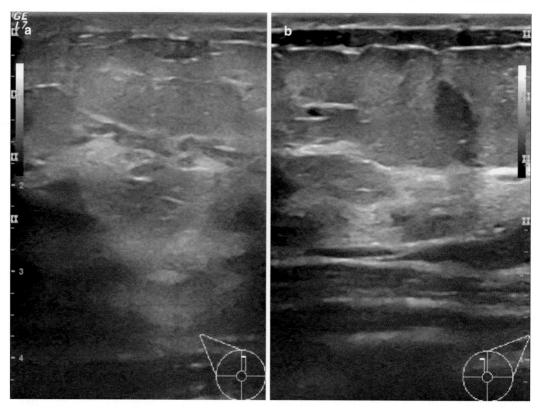

Abb. 10.2 a, b: Akutes posttraumatisches Lymphödem der rechten Mamma. Verdickte Kutis, kontrastarme Struktur, erhöhte Echogenität (**a**). Unauffällige Mamma links (**b**)

10.3 Technische Aspekte

Die Möglichkeiten und Grenzen sonografischer Diagnostik bei Transportstörungen des Lymphgefäßsystem, respektive des Lymphödems hängen vom verfügbaren Equipment, von Hardware und Software ab. Die erreichbare Ortsauflösung unterliegt verschiedenen technischen Einflüssen. Erforderlich ist ein hochauflösender Schallkopf. Eine hohe Schallfrequenz führt zu einer hohen Auflösung, aber auch zu einer verminderten Eindringtiefe durch die mit zunehmender Frequenz größer werdende Dämpfung. Bei einer Frequenz von 13 MHz beträgt die maximale Eindringtiefe etwa 5 bis 6 cm. Die axiale Ortsauflösung liegt immer deutlich über der räumlichen Schwingungsausdehnung der Piezoelemente des Schallkopfes; sie ist etwa mit zweifacher Wellenlänge anzunehmen. Bei einem 13 MHz-Schallkopf beträgt sie ungefähr 0,25 mm. Spezielle

Bildverarbeitungssoftware, insbesondere Speckle Reduction Imaging und Tissue Harmonic Imaging, Techniken zur automatischen Adaptation der Grauwertdynamiken an die im Schnittbild vorkommenden Echointensitäten und Cross Beam erhöhen die Bildschärfe und Ortsauflösung und damit Sensitivität des Ultraschalls in der Ödemdiagnostik (Klews 2002; Brauer et al. 2002; Wunsch et al. 2007).

10.4 Bewertung

Art und Ausprägung sonografischer Ödemkriterien sind variabel.

▶ Ob bei einem Ödem oder sonstiger interstitieller Flüssigkeitsvermehrung liquide Strukturen und/oder echogene und/oder feindisperse Strukturen zur Darstellung kommen

Abb. 10.3 a–d: 48 J. Zustand nach Mammakarzinom link, Mastektomie und Prothesenrekonstruktion; protrahierte Mastitis (**a**). Die Panoramasonografie zeigt laterocranial ein gering ausgeprägtes entzündliches Ödem mit erhöhter Echogenität sowie vermindertem Kontrast (Pfeile); das Prothesenlumen ist echofrei, die echoarmen bis echofreien liquiden Bezirke im Bereich der Prothesenfalten sind normal (**b**). Sonografie rechte Mamma: Gut abgrenzbare Kutis, kontrastreiche Fettgewebs- und Parenchymstrukturen (**c**). Links caudal ausgeprägtes entzündliches Ödem mit erhöhter Echogenität, Kontrastarmut, verbreiterter, stellenweise schlechter abgrenzbarer Kutis, keine liquiden Strukturen (**d**)

ist neben der Qualität des verwendeten Ultraschallgerätes und der eingesetzten Software von den oben genannten anatomischen Faktoren abhängig; sie sind oft nebeneinander zu beobachten (Abb. 10.8). Verstärkte feindisperse Strukturen sind kein spezifisches Fibrosekriterium. Sie lassen sich fast regelmäßig bei Ödemen unterschiedlicher Genese nachweisen, nach denen gezielt gesucht werden sollte (Brauer 2015).

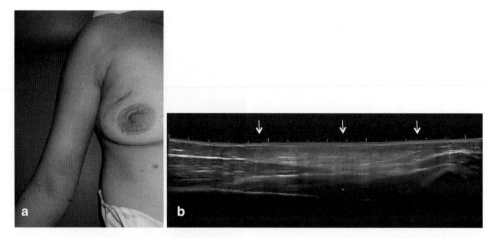

Abb. 10.4 a, b: Kleinflächiges Erysipel an der Innenseite des rechten Oberarmes bei Zustand nach Mammakarzinom, brusterhaltender Therapie und Sentinel-Node-Biopsie (**a**). Die Panoramasonografie der Unterarminnen- seite zeigt im Bereich des Erysipels ein kontrastarmes echogenes Ödem, Kutis, Subkutis und Faszie sind kaum mehr zu differenzieren (Pfeile). Dreidimensional liquide Strukturen lassen sich nicht erkennen (**b**)

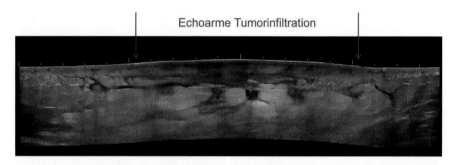

Abb. 10.5 Inflammatorisches Mammakarzinom. Die Tumorinfiltration stellt sich kontrastarm echoarm, das peritumorale Ödem echogen mit dreidimensional liquiden Strukturen dar.

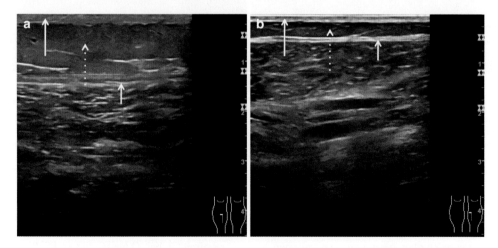

Abb. 10.6 a, b: 29 J, Lymphödem der Beine; Stadium 2 rechts, links funktionslymphszintigrafisch nachgewiesenes subklinisches Lymphödem (Stadium 0). B-Mode-Sonografie beider Unterschenkel. Lange Pfeile: Kutis, gepunktete Pfeile Subkutis, kurze Pfeile Faszie. Rechts verbreiterte Kutis und Subkutis, geringerer Kontrast, keine dreidimensional netzförmig liquiden Strukturen (**a**). Sonografischer Normalbefund links (**b**)

Eine Korrelation von Art und Ausmaß sonografischer Ödemsymptome mit der Schwere einer Lymphtransportstörung konnte in einer Vergleichsstudie zwischen Funktionslymphszintigrafie und Sonografie ausgeschlossen werden; eine normal dicke Kutis und/oder Subkutis schließt ein Lymphödem nicht aus (Brauer und Brauer 2008).

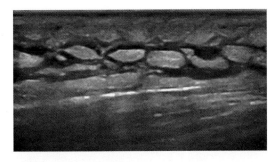

Abb. 10.7. Unterschenkel. Subkutan dreidimensional netzförmig liquide Strukturen bei Lymphödem Stadium 2

▶ Bei der quantitativen und qualitativen Bewertung der Sonografie im Vergleich zu szintigrafischen Messergebnissen und definierten klinischen Symptomen bei nachgewiesenen Lymphödemen bzw. Lymphtransportstörungen weisen die Kriterien Kutisdicke, feindisperse Struktur, dreidimensional netzförmige liquide Strukturen weder eine signifikante Korrelation zu szintigrafischen Transportparametern noch zu klinischen Diagnoseparametern auf. Allerdings korreliert bei selektiver Betrachtung eine erhöhte Kutisdicke in der Regel mit erniedrigten Uptakewerten, also einem Lymphödem (Brauer und Brauer 2008).

Echoarme oder echolose dreidimensional netzförmige liquide Strukturen beweisen interstitielle Flüssigkeit, nicht aber deren Art; sie sind mit-

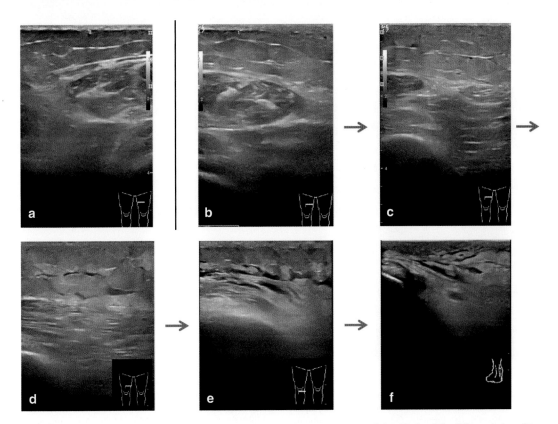

Abb. 10.8 a–f: Sekundäres Lymphödem nach abdomineller Lymphknotenresektion bei Ovarialkarzinom. Sonografie des rechten Beines von cranial nach caudal (**b–f**). Regional unterschiedliches Erscheinungsbild des Ödems: Kontrastarmut, verdickte Kutis, nicht differenzierbare Kutis (**b–d**), verbreiterte Subkutis (**c, d**), erhöhte Echogenität (**b–d**), dreidimensional liquide Strukturen (**d–f**). Regelrechte Strukturen im linken Bein (Oberschenkel) (**a**)

nichten spezifisch für ein Lymphödem, sie sind sonografisch nicht von interstitieller Flüssigkeit bei Blutungen, phlegmonösen Entzündungen, kardialen Ödemen oder Flüssigkeiten sonstiger Genese zu unterscheiden (Becker et al. 2015) (Abb. 10.9). Auch eine stärkere Ausbreitung der sichtbaren Flüssigkeit in der tieferen Subkutis ist kein spezifisches Symptom des Lymphödems. Die früher übliche Bezeichnung „Lymphspalten" ist falsch, da das Interstitium, in dem sich interstitielle Flüssigkeit befindet („praelymphatische Kanäle), nicht dem Lymphgefäßsystem zuzurechnen ist; interstitielle Flüssigkeit ist, außer wenn ein Extravasat aus einem Lymphgefäß vorliegt, per definitionem keine Lymphe.

Subfasziale Flüssigkeit kann bei entsprechendem klinischen Kontext eine Fasziitis belegen.

Vermehrte Perfusion im Power-Mode oder Farb-Duplex-Mode in einer ödematösen Region deutet auf entzündliche Veränderungen (Abb. 10.10).

10.5   Indikationen

Die Sonografie eignet sich zum Nachweis interstitieller Flüssigkeit und sekundärer Gewebsveränderungen, zur Abklärung lokaler Schwellungen sowie zur Lymphknotendiagnostik. Ob es sich bei einem Ödem um ein Lymphödem han-

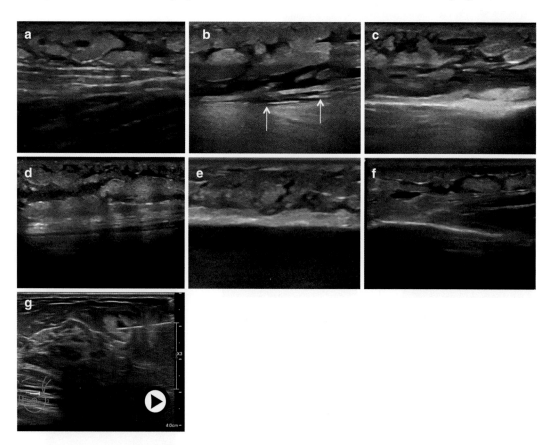

Abb. 10.9. a–g, Video 10.1: Sonografie Unterschenkel; Ödeme und interstitielle Flüssigkeit unterschiedlicher Genese mit dreidimensional liquiden Strukturen: Lymphödem (**a**), Fasziitis (**b**), kardiales Ödem (**c**), Spontanblutung unter Gerinnungshemmern (**d**), idiopathisches Ödem (**e**), Lipolymphödem (**f**). Interstitielle Flüssigkeit (Lokalanästhetikum) (**g**). Mit Ausnahme der Fasziitis, bei der subfasziale Flüssigkeit (Pfeile) im Kontext mit dem klinischen Befund die Diagnose stellen lässt, erlauben die sonografischen Erscheinungsformen für sich alleine keine Differenzierung. (10.9g, Video 10.1. Scannen Sie dieses Bild mithilfe der Springer Nature More Media-App, um zusätzliches Videomaterial direkt aufs Handy zu erhalten. Jetzt App downloaden beim App Store oder Google Play Store) (▶ https://doi.org/10.1007/000-242)

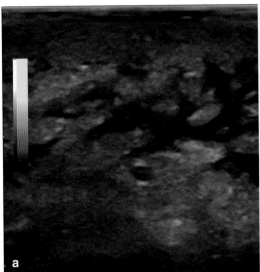
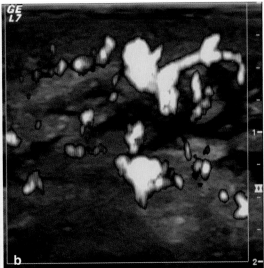

Abb. 10.10 a, **b**: Entzündliches Ödem bei Bursitis Olecrani mit ausgeprägten dreidimensional netzförmig liquiden Strukturen (**a**). Im Power-Mode deutliche Hyperperfusion (**b**)

delt, ist mit der Sonografie allein oft nicht zu entscheiden, im Kontext mit dem klinischen Befund ist die Differenzierung dagegen in der Regel möglich. Ein klinisch manifestes Lymphödem im Stadium 2 und 3 lässt sich in den meisten Fällen zuverlässig mit klinischen Methoden, der Anamnese, Inspektion und Palpation diagnostizieren (Brauer 2005). Der Tastbefund bietet eine qualitative Information über die Gewebskonsistenz, die Dellbarkeit und die Hautdicke und damit über Fibrose, Fettgewebe und Ödem. In frühen Stadien des Lymphödems, insbesondere im subklinischen Stadium, ist die Transporteinschränkung des Lymphgefäßsystems noch kompensiert, morphologische Veränderungen, Ödeme oder sekundäre Gewebsveränderungen, liegen noch nicht vor, entsprechend ist die Sonografie diesbezüglich unauffällig. Das taugliche bildgebende diagnostische Verfahren für Frühstadien des Lymphödems ist die Funktionslymphszintigrafie.

Für die Therapie- und Verlaufskontrolle des Lymphödems ist der Ultraschall nützlich. Unverzichtbar ist die Sonografie in der Diagnostik des Phlebödems und Phlebolymphödems sowie bei der Abklärung der Ursachen sekundärer Lymphödeme.

Das Erkennen schon geringer Mengen intrathorakaler und intraabdomineller Flüssigkeit bei Syndromen mit Lymphtransportstörungen, die auf einen chylösen Reflux hinweisen können, ist ein wichtiges Einsatzfeld der Sonografie.

Von Belang ist die Sonografie zur Detektion eines Mammalymphödems. Die Unterscheidung von Lymphödem und radiogener Fibrose kann Bedeutung bei der Entscheidung über die Indikation einer kombinierten physikalischen Entstauungstherapie erlangen. Bei entsprechendem klinischen Zusammenhang ist eine Kutisverdickung ein typisches, aber nicht spezifisches Symptom eines Lymphödems im Stadium 2 oder 3. Sie ist zu unterscheiden von einer radiogenen Fibrose der Kutis. Insbesondere bei Nachsorgepatientinnen nach brusterhaltender Therapie eines Mammakarzinoms mit axillarer Lymphonodektomie und Radiatio finden sich nicht selten Lymphödeme der Mamma, oft mit Betonung der unteren Quadranten. Eine verdickte Kutis mit einer sonografisch verminderten Abgrenzbarkeit zur Subkutis weist auf eine ödembedingte Ursache hin, dagegen ist eine verdickte Kutis mit deutlicher Grenze zur Subkutis ein Hinweis auf eine radiogene Fibrose. In der Mammografie zeigt sich beim Lymphödem eine eher unscharfe netzförmige Zeichnungsvermehrung, netzförmige fibrosebedingte Strukturen besonders in der Subkutis sind hingegen scharf gezeichnet (Abb. 10.11). Mischformen von Ödem und radiogener Fibrose sind allerdings häufig. Zur

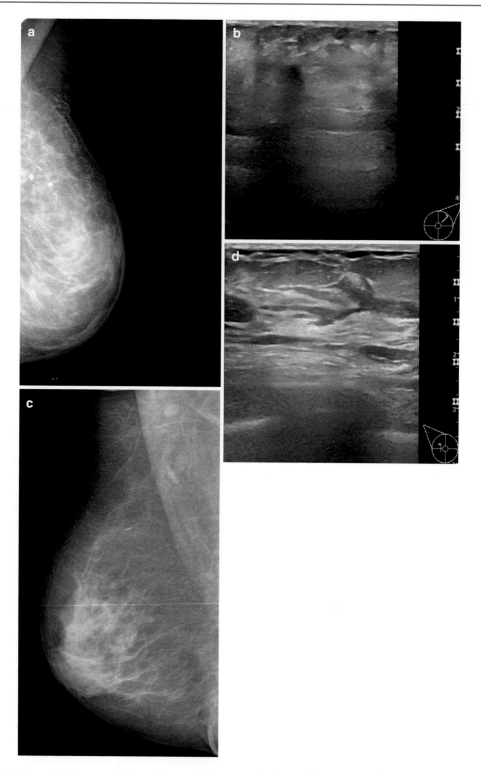

Abb. 10.11   a–d: Radiogene Fibrose nach brusterhaltender Therapie eines Mammakarzinoms links (**a**, **b**) mit Vergleich der gesunden Gegenseite (**c**, **d**). Mammografie links (**a**): Verdickte scharf abgegrenzte Kutis und scharf gezeichnete netzförmige Zeichnungsvermehrung. Sonografisch ebenfalls gut abgrenzbare Kutis; Kontrastarmut des Drüsenkörpers, ähnlich wie bei ödematösen Veränderungen; eine Kombination von Fibrose und Ödem ist durchaus möglich (**b**). Rechts unauffällige Mammografie und Sonografie (**c**, **d**)

Differenzierung ist eine Mamma-Magnetresonanztomografie (MRT) hilfreich.

Erysipele und Mastitiden können im B-Mode (brightness modulation) wie andere interstitielle liquide Strukturen erscheinen, mit der ganzen Palette möglicher Sonografiekriterien, der klinische Befund ist wegweisend für die Diagnose (Abb. 10.3). Die Differenzierung, Lokalisation und quantitative Beurteilung sowie Unterscheidung des Erysipels von der Fasziitis, die durch zusätzliche subfasziale Flüssigkeit gekennzeichnet ist, und von Abszedierungen und Phlegmonen, ist sonografisch in der Regel möglich (Abb. 10.9).

Literatur

Becker M, Schilling T, O v B, Kröger K. Sonography of subcutaneous tissue cannot determine causes of lower limb edema. Vasa. 2015;44:122–8.

Brauer W. Fehlermöglichkeiten bei der Indikationsstellung, Durchführung und Interpretation der Funktionslymphszintigraphie. LymphForsch. 2005;9:85–90.

Brauer W. Ultrasound in Lymphologie, state-of-the-art. Phlebologie. 2015;44(03):110–7.

Brauer W, Brauer V. Comparison of standardised lymphoscintigraphic function test and high resolution sonography of the lymphoedema of legs. Phlebologie. 2008;37(5):247–52.

Brauer W, Weissleder H. Methodik und Ergebnisse der Funktionslymphszintigraphie: Erfahrungen bei 924 Patienten. Phlebologie. 2003;31:118–25.

Brauer W, Hamid H, Dudwiesus H, Tritschler P, Kleinschmidt M. Sonographische Lymphknotenanatomie mit hochauflösendem Ultraschall In-vitro-Untersuchung. LymphForsch. 2002;6:10–6.

Klews P-M. Die Physik und Technik der Ultraschalldiagnoseverfahren. In: Kubale R, Stiegeler H, Herausgeber. Farbkodierte Duplexsonographie: interdisciplinärer vaskulärer Ultraschall. Stuttgart, New York: Thieme; 2002. S. 1–70.

Rettenbacher T, Tzankov A, Hollerweger A. Sonographische Erscheinungsbilder von Ödemen der Subcutis und Cutis – Korrelation mit der Histologie. Ultraschall Med. 2006;27:240–4.

Unno N, Nishiyama M, Suzuki M, Yamamoto N, Inuzuka K, Sagara D, Tanaka H, Konno H. Quantitative lymph imaging for assessment of lymph function using indocyanine green fluorescence lymphography. Eur J Vasc Endovasc Surg. 2008;36:230–6.

Unno N, Nishiyama M, Suzuki M, Tanaka H, Yamamoto N, Sagara D, Mano Y, Konno H. A novel method of measuring human lymphatic pumping using indocyanine green fluorescence lymphography. J Vasc Surg. 2010;52:946–52.

Wunsch R, Dudwiesus H, Reinehr T. Prospektiver Vergleich verschiedener Ultraschallverfahren zur Dickenmessung im Grenzbereich von Dicken unter 1 Millimeter. Fortschr Röntgenstr. 2007;179:65–71.

Direkte Lymphographie mit intranodaler Lymphangiographie und Lymphgefäßinterventionen

11

Walter A. Wohlgemuth und René Müller-Wille

Inhaltsverzeichnis

11.1 Einleitung

Das Lymphgefäßsystem ist aufgrund seiner hohen anatomischen Variabilität, der dünnen und vulnerablen Lymphgefäßwände und des sehr kleinen Lumens der Lymphgefäße direkt nur schwer punktierbar und darstellbar (Kos et al. 2007; Boffa et al. 2008; Stecker und Fan 2016; Reisenauer et al. 2018; Weissleder 2019; Pieper et al. 2019). Zur direkten Darstellung mittels Kontrastmittel haben sich daher 2 verschiedene Verfahren etabliert:

- Direkte pedale Lymphangiographie nach Präparation eines Lymphkollektors am Fuß
- Direkte Lymphangiographie über punktierte Lymphknoten (intranodale Lymphangiographie)

W. A. Wohlgemuth (✉)
Universitätsklinik und Poliklinik für Radiologie,
Universitätsklinikum Halle, Halle/Saale, Deutschland
e-mail: radiologie@uk-halle.de

R. Müller-Wille
Institut für Radiologie, Klinikum Wels-Grieskirchen
GmbH, Wels, Österreich
e-mail: Rene.Mueller-Wille@klinikum-wegr.at

11.2 Direkte pedale Lymphangiographie

Bei der pedalen Lymphangiographie werden nach Injektion eines Farbstoffes (meist Patentblau) in die Interdigitalräume zwischen die Zehen 1,2 und 2,3 feine subkutane Lymphgefäße am Fußrücken sichtbar gemacht (Kos et al. 2007; Pieper et al. 2019). Eines davon (ca. 1–2 mm groß) wird offen präpariert und kanüliert. Nach Ligatur der Nadel am Lymphgefäß wird sehr langsam Lipiodol® (ethiodisiertes Mohnöl-Kontrastmittel) infundiert. Die langsame Aszension von Lipiodol® am Bein wird immer wieder mittels Fluoroskopie kontrolliert. Die Präparation wird anschließend übernäht.

Nachteile der pedalen Lymphangiographie gegenüber der intranodalen Lymphangiographie sind die Notwendigkeit der chirurgischen Präparation, mögliche Probleme der Farbstoffinjektion (inkl. Wunden), die sehr diffizile und zeitaufwändige technische Durchführung, die initial mögliche Verwechslung mit einer Vene und eine postinterventionelle Lymphleckage. Die benötigten Kontrastmittelvolumina sind größer als bei der intranodalen Lymphangiographie (KM-Anteile verbleiben in den Beinen) und die notwendige Konzentration zur Visualisierung der Lymphgefäße in Abdomen und Thorax wird erst nach längerer Zeit erreicht, zumal die maximal mögliche Injektionsgeschwindigkeit vergleichsweise klein ist.

11.3 Intranodale Lymphangiographie

11.3.1 Methodik

Bei der intranodalen Lymphangiographie (INL) wird unter sonographischer Steuerung auf jeder Seite jeweils ein inguinaler Lymphknoten an der kortikomedullären Grenze punktiert und vorsichtig langsam iodhaltiges Röntgenkontrastmittel injiziert (Nadolski und Itkin 2012; Kerlan und Laberge 2012; Lee et al. 2018) (Tab. 11.1, Abb. 11.1, 11.2, 11.3). Sobald sich ein efferentes Lymphgefäß darstellt erfolgt eine langsame Lipiodol®-Infusion über einen Perfusor bis sich die Lymphwege auf Höhe etwa LWK 2/3 kontrastieren. Da danach genügend Lipiodol® aus dem Beckenbereich nachläuft, kann die Injektion hier gestoppt werden. Die technische Durchführung der Untersuchung verläuft nach folgendem Protokoll:

- Sonographisch gesteuerte Punktion eines Leistenlymphknotens (zentral an der kortikomedulläre Grenze) mit 23G-Nadel und kurzem Verbindungsschlauch
- Vorsichtige, langsame Injektion von Röntgenkontrastmittel, Darstellung eines Lymphgefäßes
- Gute, sichere Nadelfixation
- Wechsel auf Lipiodol®-Perfusor
- Injektionsgeschwindigkeit ca. 6 ml/Stunde; Kontrolle der Injektionsstelle auf extraluminales KM (dann evtl. neuen LK punktieren)

Tab. 11.1 Typische Indikationen zur direkten Lymphangiographie bei Leckage

Leckage/Perforation	„Überlauf"	Sonstige Ursachen
Iatrogen postoperativ: (z. B. gynäkologische OP mit LK-Dissektion, große Abdominal-OP, mediastinale OP wie Ösophagusresektion)	Sekundäre Druckerhöhungen: (z. B. erhöhter ZVD/zentrale Venenthrombosen, Fontan- oder TCPC-Herzoperation)	Weltweit häufigste Ursache: Filariasis mit LK-Beteiligung, in Europa sehr selten
Iatrogen punktionsbedingt: (z. B. zentrale Venenzugänge, Herzschrittmacher)	Erhöhte Lymphproduktion: (selten, z. B. Leberzirrhose mit portalvenöser Hypertension)	Thoraxbestrahlung, meist in Kombination mit ausgedehnteren Thoraxoperationen
Traumatisch: (stumpfe oder spitze Perforation, meist mit Begleitverletzungen)		Idiopathisch: (< 5 % der Patienten)
Einriss durch Druckerhöhung: (z. B. thorakale Druckerhöhung, Erbrechen, Pressen, Verschüttung, Geburt)		

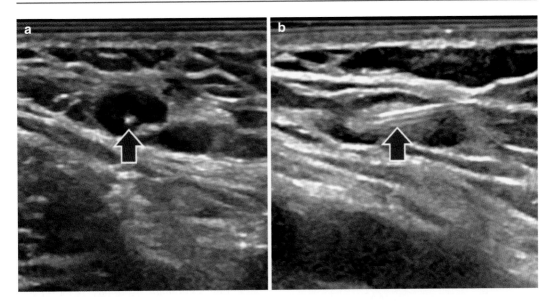

Abb. 11.1 Sonographische Darstellung der Punktionsnadel (Pfeile) im Zielgebiet des Leistenlymphknoten. Querschnitt (**a**), Längsschnitt (**b**)

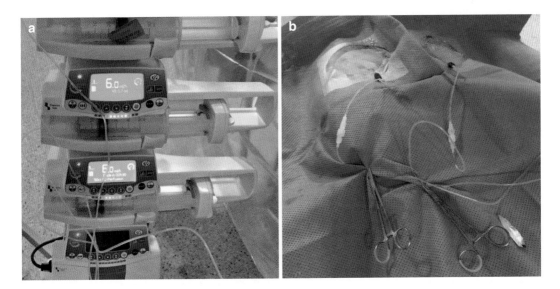

Abb. 11.2 Patientensetting bei der intranodalen Lymphangiographie

- Intermittierende Fluoroskopie bis Lipiodol® etwa auf Höhe LWK 2/3 (nach ca. 45–70 min)
- Injektionsstopp und Entfernung der Nadeln
- Verfolgung des Lipiodols® bis zur Leckagestelle oder der Einmündung in das Venensystem

- Gegebenenfalls Direktpunktion der Cisterna chyli oder des Ductus thoracicus zur Intervention über Mikrokatheter (z. B. Leckagestelle mit nBCA embolisieren)

Mit intermittierender Fluoroskopie wird die Kontrastierung der Lymphgefäße, deren Anato-

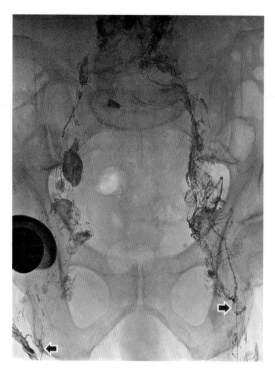

Abb. 11.3 Darstellung der Beckenlymphgefäße in der intranodalen Lymphangiographie (Punktionsstelle siehe Pfeile)

mie sehr variabel ist, mit den lymphatischen Trunci, der Cisterna chyli (sofern angelegt) und des Ductus thoracicus bis zu dessen Einmündung in den linken Venenwinkel verfolgt. Die Propagationszeit des Kontrastmittels in den Lymphgefäßen variiert stark. Leckagen lassen sich sehr gut darstellen. Die Intranodale Lymphangiographie ist ein wichtiges Verfahren in der interventionellen Lymphologie und bietet die Voraussetzungen für eine lymphographisch gesteuerten Intervention.

Die transnodale Magnetresonanz-Lymphangiographie verläuft analog der intranodalen Lymphangiographie. Sie erlaubt eine detaillierte Darstellung anatomischer Strukturen und bei interventionellen Eingriffen und zu deren Planung zum Einsatz. Die intranodale Kontrastmittelapplikation erfolgt „off-label-use".

11.3.2 Indikationen

Die typischen Indikationen für eine direkte Lymphangiographie ergeben sich aus einer meist am Rumpf gelegenen Verletzung des Lymphgefäßsystems bzw. einer abdominellen oder thorakalen Leckage bzw. einem zentralen Lymphstau durch externe Verlegung oder durch eine Anlagestörung (Yannes et al. 2017; Kim et al. 2018; Novelli et al. 2019; Pieper 2019). Tab. 11.1 gibt die klassischen Indikationen wieder.

• Central Conducting Lymphatic Anomaly (CCLA)

Eine Besonderheit stellt hier die Central Conducting Lymphatic Anomaly (CCLA) dar (McCormick et al. 2016; Li et al. 2018). Es handelt sich um einen anlagebedingten Verschluss (Hypoplasie oder Aplasie von Cisterna chyli oder Ductus thoracicus) zentraler Lymphbahnen mit Kollateralbildung und konsekutivem Lymphstau. Symptome sind chylöser Reflux mit Chylascos, chylöse Pleuraergüsse, protein-loosing enteropathy oder ein- bzw. beidseitige Lymphödeme der Beine, des Genitales oder Mons pubis, zum Teil auch mit Lymphocele testis. Die Symptome sind meist schon in der Kindheit präsent.

• Lymphleckage

Bei den Indikationen überwiegt klinisch die abdominelle oder thorakale Lymphleckage (Abb. 11.4).

Bei anhaltender Lymphleckage (chylösem Reflux), meist iatrogen postoperativ, ist vor einer Lymphangiographie immer zunächst ein konservativer Therapieversuch (z. B. Nahrungskarenz, MCT-Diät, ggf. Octreotid) gerechtfertigt. Erst bei einer über 2 Wochen persistierenden Leckage bzw. bei einer primären Leckage von mehr als 1 l pro Tag ist die Lymphangiographie indiziert.

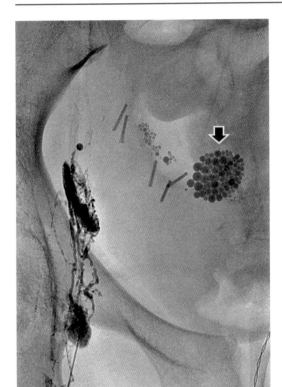

Abb. 11.4 Klassisches Tropfenzeichen: Das Lipiodol, das hier aus der Leckagestelle (Pfeil) nach iliakaler LK-Dissektion aus dem Lymphgefäßsystem tritt, ist kugelrund (wie ein Tropfen), da es frei in der Abdominalhöhle schwimmt (Pfeil)

11.4 Komplikationen und Kontraindikationen

Spezifische Kontraindikationen ergeben sich durch den natürlichen Abfluss der Lymphe ins Venensystem, meist am linken Venenwinkel (Konfluens der linken, oft auch der rechten Vena subclavia mit der Vena jugularis interna). Das ethiodisierte Mohnöl Kontrastmittel Lipiodol® ist hochviskös. Neben induzierten Gefäßwandentzündungen und, wenn größere Mengen die Lunge erreichen, einer symptomatischen Lungenembolie; insbesondere bei Patienten mit einem Rechts-Links-Shunt, besteht die Gefahr einer arteriellen Embolie (v. a. zerebral). Neben den klassischen Vorhofseptumsdefekten können unerwartet Rechts-Links-Shunts auf Mikroebene bei Patienten mit hereditärer hämorrhagischer Teleangiektasie (Morbus Osler) oder nach thorakaler Be-

strahlung auftreten. Auch bei gesunden Erwachsenen sind die Injektionsmengen sind auf 0,25 ml/kgKG (maximal 20–24 ml) zu beschränken. Pulmonal retiniertes Lipiodol kann zu einer sterilen Pneumonitis und Verschlechterung der Lungenfunktion führen.

Durch perivaskuläre und intranodale Fremdkörperreaktion kann Lipiodol zu einer Verringerung der lymphatischen Transportkapazität führen. Es kommt zur Bildung von Riesenzellen in den kontrastierten Lymphknoten, nachfolgender bindegewebiger Umwandlung und Größenreduktion und so zu einer Befundverschlechterung von Lymphödemen (Oehlert et al. 1966).

In Einzelfällen sind allergische Reaktionen auf das Kontrastmittel und den bei der pedalen Lymphographie eingesetzten Farbstoff beschrieben.

11.5 Lymphographisch gesteuerte Intervention

11.5.1 Methodik

Die direkte Darstellung des Lymphgefäßsystems ermöglicht eine lymphographisch gesteuerte Intervention (Johnson et al. 2016). Hierbei werden die Cisterna chyli oder der Ductus thoracicus transabdominell direkt unter Durchleuchtung punktiert, ein Mikrodraht eingeführt und darüber ein Mikrokatheter, der wiederum eine direkte Embolisation beispielsweise einer Leckagestelle ermöglicht (Abb. 11.5). Typische Interventionen sind:

- Verschluss von Leckagen durch sklerosierende Wirkung des Kontrastmittels: Die INL selbst kann durch sklerosierende Wirkung des Lipiodols® zu einem Verschluss einer Leckagestelle führen (am ehesten bei Lymphfluss < 500 ml/Tag)
- Direkte perkutane Punktion der identifizierten Leckagestelle und Sklerosierung mittels OK-432, Doxycyclin oder nBCA
- Superselektive Embolisation mittels perkutan ins Lymphgefäßsystem eingebrachte Mikrokatheter durch Coil plus nBCA
- Umleitung des Lymphflusses bei insuffizienten Kollateralen/Leckagen bei Fontan OP/ TCPC oder bei einer CCLA

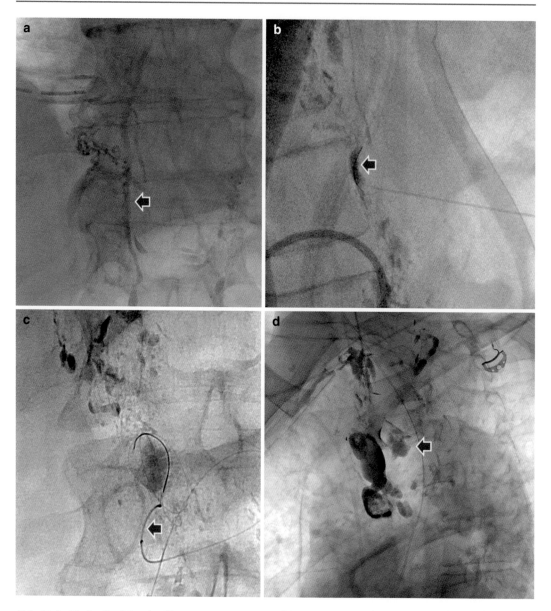

Abb. 11.5 Direkte Punktion der Cisterna chyli (**a**, Pfeil) und Einführung eines Mikrodrahtes in das Lymphgefäßsystem (**b**, Pfeil). Hierüber wird ein Mikrokatheter einge- führt (**c**, Pfeil). Erfolgreiche selektive Embolisation (**d**) der thorakalen Lymphleckage (sichtbar auch extraluminales Lipiodol aus der Leckagestelle, Pfeil)

11.5.2 Indikationen

Die häufigste Indikation ist die Ductus-thoracicus-Embolisation über Mikrokatheter bei (meist iatrogener) persistierender thorakaler Lymphleckage trotz konservativer Therapie über mehr als 3 Wochen. Zu beachten ist hierbei, dass herkömmliche Embolisate oft auf Throm- benbildung basieren und im Lymphgefäßsystem nicht adäquat wirken. Hier hat sich eine Plombe aus n-Buthyl Cyanacrylat (nBCA) bewährt, die initial lokal mechanisch mit einem vorher einge- brachten Mikrocoil fixiert wird (Abb. 11.6).

Zu beachten ist, dass es in einigen Fällen trotz adäquater Lymphangiographie nicht gelingt, die Leckagestelle direkt nachzuweisen. Eine postlym-

Abb. 11.6 Über den in den Ductus thoracicus eingebrachten Mikrokatheter (**a**, Pfeil) wird bei postoperativem persistierendem Chylothorax links derselbe mittels Fixationscoil und Histoacryl-Kleber (**b**, Pfeil) embolisiert

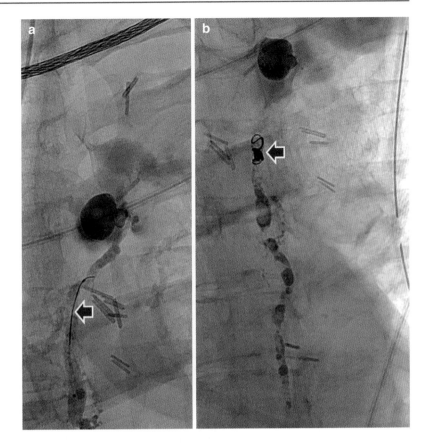

phographische Nativ-CT hilft hier aufgrund der hohen Sensitivität für Lipiodol® zuweilen doch noch, die Perforationsstelle darzustellen. Die Leckagestelle kann CT-gesteuert gezielt punktiert und es kann lokal ein Sklerosierungsdepot deponiert werden, welches wiederum über eine lokale Entzündung hilft, die Leckage zu verschließen. Besonders bei Lymphleckagemengen kleiner 500 ml pro Tag wirkt die INL alleine oft schon embolisierend durch die inflammatorische und embolisierende Wirkung des Lipiodols®, welches an der Leckagestelle akkumuliert (Pieper 2019).

11.5.3 Komplikationen

Komplikationen einer Lymphgefäßintervention sind nicht häufig. Neben der seltenen Möglichkeit von Schmerzen, lokaler Blutung und Infektion am transabdominellen Punktionsweg kann es an der retroperitonealen Eintrittsstelle des Mikrokatheters in das Lymphgefäßsystem zu einer

transienten Lymphleckage kommen, die sich innerhalb weniger Tage spontan verschließt. Eine non-target-Embolisation des Lipiodols® kann durch den lymphovenösen Abtransport des Kontrastmittels entstehen. Dies kann sowohl die Lungenkapillaren betreffen, vor allem bei pulmonal schwer vorgeschädigten Patienten. Eine insbesondere zerebrale Verschleppung des Lipiodols® mit Müdigkeit, Benommenheit bis zum Schlaganfall kann bei Vorliegen eines Rechts-Links-Shunt auftreten. Daher ist die Maximalmenge des injizierten Lipiodols® auf ca. 0,25 ml/Kilogramm Körpergewicht zu begrenzen.

In einer Serie aus 120 Ductus-thoracicus-Embolisationen bei 105 Patienten wurden durch die resultierende Umleitung des Lymphflusses in 14 % nach 34 Monaten Komplikationen wie Diarrhoe, chylöser Aszites, Lymphödeme und eine protein-losing enteropathy berichtet (Pamarthi et al. 2014). Alle diese Komplikationen waren jedoch nur milde ausgeprägt und „non-disabling".

11.6   Abkürzungen

INL   intranodale Lymphangiographie
KM   Kontrastmittel
CCLA   central conducting lymphatic anomaly
MCT   medium chain triglycerides
nBCA   n-Buthyl Cyanacrylat
ZVD   Zentraler Venendruck

Literatur

Boffa D, Sands M, Rice T, Murthy S, Mason D, Geisinger M, Blackstone E. A critical evaluation of a percutaneous diagnostic and treatment strategy for chylothorax after thoracic surgery. Eur J Cardiothorac Surg. 2008 Mar;33(3):435–9. https://doi.org/10.1016/j.ejcts.2007.11.028.

Johnson O, Chick J, Chauhan N, Fairchild A, Fan C, Stecker M, Killoran T, Suzuki-Han A. The thoracic duct: clinical importance, anatomic variation, imaging, and embolization. Eur Radiol. 2016;26(8):2482–93. https://doi.org/10.1007/s00330-015-4112-6.

Kerlan R, Laberge J. Intranodal lymphangiography: coming soon to a hospital near you. J Vasc Interv Radiol. 2012;23(5):617. https://doi.org/10.1016/j.jvir.2012.03.003.

Kim P, Tsauo J, Shin J. Lymphatic interventions for chylothorax: a systematic review and meta-analysis. J Vasc Interv Radiol. 2018;29(2):194–202.e4. https://doi.org/10.1016/j.jvir.2017.10.006. Epub 2017 Dec 27.

Kos S, Haueisen H, Lachmund U, Roeren T. Lymphangiography: forgotten tool or rising star in the diagnosis and therapy of postoperative lymphatic vessel leakage. Cardiovasc Intervent Radiol. 2007;30(5):968–73.

Lee H, Kim S, Hur S, Kim H, Min S, Lee J, Lee M, Kim H, Jae H, Lee S, Choi H, Chung J. The feasibility of mesenteric intranodal lymphangiography: its clinical application for refractory postoperative chylous ascites. J Vasc Interv Radiol. 2018;29(9):1290–2. https://doi.org/10.1016/j.jvir.2018.01.789.

Li D, Wenger T, Seiler C, March M, Gutierrez-Uzquiza A, Kao C, Bhoj E, Tian L, Rosenbach M, Liu Y, Robinson N, Behr M, Chiavacci R, Hou C, Wang T, Bakay M, Pellegrino da Silva R, Perkins J, Sleiman P, Levine M,

Hicks P, Itkin M, Dori Y, Hakonarson H. Pathogenic variant in EPHB4 results in central conducting lymphatic anomaly. Hum Mol Genet. 2018;15(27):18.):3233–45. https://doi.org/10.1093/hmg/ddy218.

McCormick A, Rosenberg S, Trier K, Balest A. A case of a central conducting lymphatic anomaly responsive to sirolimus. Pediatrics. 2016;137(1). https://doi.org/10.1542/peds.2015-2694.

Nadolski G, Itkin M. Feasibility of ultrasound-guided intranodal lymphangiogram for thoracic duct embolization. J Vasc Interv Radiol. 2012;23(5):613–6. https://doi.org/10.1016/j.jvir.2012.01.078.

Novelli P, Chan E, Frazier A, Villa Sanchez M. Interventional therapies for thoracic duct injury and intractable chylothorax. J Thorac Imaging. 2019;34(4):258–65. https://doi.org/10.1097/RTI.0000000000000422.

Oehlert W, Weißleder H, Gollasch D. Lymphogramm und histologisches Bild normaler und pathologisch veränderter Lymphknoten. RöFo. 1966;104(6):751–8.

Pamarthi V, Stecker M, Schenker M, Baum R, Killoran T, Suzuki Han A, O'Horo S, Rabkin D, Fan C. Thoracic duct embolization and disruption for treatment of chylous effusions: experience with 105 patients. J Vasc Interv Radiol. 2014;25(9):1398–404. https://doi.org/10.1016/j.jvir.2014.03.027.

Pieper C. Lymphgefäßbildgebung und interventionelle Therapien am Lymphgefäßsystems des Körperstamms. LymphForsch. 2019;23:23–37.

Pieper C, Hur S, Sommer C, Nadolski G, Maleux G, Kim J, Itkin M. Back to the future: Lipidol in lymphography – from diagnostics to theranostocs. Investig Radiol. 2019;54:600–15. https://doi.org/10.1097/RLI.0000000000000578.

Reisenauer J, Puig C, Reisenauer C, Allen M, Bendel E, Cassivi S, Nichols F, Shen R, Wigle D, Blackmon S. Treatment of postsurgical chylothorax. Ann Thorac Surg. 2018;105(1):254–62. https://doi.org/10.1016/j.athoracsur.2017.07.021.

Stecker M, Fan C. Lymphangiography for thoracic duct interventions. Tech Vasc Interv Radiol. 2016;19(4):277–85. https://doi.org/10.1053/j.tvir.2016.10.010.

Weissleder H. Die Lipidol-Lymphographie – Eine Spurensuche 1961–2019. LymphForsch. 2019;23:83–7.

Yannes M, Shin D, McCluskey K, Varma R, Santos E. Comparative analysis of intranodal lymphangiography with percutaneous intervention for postsurgical chylous effusions. J Vasc Interv Radiol. 2017 May;28(5):704–11. https://doi.org/10.1016/j.jvir.2016.12.1209.

Zystische lymphatische Malformation (LM) – Diagnose und Therapie

12

René Müller-Wille und Walter A. Wohlgemuth

Inhaltsverzeichnis

R. Müller-Wille (✉)
Institut für Radiologie, Klinikum Wels-Grieskirchen
GmbH, Wels, Österreich
e-mail: Rene.Mueller-Wille@klinikum-wegr.at

W. A. Wohlgemuth
Universitätsklinik und Poliklinik für Radiologie,
Universitätsklinikum Halle, Halle/Saale, Deutschland
e-mail: radiologie@uk-halle.de

12.1 Einführung

Zystische lymphatische Malformationen, Lymphangiome, sind angeborene Fehlbildungen des Lymphgefäßsystems. Sie gehören nach der ISSVA Klassifikation (Merrow et al. 2016) zu den slow-flow-Gefäßmalformationen. Abzugrenzen sind die zystischen von weiteren LM-Formen, wie primären Lymphödeme, Anomalien der zentralen Lymphbahnen wie dem Ductus thoracicus u. a. (Tab. 12.1).

In den Zysten sammelt sich klare gelbe Lymphflüssigkeit. Die Größe der Zysten kann im Verlauf stark fluktuieren. Die Grenze zwischen mikro- und makrozystisch lymphatischen Malformationen ist mitunter fließend und Mischformen sind möglich (Abb. 9.20, 9.21 und 9.22).

Tab. 12.1 ISSVA-Klassifikation der lymphatischen Malformationen (Merrow et al. 2016)

Lymphatische Malformationen (LM)
Zystische LM (Lymphangiome), makrozystische LM, mikrozystische LM, gemischt zystische LM
• Generalisierte Lymphatische Anomalie (GLA)
• LM bei Gorham-Stout-Disease
• Kanalartige LM
• Primäres Lymphödem (zahlreiche Entitäten)
• Andere

Eine Begrenzung insbesondere von mikro- und gemischt zystischen LM zur Umgebung liegt meistens nicht vor, die Malformationen setzen sich in dysplastische, oft erweiterte Lymphgefäße fort. Die makrozystischen Formen (>2 cm) bestehen aus einer einzigen großen Zyste oder sind septiert (Abb. 12.1a–c). Es können auch mehrere Zysten nebeneinander vorliegen.

12.2 Genetik

Die Entwicklung des Lymphgefäßsystems wird durch zahlreiche Gene und Signalübertragungswege reguliert. Mittlerweile ist bekannt, dass Mutationen in Genen des PIK3CA/m-TOR-Signalwegs für die Entstehung zystischer lymphatischer Malformationen verantwortlich sind (Vergl. Abschn. 2.3.1).

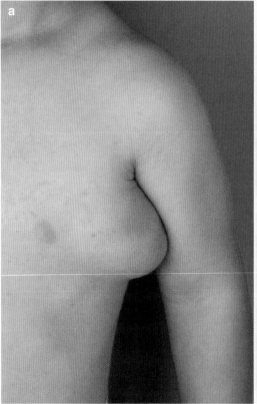

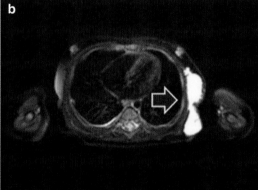

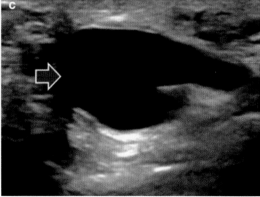

Abb. 12.1 a–c: Makrozystische lymphatische Malformation der linken Axilla (**a**). In den T2-gewichteten Sequenzen imponiert die Läsion stark hyperintens (Pfeil) (**b**). In der Sonographie ist die Malformation als scharf begrenzte echofreie Raumforderung abgrenzbar (Pfeil) (**c**)

12.3 Häufigkeit und Lokalisation

Die Prävalenz vaskulärer Malformationen liegt bei etwa 1,5 %, davon sind 66 % venösen Ursprungs (Eifert et al. 2003). Die häufigsten Malformationen des Lymphgefäßsystems bilden die primären Lymphödeme. Zystische lymphatische Malformationen können mit Ausnahme des Gehirns in allen Regionen des Körpers auftreten. Die Lymphangiome kommen vorzugsweise im Kopf-Hals-Bereich (ca 50 %) vor, gefolgt von Extremitäten (ca. 11 %) und Rumpf (ca. 8 %) (Braunschweiger et al. 2012). Typische Lokalisationen sind hier die Axilla und die Leiste. Sie können aber auch im Mediastinum, Abdomen, Retroperitonealraum, Knochen und Skrotum vorkommen (Abb. 12.2). Meistens haben sie einen anatomischen Bezug zu größeren Lymphbahnen. LMs im Thorax und im Abdomen können zu chylösem Reflux führen. Liegt die mikrozystische lymphatische Malformation in einem umschriebenen Areal der Haut, so spricht man von einem Lymphangioma circumscriptum (LC) (Abb. 12.3). Aus diesen kleinen kutanen Lymphbläschen tritt häufig Lymphflüssigkeit aus (Lymphorrhoe). Auch im Bereich des Gaumens, der Zunge dem Genitale und an anderen Lokalisationen können mikrozystische lymphatische Malformationen vorkommen (Abb. 12.4) und beispielsweise Rasen kleiner Bläschen auf der Schleimhaut ausbilden.

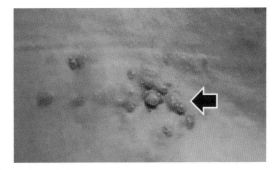

Abb. 12.3 Lymphangioma circumscriptum mit kleinen Lymphvesikeln (Pfeil)

12.4 Klinisches Erscheinungsbild und Symptome

Zystische lymphatische Malformationen sind angeboren und somit bei oberflächlicher Lage schon im Säuglingsalter gut als Schwellung sichtbar. Gelegentlich kann eine große zystische lymphatische Malformation auch schon pränatal mittels Sonographie identifiziert werden.

Anders als bei soliden Tumoren ist die Konsistenz der Zysten elastisch/weich. Die darüberliegende Haut ist üblicherweise intakt (Abb. 12.1).

Im Falle einer Beteiligung der Haut-/Schleimhaut lassen sich viele kleine stecknadelkopfgroße Bläschen (Lymphvesikel) nachweisen (Abb. 12.3). Der Inhalt der Vesikel kann wässrig klar, gelblich oder blutig tingiert sein.

Tiefergelegene lymphatische Malformationen entziehen sich einer frühen Diagnostik und sind entweder Zufallsbefunde oder treten bei Komplikationen klinisch in Erscheinung.

12.5 Komplikationen

Je nach Lokalisation können Schmerzen und Bewegungseinschränkungen auftreten. Die raumfordernde Wirkung kann zu knöchernen Deformitäten und zur Obstruktion der Atemwege führen. Vor allem Infekte des Respirationstraktes können zu einem deutlichen Anschwellen der lymphatischen Malformation führen (Abb. 12.5).

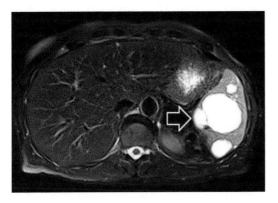

Abb. 12.2 Makrozystische lymphatische Malformation der Milz (Pfeil)

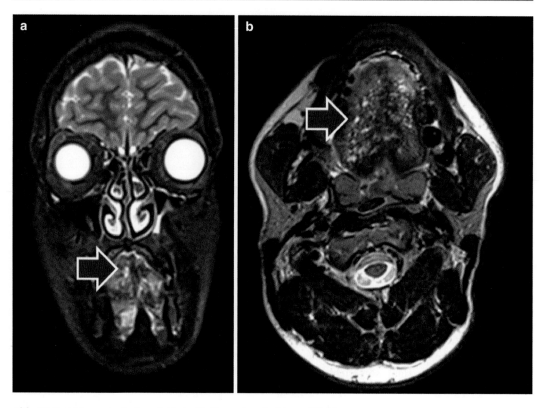

Abb. 12.4 Mikrozystische lymphatische Malformation der Zunge (Pfeil)

Typische Komplikationen sind bakterielle Superinfektionen lymphatischer Zysten.

Zystische lymphatische Malformationen können nach Trauma oder auch spontan einbluten und starke Schmerzen verursachen (Abb. 12.6).

Gefürchtet sind auch Infektionen, welche mitunter schwere Verläufe nehmen können. Vor allem bei cutanen Formen fehlt die natürliche Hautbarriere und bakterielle Infektionen können ein Erysipel verursachen – umso mehr, als die oft gleichzeitig vorhandenen Lymphtransportstörungen bzw. Lymphödeme per se schon eine hohe Prävalenz für Erysipele bedeuten. Abdominelle lymphatische Malformationen können zu chylösem Reflux mit Chylaszites, Darmpassagestörungen und gastrointestinale Blutungen sowie zur Eiweißverlust-Enteropathie und bei thorakaler LM zum Chylothorax führen.

12.6 Diagnostik

12.6.1 Ultraschalldiagnostik

Im B-Bild sind die makrozystischen lymphatischen Malformationen als echofreie Zysten gut abgrenzbar (Abb. 12.1c und 9.22). Die Wand ist glatt berandet. Gelegentlich sind Septen mit kleinen Blutgefäßen abgrenzbar. Mikrozystische lymphatische Malformationen weisen ein heterogenes Schallmuster auf (Abb. 9.20 und 9.21). Neben den kleinen echofreien Zysten sind auch echoarme und echoreiche Raumforderungen sichtbar. Insbesondere klein- und gemischt zystische Lymphangiome weisen keine klaren Begrenzungen zur Umgebung auf, sondern setzen sich in dysplastische Lymphgefäße fort. Nach Kontrastmittelgabe zeigt der Zysteninhalt kein Enhancement.

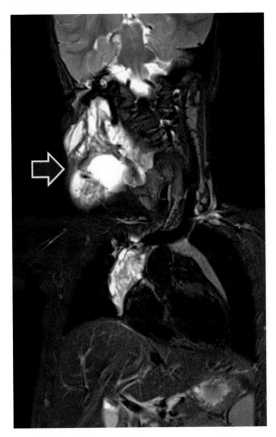

Abb. 12.5 Komplexe zystische lymphatische Malformation im Halsbereich mit Verdrängung der oberen Atemwege (Pfeil) und kleinzystisch-tubuläre lymphatische Malformation an der Herzbasis

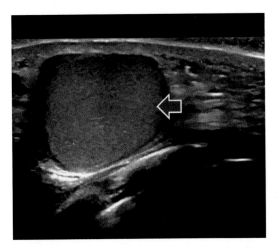

Abb. 12.6 Ultraschallbild einer eingebluteten makrozystischen lymphatischen Malformation mit organisiertem Blutkoagel (Pfeil)

12.6.2 Magnetresonanztomographie (MRT)

Sehr typisch für eine makrozystische lymphatische Malformation ist das starke hyperintense Signal der Zysten in den fettsupprimierten T2-gewichteten Sequenzen (Abb. 12.7). In den T1-gewichteten Sequenzen ist der Zysteninhalt meistens hypointens und eine Kontrastmittelaufnahme des Zysteninhalts findet anders als bei der venösen Malformation nicht statt. Nach Blutungen kann ein Flüssigkeits-Flüssigkeits-Spiegel innerhalb der Zyste detektiert werden. Mikrozystische Formen nehmen aufgrund der vielen Zystenwände etwas Kontrastmittel auf.

12.7 Differenzialdiagnosen

Zystische lymphatische Malformationen sollten nicht mit malignen soliden Tumoren verwechselt werden. Vor allem zystisch degenerierte Tumoren können wie eine Malformation imponieren. Sie enthalten jedoch, anders als eine Malformation, immer solide Anteile. Auch andere gutartige zystische Raumforderungen wie bronchogene Zysten und laterale Halszysten müssen je nach Lokalisation als Differenzialdiagnose berücksichtigt werden. Die Abgrenzung der lymphatischen Malformation zur venösen Malformation gelingt mit der kontrastmittelgestützten MRT.

12.8 Therapie

Hauptziel der Therapie ist die Linderung der durch die Malformation verursachten Symptome sowie die Vermeidung von Funktionseinschränkungen und Komplikationen. Bei der Wahl der Therapie sollte immer zwischen dem zu erwartenden Nutzen und den möglichen Risiken der Prozedur abgewogen werden.

Die Wahl des Verfahrens richtet sich vor allem nach der Form (mikrozystisch/makrozystisch) und der Lokalisation bzw. Ausdehnung der Malformation. Eine interdisziplinäre Abstimmung der Therapie ist anzustreben.

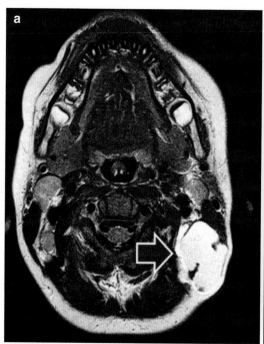
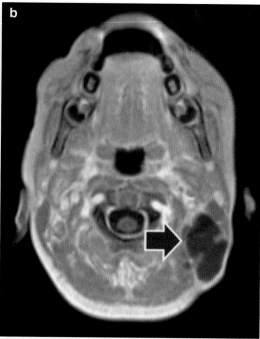

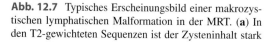

Abb. 12.7 Typisches Erscheinungsbild einer makrozystischen lymphatischen Malformation in der MRT. (**a**) In den T2-gewichteten Sequenzen ist der Zysteninhalt stark hyperintens (Pfeil). (**b**) In den T1-gewichteten Sequenzen nach KM ist der Zysteninhalt hypointens und eine Kontrastmittelaufnahme der Zysten findet nicht statt (Pfeil)

Zu den invasiven Methoden gehören die perkutane Sklerotherapie und die chirurgische Resektion. Neuerdings gibt es auch Versuche mTOR-Inhibitoren bei komplexen Fällen einzusetzen.

12.8.1 Sklerotherapie

Bei der Sklerotherapie handelt es sich um ein minimalinvasives Therapieverfahren zur Behandlung von makrozystischen lymphatischen Malformationen (Ghaffarpour et al. 2019) Durch die direkte Injektion eines Sklerosierungsmittels in den zystischen Anteil der Malformation wird im Verlauf eine Schrumpfung der zystischen Läsion induziert.

Die Sklerotherapie beseitigt somit anders als eine chirurgische Resektion nicht die Malformation, jedoch führt die Größenabnahme der Läsion zu einer Linderung der Beschwerden. Insgesamt

ist die Sklerotherapie deutlich schonender als die chirurgische Resektion. Die Sklerotherapie kann je nach Patientenalter unter örtlicher Betäubung und Analgosedierung durchgeführt werden.

Die lymphatische Malformation wird ultraschallgesteuert perkutan mit einer Nadel direkt punktiert (Abb. 12.8). Nach vorsichtiger Kontrastmitteldarstellung wird der Zysteninhalt abgezogen und anschließend das Sklerosierungsmittel injiziert. Derzeit stehen folgende Sklerosierungsmittel zur Verfügung:

- OK-432 (Picibanil): Hierbei handelt es sich um lyophilisierte und attenuierte Streptokokken (Ghaffarpour et al. 2015; Malic et al. 2017). OK-432 führt bekanntermaßen zu einer sehr heftigen Immunreaktion mit deutlicher Entzündung, die zum Verkleben der Lymphendothelien führt, anfangs mit Schwellung der Zysten. Hier ist vor allem auf die Durchgängigkeit der oberen Atemwege zu achten. Ty-

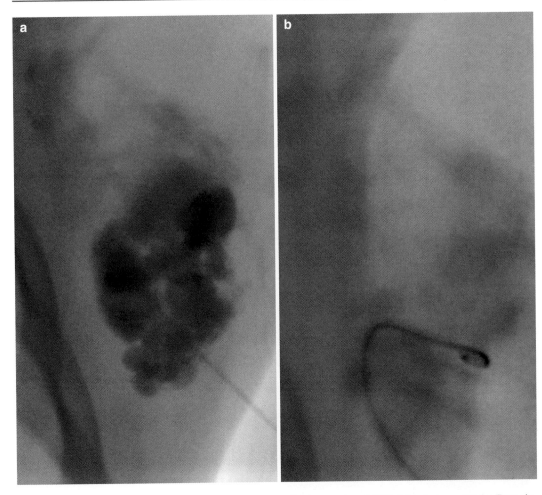

Abb. 12.8 a, b: Perkutane Direktpunktion einer makrozystischen lymphatischen Malformation und Darstellung mittels Kontrastmittel unter Durchleuchtung (**a**). Nach Platzierung eines 3-F-Pigtailkatheters wird der Zysteninhalt punktiert und das Sklerosierungsmittel injiziert (hier OK-432) (**b**)

pisch für die frühe Reaktion des Körpers auf die Injektion von OK-432 ist vorübergehendes Fieber, welches gut auf eine antipyretische Medikation anspricht.

- Bleomycin: Bleomycin ist ein Glykopeptid mit starker sklerosierender Wirkung (Bhatnagar et al. 2017; Hanif et al. 2019; Horbach et al. 2018; Lee et al. 2017). Im Vergleich zu OK-432 ist die Entzündung und die Schwellung der Zysten deutlich geringer ausgeprägt. Über Lungenschädigungen und eine mögliche Tumorinduktion sollte aufgeklärt werden, sie treten dosisabhängig auf. Bei den verwendeten Dosierungen ist allerdings nicht mit solchen Nebenwirkungen zu rechnen.

12.8.2 Chirurgische Resektion

Ist die lymphatische Malformation ohne größere Schäden des gesunden umgebenden Gewebes komplett zu entfernen, stellt die chirurgische Therapie eine gute Behandlungsalternative dar. Dies gilt insbesondere für die oberflächlichen

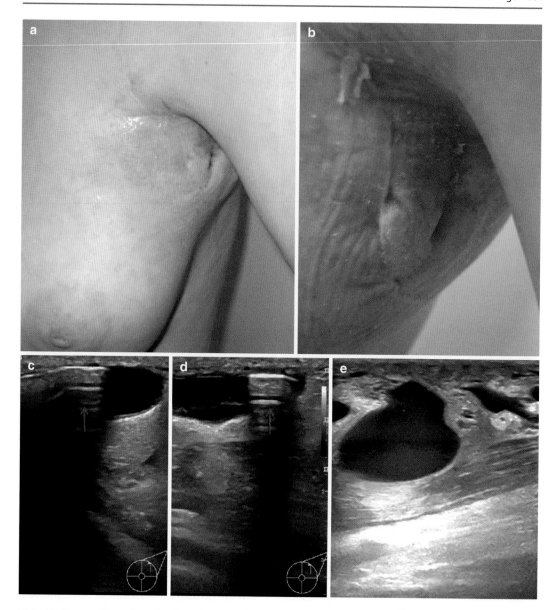

Abb. 12.9 a–e: Zustand nach plastisch-chirurgischer Operation eines Lymphangioms in der linken Axille. Große und weite entzündete axillare Fisteln (**b**), Mastitis(**a**). B-Mode-Sonographie: Das Lymphangiom konnte nur partiell entfernt werden, es sind noch ausgedehnte Anteile von intramammär und axillar bis zum distalen Oberarm nachzuweisen (**c–e**). Übergang der zystischen Strukturen in weite dysplastische Lymphgefäße (**e**). Lufteintritt über die Fisteln in das verbliebene Lymphangiom; wechselnde Lokalisation der Luft bei Lagewechsel (Pfeile, **c, d**). (Untersuchung W.Brauer, Freiburg)

Malformationen und einige intraabdominellen Läsionen. Häufig kann allerdings nur ein Teil der Malformation entfernt werden, eine chirurgische Teilresektion von LM bedarf besonderer Zurückhaltung (Abb. 12.9). Bei Operationen im Kopf-/Hals-Bereich müssen vor allem die umliegenden Nerven und Gefäßstrukturen beachtet werden.

12.8.3 Interventionelle Therapie

Zur interventionellen Therapie lymphatischer Malformationen siehe Kap. 11.

12.8.4 Lasertherapie

In Einzelfällen kann begleitend mit anderen oder als alleiniges Verfahren eine Lasertherapie eingesetzt werden. Bei der Behandlung des LC bietet der CO_2-Laser eine sichere und effiziente Therapieoption, insbesondere bei ausgedehnten Läsionen (Savas et al. 2013).

12.8.5 Konservative Therapie

Abhängig von Lokalisation, Größe, Abgrenzbarkeit zur Umgebung und Prognose können auch konservative Therapien bzw. eine abwartende Haltung (wait and watch) anstelle chirurgischer Eingriffe in Erwägung gezogen werden. Das kommt insbesondere dann infrage, wenn einerseits keine zwingende Notwendigkeit einer operativen Resektion vorliegt und andererseits keine definierte Grenze der LM existiert. In diesen Fällen besteht die Gefahr, dass sich postoperativ kein dauerhafter Wundverschluss erreichen lässt und eine persistierende äußere oder innere Fistel des Lymphgefäßsystems entsteht, mit hohem Belästigungsgrad und hoher Infektionsgefahr (Abb. 12.9).

Ein begleitendes Lymphödem sollte nach den geltenden Standards, insbesondere mit der kombinierten (komplexen) physikalischen Entstauungstherapie, behandelt werden. Ergänzend seien noch konservative Therapiemöglichkeiten beim chylösen Reflux mit einer Diät mit mittelkettigen Fettsäuren (MCT-Diät) erwähnt.

12.8.6 Medikamentöse Therapieansätze

Sirolimus (Rapamycin) kann abnormale Gefäßproliferationen hemmen, indem es den mTOR/PI3K-Weg blockiert und die Produktion von VEGF und die Reaktionsfähigkeit seiner Rezeptoren verringert. Es scheint eine komplikationsarme und wirksame Therapieoption bei der Behandlung von multizystischen und diffusen LM zu bieten, insbesondere nach erfolglosen chirurgischen Eingriffen oder wenn etwa eine polytope LM oder eine Generalisierte Lymphatische Anomalie (GLA) vorliegt (Amodeo et al. 2017; Badia et al. 2020; Wiegand et al. 2018).

12.9 Abkürzungen

ISSVA	International society for he study of vascular anomalies (ISSVA)
LC	Lymphangioma circumscriptum
MCT-Diät	Diät mit mittelkettigen Fettsäuren
MRT	Magnetresonanztomographie

Literatur

Amodeo I, Cavallaro G, Raffaeli G, et al. The use of sirolimus in the treatment of giant cystic lymphangioma. Four case reports and update of medical therapy. Medicine. 2017. https://doi.org/10.1097/MD.0000000000008871.

Badia P, Ricci K, Gurria J, Dasgupta R, Patel M, Hammil A. Topical sirolimus for the treatment of cutaneous manifestations of vascular anomalies: a case series. Pediatr Blood Cancer. 2020;67(4). https://doi.org/10.1002/pbc.28088.

Bhatnagar A, Upadhyaya V, Kumar B, Neyaz Z, Kushwaha A. Aqueous intralesional bleomycin sclerotherapy in lymphatic malformation: our experience with children and adult. Natl J Maxillofac Surg. 2017;8(2):130–5.

Braunschweiger F, Otten J, Rößler J. Diagnostik und Therapie von Malformationen der Lymphgefäße im Kopf- und Halsbereich. LymphForsch. 2012;1:6–11.

Eifert S, Villavicencio J, Kao T, Taute B, Rich N. Praevalence of deep venous anomalies in congenital vascular malformations of venous predominance. J Vac Surg. 2003;32(3):462–71.

Ghaffarpour N, Petrini B, Svensson LA, Boman K, Wester T, Claesson G. Patients with lymphatic malformations who receive the immunostimulant OK-432 experience excellent long-term outcomes. Acta Paediatr. 2015;104(11):1169–73.

Ghaffarpour N, Claesson G, Wester T, Boman K. Long-term health-related quality of life in children with lymphatic malformations treated with sclerotherapy generally matched age-appropriate standardised population norms. Acta Paediatr. 2019;108(8):1499–506.

Hanif A, Saunders J, Hawkins C, Wojno T, Kim H. Use of percutaneous bleomycin sclerotherapy for orbital lymphatic malformations. Orbit. 2019;38(1):30–6.

Horbach S, van de Ven J, Nieuwkerk P, Spuls P, van der Horst C, Reekers J. Patient-reported outcomes of bleomycin sclerotherapy for low-flow vascular malformations and predictors of improvement. Cardiovasc Intervent Radiol. 2018;41(10):1494–504.

Lee H, Kim T, Kim J, Kim G, Ko H, Kim B, Kim M, Kim H. Percutaneous sclerotherapy using bleomycin for the treatment of vascular malformations. Int J Dermatol. 2017;56(11):1186–91.

Malic C, Guilfoyle R, Courtemanche R, Arneja J, Heran M, Courtemanche D. Lymphatic malformation architecture: implications for treatment With OK-432. J Craniofac Surg. 2017;28(7):1721–4.

Merrow A, Gupta A, Patel M, Adams D. Revised classification of vascular lesions from the international society for the study of vascular anomalies: radiologic-pathologic update. Radiographics. 2016;36(5): 1494–516.

Savas J, Ledon J, Franca K, Chacon A, et al. Carbon dioxide laser for the treatment of microcystic lymphatic malformations (lymphangioma circumscriptum): a systematic review. 2013. https://doi.org/10.1111/dsu.12220.

Wiegand S, Wichmann G, Dietz A. Treatment of lymphatic malformations with the mTOR inhibitor sirolimus: a systematic review. Lymphat Res Biol. 2018;16(4). https://doi.org/10.1089/lrb.2017.0062.

Indocyaningrün(ICG)-Lymphografie in der Lymphchirurgie

Thiha Aung, Silke Härteis, Vanessa Brebant
und Lukas Prantl

Inhaltsverzeichnis

Zusätzliches Online Material Zusätzliches Material zu DOI: https://doi.org/10.1007/978-3-662-62530-9_13 ist online verfügbar. Videos können unter http://www.springerimages.com/videos/978-3-662-62529-3 abgerufen werden.

T. Aung (✉)
Plastische Hand- und Wiederherstellungschirurgie,
Universitätsklinikum Regensburg,
Regensburg, Deutschland
e-mail: thiha.aung@ukr.de

S. Härteis
Professur für Molekulare und Zelluläre Anatomie,
Universität Regensburg, Regensburg, Deutschland
e-mail: silke.haerteis@ur.de

V. Brebant
Plastische Hand- und Wiederherstellungschirurgie,
Caritas-Krankenhaus St. Josef,
Regensburg, Deutschland
e-mail: vbrebant@caritasstjosef.de

L. Prantl
Plastische Hand- und Wiederherstellungschirurgie,
Universitätsklinikum Regensburg,
Regensburg, Deutschland
e-mail: lukas.prantl@ukr.de

13.1   Zusammenfassung

Die Indocyaningrün (ICG)-Lymphografie ist eine wenig belastende, minimal-invasive Untersuchungstechnik, die eine Realtime-Darstellung der Lymphgefäße ermöglicht und den Schweregrad der Lymphödeme widerspiegelt. Sie wird sowohl in der Diagnostik von Lymphgefäßerkrankungen als auch zur präoperativen Planung lymphchirurgischer Eingriffe (u. a. bei lympho-venösen Anastomosen oder Lymphknoten-Transplantationen) angewandt. Intraoperativ wird die ICG-Lymphangiografie zur Visualisierung des rekonstruierten Lymphabflusses (patency test) eingesetzt. Niedrige Komplikationsraten, einfache Handhabung, hohe Spezifität und Sensitivität machen die ICG-Lymphografie zu einem sicheren diagnostischen Verfahren.

13.2   Einleitung

Indocyaningrün (ICG) ist im 2. Weltkrieg für fotografische Zwecke entwickelt worden. 1957 wurde es erstmals in der Humanmedizin in der Mayo Clinic (USA) eingesetzt und 1959 für die Leberfunktionsdiagnostik von der FDA zugelassen. Es folgten weitere Einsätze von ICG in der Diagnostik und Forschung beispielsweise bei der Untersuchung der Funktionalität von Gefäßen und des Blutflusses im Auge. Zur Beurteilung und Evaluation von Erkrankungen des Lymphgefäßsystems ist die Indocyaningrün(ICG)-Lymphografie (Astrom et al. 2001; Infante et al. 2012; Jiang et al. 2014; Pani et al. 1995; Yamamoto et al. 2011a, b; Yuan et al. 2006) neben der klinischen Basisdiagnostik und den bildgebenden Verfahren wie Lymphszintigrafie, direkte und indirekte Lymphografie, Positronen-Emissions-Tomografie (PET) und MRT-Lymphangiografie eine weitere wichtige bildgebende Untersuchungsmethode.

13.3   Indocyaningrün (ICG)

Indocyaningrün (ICG) ist ein grün fluoreszierender Farbstoff, der im Nahinfrarotbereich fluoresziert (Absorption: zwischen 600 und 900 mit einem Maximum bei 805 nm; Emission: zwischen 700 und 950 nm) und zur Funktionsuntersuchung der Leber, zur Herzzeitvolumenbestimmung und zur Retina-Angiografie eingesetzt wird. ICG wird auch bei neurochirurgischen Operationsverfahren und in der Abdominalchirurgie bei gastrointestinalen Anastomosen angewendet. Weitere Anwendungsgebiete liegen in der Sentinel-Lymphknoten-Markierung. Meist wird ICG als ICG-Natriumsalz in Form von Pulver geliefert und in Ampuwa gelöst. Die maximale Dosis beträgt 5 mg/ml. ICG wird vor allem in der Leber abgebaut und nach intravenöser Anwendung mit einer Halbwertzeit von 2 bis 5 Minuten ausgeschieden.

13.4   ICG-Lymphografie

Die ICG-Lymphografie ist eine sichere, minimal-invasive Untersuchungstechnik zur Evaluation der Anatomie des Lymphgefäßsystems und des Lymphtransportes.

▶ Die Indocyaningrün-Lymphografie ermöglicht eine Realtime-Aufzeichnung des Lymphtransportes mit Bestimmung der Flussgeschwindigkeit, Kontraktionsfrequenz und -amplitude einzelner Lymphangione in Ruhe und unter Aktivierung der Lymphangiomotorik und erlaubt eine qualitative Beurteilung des Lymphtransportes. Hiermit lässt sich auch die Effektivität der manuellen Lymphdrainage und anderer lymphtherapeutischer Maßnahmen exakt dokumentieren (Weissleder 2011).

Um die Lymphgefäße und deren Funktion darzustellen, werden geringe Dosen von ICG subkutan injiziert. ICG bindet an Plasmaproteine (z. B. Albumin), die in die Lymphgefäße aufgenommen und dort mit der Lymphe transportiert werden. Nach der Farbstoffinjektion wird die zu untersuchende Region mit einer Infrarotquelle bestrahlt und das emittierte Infrarotlicht mit einer Infrarot-Kamera aufgenommen. Die Verteilung von ICG unter der Gewebeoberfläche ist mit hoher Sensitivität und Spezifität, limitiert von der begrenzten Eindringtiefe von Licht im Nahinfrarotbereich, bis zu einer Tiefe von ca. 1 cm sichtbar. Der meist zügig beginnende Abfluss und das dennoch lange Verbleiben von ICG im Lymphgefäßsystem erweisen sich als vorteilhaft.

13.4.1 ICG-lymphografische Kriterien der Lymphödemstadien

Die Stadieneinteilung primärer und sekundärer Lymphödeme erfolgt in der Regel anhand klinischer Befunde, Anamnese, Inspektion, Palpation und Volumenmessungen. In der ICG-Diagnostik lassen sich den 1 bis 3 typische Muster zuordnen (Abb. 13.1, 13.2 und 13.3), (Tab. 13.1 und 13.2).

13.4.2 Untersuchungstechnik

Für eine ICG-Lymphografie wird 1 ml der ICG-Lösung mit einer Konzentration von 2,5 mg/ml angesetzt. 50–100 µl der Lösung werden langsam intradermal und subkutan zwischen der 1./2. Zehe und der 4./5. Zehe (oder: 2./3. bzw. 4./5. Finger) injiziert. Nach der Injektion von ICG sollte möglichst viel Bewegung erfolgen. Nach ca. 1,5 Stunden wird die Verteilung des Farbstoffes unter der ICG-Fluoreszenz-Kamera detektiert (Abb. 13.4).

13.4.3 Ergebnisse

Bei Gesunden zeigt die ist die ICG-Lymphografie einen zentripetalen langsam pulsierenden Lymphfluss mit linearer Verteilung im Verlauf der epifaszia-

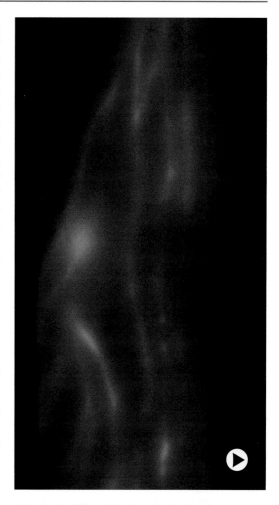

Abb. 13.1, Video 13.1: Lymphödem Stadium II – Zustand nach Axilladissektion und Bestrahlung: ICG-Lymphografie zeigt lineares Pattern ohne spontanen Fluss. Unter manueller Lymphdrainage behinderter Abfluss (palmare Videoaufnahme). ICG-Lymphografie: Physiologisches, lineares Abflussmuster (rechte Bildhälfte); links zeigen sich variköse sowie erweiterte Lymphgefäße (Video 13.1. Scannen Sie dieses Bild mithilfe der Springer Nature More Media-App, um zusätzliches Videomaterial direkt aufs Handy zu erhalten. Jetzt App downloaden beim App Store oder Google Play Store) (► https://doi.org/10.1007/000-244)

len Lymphkollektoren (Abb. 13.1). Dagegen führen eine Behinderung oder Blockade des Lymphgefäßsystems oder die Insuffizienz der Lymphklappen zu verschiedenen ICG-Stauungsmustern. Nach Yamamoto et al. werden verschiedene Ausbreitungsmuster und Rückflussmuster der Lymphe unterschieden, die mit den klinischen Erscheinungsbildern korrelieren (Yamamoto et al. 2011c), ein physiologisches, linea-

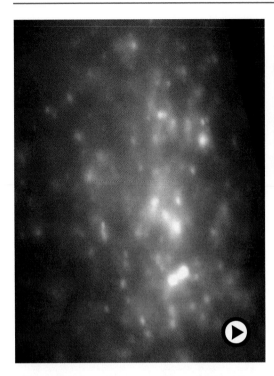

Abb. 13.2 Video 13.2: Lymphödem Stadium II am rechten Bein; Zustand nach Wertheim-Meig-Operation. ICG-Lymphografie: Stardust-Phänomen am Unterschenkel und vereinzelte lineare Pattern. „Übergang des Splash"-Musters (dermaler Rückfluss bei einer leichten Lymphabflussstörung) in „Stardust"-Muster (dermaler Rückfluss bei einer moderaten Lymphabflussstörung) (Video 13.2. Scannen Sie dieses Bild mithilfe der Springer Nature More Media-App, um zusätzliches Videomaterial direkt aufs Handy zu erhalten. Jetzt App downloaden beim App Store oder Google Play Store) (▶ https://doi.org/10.1007/000-243)

res Abflussmuster sowie 3 pathologische dermale Rückflussmuster (Dermal Backflow-Muster). Mit zunehmendem Schweregrad der Lymphtransportstörung folgt auf das lineare Lymphabflussmuster (Abb. 13.1 und 13.6) (Video 13.1) meist das sog. „Splash"-Muster (dermaler Rückfluss bei einer leichten Lymphabflussstörung) (Abb. 13.2), gefolgt vom „Stardust"-Muster (dermaler Rückfluss bei einer moderaten Lymphabflussstörung) (Abb. 13.2) (Video 13.2) und schließlich dem „diffusen" Muster (dermaler Lymphabfluss nicht/schwer erkennbar) (Abb. 13.3) beim höchsten Schweregrad. Die korrekte Interpretation der ICG-Abflussmuster erfolgt im Kontext mit der klinischen Diagnose des Lymphödems. Die ICG-Abflussmuster sind von großer Be-

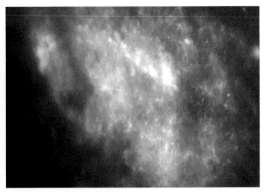

Abb. 13.3 „Diffuses" Muster (dermaler Lymphabfluss nicht/schwer erkennbar)

Tab. 13.1 Klassifikation der Lymphödeme (S2k Leitlinie Diagnostik und Therapie der Lymphödeme 2017)

Stadien	Klinische Zeichen
Stadium 0 (Latenzstadium, subklinisches Stadium)	Keine Symptome, jedoch pathologische Befunde in der Lymphszintigrafie
Stadium I (spontan reversibles Stadium)	Weiches Ödem, Dellen eindrückbar, keine sekundären Veränderungen der Haut
Stadium II (nicht spontan reversibel)	Verhärtetes Ödem, Fibrosierung des Gewebes nimmt zu, eingeschränkte Dellbarkeit
Stadium III	Deformierende harte Schwellung, z. T. lobuläre Form mit typischen Hautveränderungen

deutung bei der Planung und Durchführung der super-mikrochirurgischen lympho-venösen Anastomosen sowie der postoperativen Kontrolle

13.5 Diagnostik und Planung von lympho-venösen Anastomosen

Bei der lympho-venösen Anastomose (LVA) wird eine Verbindung zwischen Lymphkollektoren und Venolen hergestellt, damit die Lymphe in die Vene abgeleitet werden kann. Es handelt sich um einen minimal-invasiven Eingriff (Schnittlänge 1–3 cm), auf eine Entnahme von Lymphgefäßen/-knoten wird verzichtet. Indikationen sind die Behandlung

Tab. 13.2 ICG-lymphografische Klassifikation der Lymphödeme der unteren Extremität (Yamamoto et al. 2011b)

0	Kein Ödem, kein dermaler Rückfluss.
1	„Splash"-Muster in der Leistenregion.
2	„Stardust"-Muster, begrenzt auf die Region proximal der Basis der Patella.
3	„Stardust"-Muster, nach distal über die Basis der Patella hinaus reichend.
4	„Stardust"-Muster über dem gesamten Bein.
5	Diffuses Muster, das sich über das „Stardust"-Muster.ausbreitet.

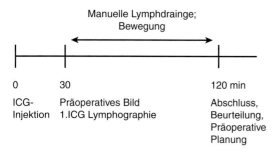

Abb. 13.4 Ablauf der ICG-Lymphografie

von (vorwiegend sekundären) Lymphödemen (und Lymphozelen, Abschn. 12.7). Behandlungsziel ist eine Volumenreduktion sowie eine Verbesserung lymphostatischer Veränderungen der Haut (Torrisi et al. 2015). Neben der Farbstoffmarkierung der Lymphgefäße wird heutzutage für die LVA-Planung, deren Durchführung sowie zur Ergebniskontrolle häufig die oben beschriebene ICG-Lymphografie eingesetzt (Abb. 13.5, 13.6, 13.7 und 13.8) (Video 13.3). Anhand der ICG-Musterverteilung (Übergang zu den verschiedenen Rückstauungszeichen) (Abb. 13.1, 13.2 und 13.3) werden die entsprechenden Operationsschnittstellen festgelegt.

Beim Übergang des linearen Lymphabflussmusters zum Stardust-Muster werden eine anterograde und eine retrograde LVA durchgeführt. Bei der retrograden LVA ist es wichtig, ein deutlich gestautes Lymphgefäß zu anastomosieren. Zudem ist es entscheidend, dass die ausgewählte Vene keinen retrograden Blutfluss zeigt und kein großer Unterschied im Durchmesser im Vergleich zum Lymphgefäß vorliegt. Intraoperativ sollte auch eine positive Patency/Durchgängig-

keit (Ausstreichtest über die Anastomose zur Überprüfung der Anastomosennaht) zu sehen sein. Bei dieser Operation darf keine Blutsperre eingesetzt werden, die anastomosierten Venen dürfen nicht temporär abgeklemmt werden.

13.6 Lymphknoten-Transplantation

Bei fortgeschrittenen Lymphödemstadien wird eine freie, körpereigene (autologe) Lymphknotentransplantation empfohlen. Dazu werden funktionsfähige, gesunde Lymphknoten aus ausgewählten Regionen entnommen und in die betroffene Extremität transplantiert. Ein weiterer entscheidender Vorteil bei der Lymphknoten-Transplantation ist aus der onkologischen Perspektive zu sehen: Die neuen, transplantierten Lymphknoten dienen nicht nur zur Beseitigung des Lymphödems, sondern haben auch eine wichtige onkologische Funktion. Bei Tumorrezidiven können potenziell die wiederhergestellten Lymphknotenstationen bei lymphogener Streuung Tumorzellen erneut auffangen. Daher ist es bei den Lymphknotentransplantationen wichtig, nicht nur die Hebemorbidität zu beachten, sondern entscheidend, dass gesunde Lymphknoten transplantiert werden. Um die Hebemorbidität zu senken, wird bei den kritischen Lymphknotenstationen das sog. „Reverse-Mapping" mithilfe der ICG-Lymphografie durchgeführt. Verschiedene Entnahmestellen von Lymphknoten wie beispielsweise submental, zervikal, supraklavikulär, laterale Thoraxwand, duodenal und inguinal sind gebräuchlich.

Wichtig ist eine intraoperative Darstellung der Perfusion der Lymphknoten. Dazu wird ICG (0,2–0,5 mg/kg Körpergewicht) intravenös appliziert. Nach ca. 5–10 Sekunden kann die Perfusion der Lymphknoten mit der Nahinfrarot (NIR)-Kamera beurteilt werden. Um die resorptive Funktion von neuen transplantierten Lymphknoten abzuschätzen, wird bei Beinlymphödemen ein halbes Jahr nach der Operation eine ICG-Lymphografie-Kontrolle durchgeführt.

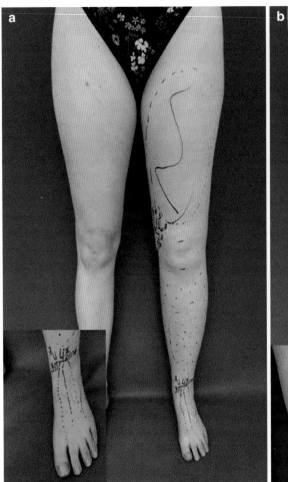

Abb. 13.5 a, b: Planung einer LVA in Höhe des Sprunggelenks (**a**) und des Knies (**b**). Die OP erfolgt anhand der vorgenommenen Markierungen, gekennzeichnet durch gestrichelte Linien bei den Übergängen der verschiedenen Lymphstauungszeichen, nach ICG-Lymphografie

13.7   Resektion von Lymphozelen

Lymphozelen sind mit Lymphflüssigkeit gefüllte Pseudozysten, die nach Verletzungen oder chirurgischen Eingriffen auftreten können (Abb. 13.9, 13.10, 13.11, 13.12 und 13.13), die zu einer Schädigung des Lymphgefäßsystems führen, häufig nach axillären sowie nach intraabdominellen und inguinalen Lymphknotendissektionen; außerdem auch nach Oberschenkel- bzw. Oberarmstraffungen. Je nach Größe und Lokalisation bleiben sie symptomlos oder führen vorwiegend durch Raumforderung und Verdrängung, seltener durch Infektion zu Problemen. Gefährdet sind Patientinnen nach Axilladissektionen mit Ablatio mammae und Brustaufbau mit Implantaten. Auch bei gefäßchirurgischen Leisteneingriffen mit Einbringen von Kunststoff-Gefäßprothesen können Lymphozelen Infektion der Prothesen begünstigen und damit zum Austausch der Gefäßprothesen führen.

Selbst größere symptomlose intraabdominelle Lymphozelen erfordern in der Regel keine Therapie, die Behandlung symptomatischer Lymphozelen erfolgt in erster Linie mit Verödungstechniken. Davon zu unterscheiden ist das Behandlungskonzept vorwiegend oberflächennah gelegener Lymphozelen. Eine Lymphozele

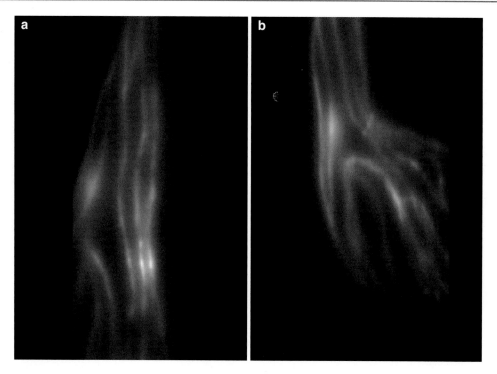

Abb. 13.6 a, b: ICG-Lymphografie für die Planung einer LVA: Lymphgefäße am ventralen Unterarm (**a**). Lymphgefäße am Handrücken (**b**)

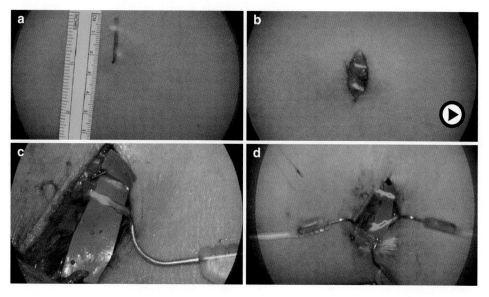

Abb. 13.7 a–d, Video 13.3: Arm-Lymphödem Stadium 2. Markierung der Schnittführung zur Vorbereitung zweier lympho-venöser Anastomosen während ICG-Lymphografie (**a**). Intraoperative ICG-Lymphografie mittels ICG-Mikroskop: Es zeigen sich vereinzelt lineare Pattern mit Flussbehinderung in Höhe des Ellenbogens; Freilegung von 2 Lymphgefäßen (**b,c**). Lympho-venöse Anastomose (LVA), Überprüfung der LVA-Suffizienz mittels ICG-Lymphografie (**d**). (13.7b, Video 13.3. Scannen Sie dieses Bild mithilfe der Springer Nature More Media-App, um zusätzliches Videomaterial direkt aufs Handy zu erhalten. Jetzt App downloaden beim App Store oder Google Play Store) (▶ https://doi.org/10.1007/000-245)

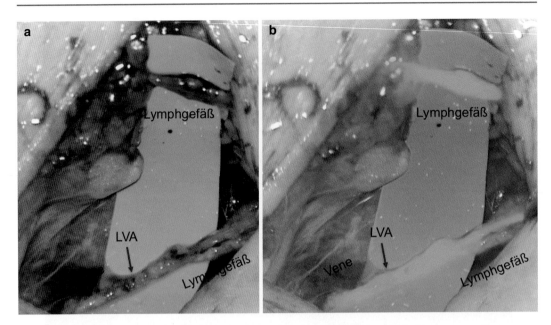

Abb. 13.8 a–b: Arm-Lymphödem Stadium 2. Lympho-venöse Anastomose (LVA) in der Ellenbeuge (**a**). Überprüfung der LVA-Suffizienz mittels ICG-Lymphografie (**b**); Länge der Narbe nach der minimal invasiven OP <1 cm

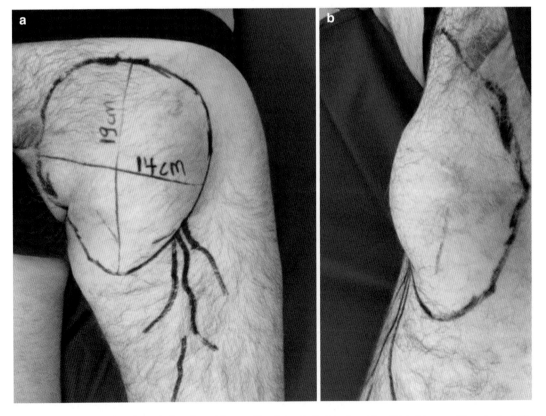

Abb. 13.9 a, b: Lymphozele nach einer Lymphknoten-Resektion im Leistenbereich mit Markierung afferenter Lymph-kollektoren (**a, b**)

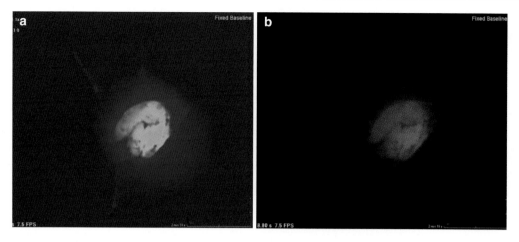

Abb. 13.10   a, b: Intraoperative Darstellung einer Lymphozele mittels ICG-Lymphografie

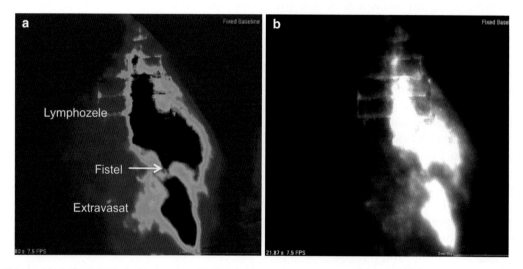

Abb. 13.11   a, b: ICG-Lymphografie einer infizierten Lymphozele mit Fistelbildung nach außen

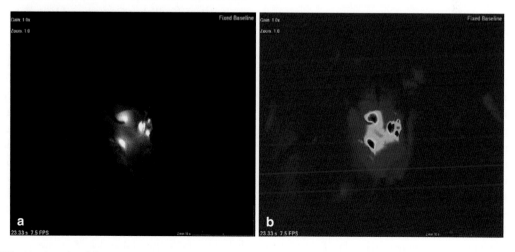

Abb. 13.12   a, b: ICG-Lymphografie der Lymphgefäße, welche in die Lymphozele hineindrainieren

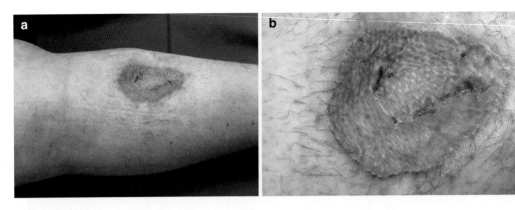

Abb. 13.13 a, b: Verheilte Wunde nach einem Lymphgefäß-Clipping und Hauttransplantation

mit einer Flüssigkeitsmenge über 30 ml führt ohne Behandlung meistens zu einer Chronifizierung. Konservativ austherapierten Patienten sollte die mikrochirurgische Entfernung der Lymphozele vorgeschlagen werden. Sie ist ein wichtiger Bestandteil eines integrierten lymphologischen Therapiekonzepts. Dazu wird die oben beschriebene ICG-Lymphografie durchgeführt, wobei die Lymphkollektoren, die in die Lymphozele einmünden, präoperativ markiert werden. Nachdem das Lumen der Lymphozele eröffnet wurde, werden die zuführenden ICG-markierten Lymphgefäße manschettenförmig präpariert/ligiert, und die Lymphozele reseziert. Handelt es sich um Patienten mit beginnendem Lymphödem (Stadium 1 bzw. 2), sollten die zuführenden Lymphgefäße an eine entsprechende Vene angeschlossen werden (Abschn. 13.5).

13.8   ChronischesWundmanagement

Bei unbehandelten Lymphozelen kann es zu Infektionen kommen, woraus häufig die Entstehung von chronischen Wunden resultiert. Oft werden mehrere Operationen erforderlich bis hin zum Einsatz von Muskel-Lappenplastiken. Bei chronischen tiefgehenden Wunden befinden sich häufig freiliegende Lymphgefäße im Wundgrund. Dies kann dazu führen, dass die Wunde eine hohe Sekretionstätigkeit aufweist, was eine hohe Infektionsgefahr bedeutet. Bei Hauttransplantationen kann es vorkommen, dass das Transplantat

nicht anwächst oder sogar abschwimmt. Um die Lymphgefäße darzustellen, wird die oben genannte ICG-Lymphografie durchgeführt; die offenen Lymphgefäße in der Wunde werden ligiert, anschließend erfolgt die Hauttransplantation (Abb. 13.13).

13.9   Diagnostik und Therapie von lymphatischen Malformationen

Bei lymphatischen Malformationen (LM) liegt eine pathologische, zystische Veränderung der Lymphgefäße vor (Abb. 13.14). Dabei sind Lymphadenodysplasien von Lymphangiodysplasien zu unterscheiden. Lymphangiome bilden eine Untergruppe der Lymphangiodysplasien. Diese bestehen aus tubulären und zystischen Fehlbildungen in unterschiedlichen Größen- und Verteilungsmustern. Sie können als einzelne Lymphzyste vorliegen oder eine Vielzahl an kleinen oder größeren Zysten aufweisen. Es existieren verschiedene Klassifikationen der Lymphangiome. Für klinische Gesichtspunkte ist häufig die Einteilung in makro-, mikro- und gemischt-zystische Formen geeignet. Bei der Lymphangiomatose finden sich diffuse multifokale Lymphgefäßproliferationen. Die Mehrheit der Lymphangiome ist schon bei Geburt sichtbar, bis zum 1. Lebensjahr werden mehr als 80 % manifest. Klinisch zeigt sich häufig eine weiche Schwellung (oftmals im Kopf-/Halsbereich), die über einen längeren Zeitraum, aber auch innerhalb von kürzester Zeit weiter an-

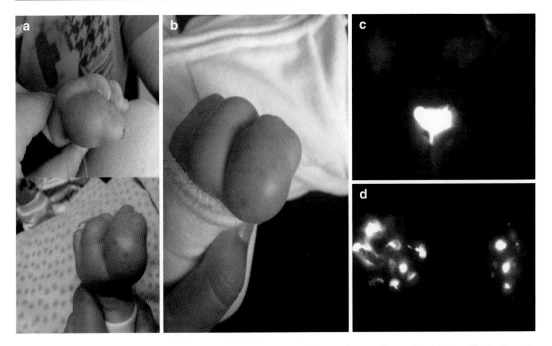

Abb. 13.14 a–c: Angeborene lymphatische Malformation an Ringfinger, kleinem Finger und an der Hand (**a, b**). Nach der ICG-Lymphografie können die lymphatischen Malformationen (helle Regionen) spezifisch mit Hilfe der ICG-Kamera dargestellt werden (**c**). Spezifische Darstellung der lymphatischen Malformation als Resektat (links D5, rechts D4)

schwellen kann. Häufig gehen LM mit Mutationen des PIK3CA-Gens (Phosphatidylinositol-4,5-bis-phosphat 3-Kinase, katalytische Untereinheit alpha) einher (Blesinger et al. 2018; Boscolo et al. 2015; Luks et al. 2015). Abhängig von Lokalisation und Größe kann es zu schweren funktionellen Störungen kommen. Um eine funktionserhaltende Resektion durchzuführen, ist die ICG-Lymphografie am besten geeignet. Die Untersuchung wird wie oben beschrieben durchgeführt.

13.10 Detektion von Sentinel-Lymphknoten

ICG gelangt nach interstitieller Injektion in die initialen Lymphgefäße und wird über Lymphkollektoren und Lymphknoten weiter transportiert. Somit eignet sich ICG zur Detektion von Sentinel-Lymphknoten (sog. SLN-Mapping), beispielsweise bei Mamma-, Pankreas- oder Kolonkarzinom. Nach intradermaler /subkutaner Injektion von ICG wird es vom Lymphsystem auf-

genommen und fließt zu den SLN. Diese werden mittels Infrarot-Kamera detektiert und anschließend entfernt. Der Vorteil der ICG-Lymphografie ist eine dynamische Darstellung des Lymphflusses. Zwar ist ICG im Vergleich zu radioaktiven Tracern kostengünstiger in der Anschaffung und Entsorgung, dagegen steht das erforderliche teure Equipment selten zur Verfügung.

13.11 Tumorchirurgie (Tumorresektion)

In der Tumorchirurgie ist die komplette und präzise Resektion des Tumorgewebes entscheidend für eine erfolgreiche Therapie. Die Echtzeit-Fluoreszenz von ICG ermöglicht dem Chirurgen eine exakte Tumor-Lokalisation und somit Bestimmung der Tumorränder und Abgrenzung von angrenzendem gesunden Gewebe. Damit könnte der Einsatz der ICG-Fluoreszenz-Technik Verbesserungsmöglichkeiten in der Tumorchirurgie bieten.

13.12 Zulassung, Risiken, Kontraindikationen

Aktuell ist ICG in Deutschland für die intravenöse Verabreichung zugelassen. Für intradermale sowie subkutane Injektionen werden die Patienten für einen Off-label-use zusätzlich aufgeklärt. Bei der intravenösen Gabe von ICG sind als leichte Nebenwirkungen Halsschmerzen und Hitzewallungen beschrieben (1:42.000) (Benya et al. 1989), bei einzelnen Fällen können schwere allergische Reaktionen bis zum anaphylaktischen Schock auftreten. Die milden, mittelgradigen und schweren Nebenwirkungen zusammen werden mit 0,15 % bzw. 0,2 % bzw. 0,05 % angegeben. Bei der intradermalen sowie bei subkutaner Applikation sind bisher keine Nebenwirkungen beobachtet worden.

13.13 Abkürzungen

CT   Computertomografie
ICG   Indocyanin-Grün
FDA   U. S. Food and Drug Administration
LVA   lympho-venösen Anastomose
MRT   Magnetresonanztomografie
PET   P o s i t r o n e n - E m i s s i o n s - Tomografie
NIR-Kamera   Nahinfrarot-Kamera
SLN   Sentinel-Lymphknoten

Literatur

Astrom K, Abdsaleh S, Brenning G, Ahlstrom K. MR imaging of primary, secondary, and mixed forms of lymphedema. Acta Radiol. 2001;42:409–16.

Benya R, Quintana J, Brundage B. Adverse reactions to indocyanine green: a case report and a review of the literature. Catheter Cardiovasc Diagn. 1989;17:231–3.

Blesinger H, Kaulfuss S, Aung T, Schwoch S, Prantl L, Rossler J, Wilting J, Becker J. PIK3CA mutations are specifically localized to lymphatic endothelial cells of lymphatic malformations. PLoS One. 2018;13:e0200343.

Boscolo E, Coma S, Luks V, Greene A, Klagsbrun M, Warman M, Bischoff J. AKT hyper-phosphorylation associated with PI3K mutations in lymphatic endothelial cells from a patient with lymphatic malformation. Angiogenesis. 2015;18:151–62.

Infante J, Garcia L, Laguna P, Duran C, Rayo J, Serrano J, Dominguez M, Sanchez R. Lymphoscintigraphy for differential diagnosis of peripheral edema: diagnostic yield of different scintigraphic patterns. Revista espanola de medicina nuclear e imagen molecular. 2012;31:237–42.

Jiang Z, Cao W, Kretlow J, Li S. MR lymphangiography for the assessment of the lymphatic system in a primary penoscrotal lymphedema patient undergoing surgical management. JPRAS. 2014;67:e173–5.

Luks V, Kamitaki N, Vivero M, Uller W, Rab R, Bovee J, Rialon K, Guevara C, Alomari A, Greene A, Fishman S, Kozakewich H, Maclellan R, Mulliken J, Rahbar R, Spencer S, Trenor C, Upton J, Zurakowski D, Perkins J, Kirsh A, Bennett J, Dobyns W, Kurek K, Warman M, McCarroll S, Murillo S. Lymphatic and other vascular malformative/overgrowth disorders are caused by somatic mutations in PIK3CA. J Pediatr. 2015;166:1048–1054 e1041-1045.

Pani SP, Vanamail P, Yuvaraj J. Limb circumference measurement for recordingedema volume in patients with filarial lymphedema. Lymphology. 1995;28:57–63.

S2k Leitlinie Diagnostik und Therapie der Lymphödeme. AWMF Reg.-Nr. 058-001. Februar 2017.

Torrisi J, Joseph W, Ghanta S, Cuzzone D, Albano N, Savetsky I, Gardenier J, Skoracki R, Chang D, Mehrara B. Lymphaticovenous bypass decreases pathologic skin changes in upper extremity breast cancer-related lymphedema. Lymphat Res Biol. 2015;13(1):46–53.

Weissleder H. Apparative Diagnostik des Lymphgefäßsystems im Wandel der Zeit. LymphForsch. 2011;16(2):60–7.

Yamamoto T, Matsuda N, Doi K, Oshima A, Yoshimatsu H, Todokoro T, Ogata F, Mihara M, Narushima M, Iida T, Koshima I. The earliest finding of indocyanine green lymphography in asymptomatic limbs of lower extremity lymphedema patients secondary to cancer treatment: the modified dermal backflow stage and concept of subclinical lymphedema. Plast Reconstr Surg. 2011a;128:314e–21e. https://doi.org/10.1097/PRS.1090b1013e3182268da3182268.

Yamamoto T, Yamamoto N, Doi K, Oshima A, Yoshimatsu H, Todokoro T, Ogata F, Mihara M, Narushima M, Iida T, Koshima I. Indocyanine green-enhanced lymphography for upper extremity lymphedema: a novel severity staging system using dermal backflow patterns. Plast Reconstr Surg. 2011b;128:941–7. https://doi.org/10.1097/PRS.1090b1013e3182268cd3182269.

Yamamoto T, Narushima M, Doi K, Oshima A, Ogata F, Mihara M, Koshima I, Mundinger G. Characteristic indocyanine green lymphography findings in lower

extremity lymphedema: the generation of a novel
lymphedema severity staging system using dermal
backflow   patterns.   Plast   Reconstr   Surg.
2011c;127:1979–86. hedema. Lymphat Res Biol.
2015;13(1):46–53.

Yuan Z, Chen L, Luo Q, Zhu J, Lu H, Zhu R. The role of
radionuclide   lymphoscintigraphy   in   extremity
lymphedema. Ann Nucl Med. 2006;20:341–4.

Nuklearmedizinische Wächterlymphknoten-Diagnostik

Matthias Schmidt

Inhaltsverzeichnis

M. Schmidt (✉)
Klinik und Poliklinik für Nuklearmedizin, Universität
zu Köln, Medizinische Fakultät und Uniklinik Köln,
Köln, Deutschland
e-mail: matthias.schmidt@uk-koeln.de

© Der/die Autor(en), exklusiv lizenziert durch Springer-Verlag GmbH, DE, ein Teil von Springer Nature 2021
W. J. Brauer (Hrsg.), *Bildgebung Lymphologie*, https://doi.org/10.1007/978-3-662-62530-9_14

14.1 Einleitung

Die nuklearmedizinische Wächterlymphknoten-Diagnostik soll präoperativ den oder die sogenannten Wächterlymphknoten als mögliche Stationen einer frühen lymphogenen Metastasierung Patienten-individuell identifizieren. Der Einsatz der Wächterlymphknoten-Diagnostik ist abhängig von den therapeutischen Konsequenzen im Behandlungskonzept der jeweiligen Tumorentität. Die Methode kommt vorzugsweise beim malignen Melanom, beim Mammakarzinom, beim Penis- und Vulvakarzinom sowie bei Kopf-Hals-Tumoren zum Einsatz und kann auch bei weiteren Tumorentitäten genutzt werden. Wesentliche Ziele bestehen in der Minimierung des Operationsausmaßes und der postoperativen Morbidität sowie der Optimierung der histopathologischen Aufarbeitung durch Fokussierung auf die relevanten Lymphknoten. Die Wächterlymphknoten-Szintigraphie trifft selber keine Aussage zu einem evtl. tumorösen Befall und ist üblicherweise nicht indiziert, wenn bereits eine lymphogene (Ausnahme Prostata-Ca) oder Fernmetastasierung diagnostiziert sind.

Neue Entwicklungen betreffen sowohl Radiopharmaka (Tc-99m-markiertes nanokolloidales Albumin, Tilmanocept, Tc-99m-PSMA) als auch methodische Entwicklungen (SPECT/CT), die besonders bei Genitaltumoren und im Kopf-Hals-Bereich die anatomische Orientierung erleichtern. Abgewertet ist die Bedeutung der initialen dynamischen Lymphszintigraphie beim Mammakarzinom.

Die Strahlenexposition ist so niedrig, dass Schwangerschaft keine grundsätzliche Kontraindikation darstellt. Bei Schwangerschaft wird bevorzugt ein 1-Tages-Protokoll eingesetzt. Aufgrund der sehr geringen Strahlenexposition von <1 mSv/Jahr müssen auch Operateur, OP-Personal und Pathologe selbst bei häufiger Durchführung der Sentinel-Lymphonodektomie (SLNE, E = Exzision) nicht als beruflich strahlenexponierte Personen geführt werden. Aspekte der Qualitätssicherung sind zu berücksichtigen (bildgebende Qualitätssicherung mittels Szintigraphie, präoperative Überprüfung der Messsonde, 6-Stunden-SLN- Kurs für Operateure, qualitätsgesicherte Durchführung im Rahmen der Vorgaben für zertifizierte Tumorzentren, Überprüfung durch die Ärztlichen Stellen). Kommunikation der involvierten Partner ist ein wichtiger Aspekt für den Erfolg der Methode, damit Patientinnen und Patienten größtmöglichen Nutzen haben.

14.2 Historie

Der Begriff des Wächterlymphknotens (englisch „sentinel node") findet sich erstmalig in einer Publikation aus dem Jahr 1960, wobei in dieser Publikation die radikale „neck dissection" beim Parotiskarzinom diskutiert wird (Gould et al. 1960). Mit dem „sentinel node" war ein Lymphknoten in einer speziellen anatomischen Lokalisation gemeint, der als erster Lymphknoten Tumorzellen enthalten konnte und topografisch an der Verbindungsstelle von anteriorer und posteriorer Vena facialis lag (Gould et al. 1960). Eine Farbstoff- oder radioaktive Markierung zur Lokalisation des Wächterlymphknotens war damals nicht möglich. Im Falle des mikroskopischen Nachweises maligner Zellen erfolgte eine Parotidektomie und „neck dissection en bloc" (Gould et al. 1960). Im Jahr 1977 berichtete Cabanas über die Behandlung des Peniskarzinoms (Cabanas 1977). Bei 100 Patienten wurde ein Lymphangiogramm über dorsale Penislymphbahnen angefertigt und mit dieser Methode wurde die Existenz spezieller Lymphknoten nachgewiesen, die Cabanas in seiner Publikation als „sentinel lymph node" bezeichnete. Es handelt sich dabei um die erste lymphogene Metastasierungsstation des Peniskarzinoms. Die Lokalisation des Wächterlymphknotens lag in damaligen anterioren Röntgenaufnahmen des Beckens vor der Verbindung von Femurkopf und aszendierendem Ast des Ramus ossis pubis. Gemeint waren Lymphknoten um die Vena epigastrica superficialis. Im Falle des mikroskopischen Nachweises von Tumorzellen erfolgte eine inguino-femoro-iliakale Lymphknotendissektion (Cabanas 1977). Ohne Tumorbefall des Wächterlymphknotens erfolgte keine weitere Lymphknotenentfernung. Cabanas führte aus, dass bei negativem Wächterlymphknoten, die 5-Jahres-Überlebensrate bei 90 % lag. War der Tumorbefall auf den Wächterlymphknoten begrenzt, lag die 5-Jahres-Überlebensrate bei 70 % und sank weiter auf 50 %, wenn auch inguinale oder andere Lymphknoten Tumorzellen aufwiesen (Cabanas 1977). Bemerkenswert ist in dieser Publikation auch, dass 10 gesunde Freiwillige gefunden wurden, um an diesen nach Kanülierung dorsal gelegener Lymphgefäße des Penis mittels Lymphangiogramm den physiologischen Lymphabstrom darzustellen (Cabanas 1977). Die Publikation von Cabanas wird oft als der eigentliche Beginn der SLNB angesehen. Es hat danach noch Jahre gedauert, bis diese Methode in die klinische Routine eingeführt wurde, sich bis heute durchgesetzt und zu einem Erfolgskonzept entwickelt hat. Die breite klinische Implementierung der Methode erfolgte erst in den späten 1990er-Jahren (Nieweg et al. 2004; Schauer et al. 2005).

14.3 Definition

Der Wächterlymphknoten (englich „sentinel lymph node" = SLN) war in der ursprünglichen Definition der zuerst erreichte Lymphknoten im Lymphabstromgebiet eines Tumors (englisch: The sentinel lymph node is the lymph node that receives direct drainage from the primary tumor)

(Nieweg et al. 2001). Stellen sich bei der nuklearmedizinischen Wächterlymphknotendiagnostik mehrere voneinander unabhängige Lymphabflussbahnen dar, so handelt es sich nach dieser Definition um separate Wächterlymphknoten. Diese sind von den einem Wächterlymphknoten nachgeschalteten Lymphknoten („second-tier"- und „third-tier"-Lymphknoten), welche dann keine Wächterlymphknoten sind, zu unterscheiden. Diese Definition hat später einen Wandel erfahren, da es schwierig sein kann, in der klinischen Routine einzelne Bahnen mit den dazugehörigen SLN darzustellen. Die Definition als SLN erfolgt heutzutage über die anatomische Lage zum Tumor und den Uptake. Dabei gilt zunächst jeder speichernde LK im Abflussgebiet des Tumors als SLN. Das Konzept der dynamischen Lymphszintigraphie mit den Kriterien a) eigene Bahn(en) und b) Erscheinungszeit ist heutzutage sekundär. Für das Mammakarzinom gilt jeder speichernde LK als SLN. Die Lokalisation ist dabei kein Kriterium. Bei mehr als 3 speichernden SLN sollen zunächst die am meisten speichernden SLN bis zu einer maximalen Anzahl von n = 3 entnommen werden, anschließend soll eine Count-Ratio von 1:10 bezogen auf den am stärksten anreichernden SLN gelten (Kühn et al. 2005, 2003).

Dem Wächterlymphknoten kommt bezüglich Prognose und Wahl des Therapiekonzeptes große Bedeutung zu. Sofern bei einer primär lymphogenen Metastasierung vor der Tumorausbreitung ein Stadium durchlaufen wird, in dem entweder nur der oder die SLN oder weitere wenige Lymphknoten befallen sind oder der Lymphknoten die biologische Aggressivität repräsentiert, enthalten die SLN die Information über den Metastasierungsstatus der entsprechenden regionären Lymphknotengruppe.

Die Wächterlymphknoten-Szintigraphie identifiziert dabei den oder die Wächterlymphknoten, sodass der Operateur durch die radioaktive Markierung diesen oder diese Wächterlymphknoten leicht lokalisieren und operativ entfernen kann („sentinel lymph node excision" = SLNE). Durch die Wächterlymphknoten-Szintigraphie kann keine Aussage zu einem evtl. tumorösen Befall des oder der Wächterlymphknoten getroffen werden. Dies erfolgt erst durch die histopathologische Aufarbeitung und Beurteilung (Schmidt et al. 2020).

14.4 Allgemeine Zielsetzungen

Die präoperative Markierung und die intraoperative Lokalisierung des oder der Wächterlymphknoten verfolgt die folgenden Ziele (Schmidt et al. 2020):

- Zielgerichtete und zeitsparende intraoperative Entnahme des bzw. der wenigen Wächterlymphknoten
- Minimierung des Operationsausmaßes durch Vermeidung einer ausgedehnten Lymphknotendissektion bei histopathologisch negativem Wächterlymphknoten
- Optimierung der histopathologischen Aufarbeitung durch Fokussierung auf den oder die wichtigsten Lymphknoten
- Minimierung der postoperativen Morbidität (z. B. Lymphödem, Bewegungseinschränkungen, Schmerzen, u.a.m.)
- Verbesserung der Prognoseabschätzung und Therapieplanung
- Ob die alleinige Entnahme des Wächterlymphknotens bereits das Patientenüberleben verbessert, ist weiterhin nicht abschließend geklärt

14.5 Individueller Patientennutzen

Der individuelle Nutzen für den Patienten ergibt sich aus der Reduktion der operativ zu entfernenden Lymphknoten und damit der Minimierung des operativen Eingriffs und der postoperativen Morbidität. Nodal-negative Patienten benötigen keine ausgedehnte Lymphknotendissektion des lymphatischen Tumorabstromgebietes (Kühn et al. 2003; S3-Leitlinie zur Diagnostik, Therapie und Nachsorge des Melanoms 2018; S3-Leitlinie für die Früherkennung, Diagnostik, Therapie und Nachsorge des Mammakarzinoms 2018). Gegen-

über der konventionellen Lymphadenektomie ist außerdem eine aufwändigere histologische Untersuchung von wenigen SLN in dünnerer Schnitttechnik möglich (z. B. Serienschnitte, Immunhistochemie). Die genauere histopathologische Aufarbeitung des oder der SLN erlaubt differenzierte Aussagen zum Tumorbefall mit Unterscheidung von isolierten Tumorzellen, einer Mikro- und einer Makrometastasierung mit Konsequenzen für die Wahl der weiteren Therapie v. a. beim Mammakarzinom.

Beim malignen Melanom wurde in retrospektiven Studien ein therapeutischer Nutzen im Sinne einer längeren Lebenszeit durch eine frühe gegenüber einer späten SLNE diskutiert (Kretschmer et al. 2004, S3-Leitlinie zur Diagnostik, Therapie und Nachsorge des Melanoms 2018; Wong et al. 2018). Eine der bekanntesten prospektiven, multizentrischen Studien (MSLT-1-Studie) hat untersucht, welchen Einfluss das Therapieregime hat:

Arm 1: SLNE + gegebenenfalls notwendige direkt durchgeführte vollständige Lymphknotenausräumung (SLND) im Vergleich mit

Arm 2: Abwarten und gegebenenfalls (beim Auftreten von Lymphknotenmetastasen) zeitversetzte SLND (Morton et al. 2014).

Hier zeigte sich, dass das Überleben verbessert wird, wenn eine SLNE + ggf. direkte SLND durchgeführt wird. Das Gesamtüberleben wurde in einzelnen Subgruppen verbessert. Es ist bei dieser Studie jedoch schwierig zu differenzieren, welchen Effekt die SLNE und welchen die SLND hatte (Morton et al. 2014). Zwei aktuelle prospektive, multizentrische Studien haben untersucht, welchen Benefit die Durchführung einer SLND für Patienten hat, die einen befallenen SLN haben (Faries et al. 2017; Leiter et al. 2019). In beiden Studien zeigte sich, dass die lokale Tumorkontrolle in den Lymphknoten verbessert wird, das Überleben der Patienten sich jedoch nicht verändert.

Somit bleibt die SLNE beim malignen Melanom nach aktuellem Kenntnisstand ein diagnostischer Eingriff. Welchen therapeutischen Benefit die alleinige SLNE hat, ist weiterhin nicht abschließend geklärt. Aktuelle Studien versuchen zu klären, welchen Benefit moderne Therapien (Checkpoint-Inhibitoren, zielgerichtete Therapien) für jene Patienten haben, die einen befallenen SLNE aufweisen.

Die SLNE verbessert nicht das Überleben beim Mammakarzinom. Der Wert der SLN-Bestimmung liegt beim Mammakarzinom in der Bestimmung des Nodalstatus als prognostischem Faktor, der einen Einfluss auf adjuvante, systemische und loko-regionäre Entscheidungen haben kann (Kühn et al. 2003, 2005, 2007).

14.6 Allgemeine Indikationen

Die Entnahme des oder der Wächterlymphknoten ist üblicherweise nur im Frühstadium einer Erkrankung sinnvoll, wenn entweder die Prognose und/oder die Therapie hiervon beeinflusst werden. Daher sollte eine regionäre Lymphknoten- oder Fernmetastasierung aufgrund der klinischen und/oder bildgebenden Befunde, sofern deren Einsatz indiziert ist (Sonografie, CT, MRT, PET und andere nuklearmedizinische Untersuchungen), unwahrscheinlich bzw. ausgeschlossen sein. Wenn durch klinische Untersuchung oder bildgebende Verfahren eindeutig klar ist, dass bereits eine Lymphknotenmetastasierung vorliegt, ist die Wächterlymphknoten-Szintigrafie nicht mehr indiziert (Ausnahme: Prostatakarzinom) (Schmidt et al. 2020; Schottelius et al. 2015).

Spezielle klinische Indikationen mit der Tumor-adaptierten Methodik und den speziellen klinischen Ergebnissen werden weiter unten abgehandelt.

14.7 Allgemeine Methodik

14.7.1 Präoperatives Vorgehen

Vor der Wächterlymphknoten-Szintigrafie erfolgt eine ärztliche Aufklärung. Der Patient muss über die Durchführung und Bedeutung des Verfahrens im Rahmen des operativen Therapiekonzepts aufgeklärt werden und mit der nuklearmedizinischen Untersuchung einverstanden sein.

14.7.2 Rechtfertigende Indikation

Der die Untersuchung durchführende Nuklearmediziner muss die rechtfertigende Indikation stellen. Dies ist vom Gesetzgeber so gefordert, zuletzt über das Strahlenschutzgesetz (Gesetz zum Schutz vor der schädlichen Wirkung ionisierender Strahlung 2017). Eine rechtfertigende Indikation ist auch dann durch einen fachkundigen Arzt vor der Anwendung zu stellen, wenn eine Anforderung eines überweisenden Arztes vorliegt. Der Gesetzgeber nimmt hier den Nuklearmediziner in die Pflicht. Die Feststellung des Vorliegens der rechtfertigenden Indikation erfolgt in Kenntnis von Anamnese und Befunden (Schmidt et al. 2020). Hierzu zählen:

- Anamnese, klinischer Befund, Ergebnisse bereits vorliegender bildgebender Untersuchungen
- Informationen über evtl. kürzlich applizierte andere Radiopharmaka (z. B. Skelettszintigrafie beim Mammakarzinom)
- Lage, Größe und Art des Tumors, uni- oder multifokales bzw. multizentrisches Wachstum
- Ergebnisse vorangegangener Biopsien, Operationen oder anderweitiger Manipulationen im Tumorbereich
- Vorangegangene Therapien (z. B. Strahlentherapie, Chemotherapie, Hormontherapie)
- Zusätzliche Erkrankungen des betreffenden Organs und/oder seiner Umgebung, welche den Lymphabstrom beeinflussen könnten (z. B. Entzündungen, Hämatome, andere Tumore)
- Schwangerschaft, Laktation: Eine Schwangerschaft ist keine grundsätzliche Kontraindikation. In der klinischen Lebenswirklichkeit kommt es vor, dass bei einer Schwangeren ein Mammakarzinom diagnostiziert wird. Hier ist eine Wächterlymphknoten-Szintigraphie möglich, bevorzugt mit einem 1-Tages-Protokoll mit niedriger Aktivität (z.B. 30-50 MBq Tc-99m-markiertes nanokolloidales Albumin). Bei Stillenden wird eine Stillpause von 24 Stunden empfohlen (S3-Leitlinie für die Früherkennung, Diagnostik, Therapie und Nachsorge des Mammakarzinoms 2018).

14.7.3 Kontraindikationen

- Nachgewiesene Überempfindlichkeit gegenüber Inhaltsstoffen des Radiopharmakons (Dies ist eine Rarität bei radioaktiv markiertem nanokolloidalem Albumin. Bei Einsatz von Farbstoffen zur Markierung des Wächterlymphknotens gibt es Fallberichte des Auftretens eines anaphylaktischen Schocks.)
- Tc-99m-markiertes nanokolloidales Albumin ist ein Blutprodukt. Sollte der Patient zu den Zeugen Jehovas gehören, ist dies ein spezieller Aufklärungsaspekt.

14.7.4 Radiopharmaka

14.7.4.1 Tc-99m-markiertes nanokolloidales Albumin

Das verwendete Radiopharmakon sollte zu einem möglichst großen Anteil schnell über das Lymphsystem abtransportiert werden. Dabei sollten die Lymphbahnen deutlich dargestellt und die Substanz weitestgehend in den Lymphknoten akkumuliert werden. Bei der Verwendung von ^{99m}Tc-markiertem nanokolloidalem Albumin (hier sind mehrere kommerzielle Anbieter verfügbar) sollte ein Präparat mit einer Teilchengröße von ca. 20 nm bis 100 nm verwendet werden. Die zu applizierende Aktivität ist so festzulegen, dass zum Operationszeitpunkt – unter Berücksichtigung des radioaktiven Zerfalls, der Empfindlichkeit der intraoperativen Messsonde, der minimalen Lymphknotenanreicherung und der Messgeometrie – ein ausreichendes Targetsignal erreicht wird. Dabei muss die applizierte Aktivität so gewählt werden, dass auch schwach anreichernde SLN in der Lymphabfluss-Szintigraphie dargestellt werden können. Die Art der Injektion, die zu applizierende Gesamtaktivität und das Injektionsvolumen sind abhängig von der Tumorentität (s. Tab. 14.1). Soll die Operation etwa 24 Stunden p. i. erfolgen und wird eine Sonde mit der Empfindlichkeit von ca. 10 cps/kBq verwendet, ergeben sich die Applikationsempfehlungen der Tab. 14.1. Dabei ist vom Gesetzgeber festgelegt, dass die Freigrenze von 10 MBq ^{99m}Tc-markiertem nano-

kolloidalem Albumin zum Zeitpunkt der Operation einzuhalten ist.

- International sind weitere Tc-99m-markierbare Radiopharmaka verfügbar, die aber im deutschsprachigen Raum nicht üblich sind, weshalb hierfür auf englischsprachige Lehrbücher verwiesen wird (Nieweg et al. 2004).

Empfehlungen zur Injektion von Tc-99m-markiertem nanokolloidalem Albumin: Injektionsart und -volumen sowie Gesamtaktivität hängen von der zu untersuchenden Tumorentität ab. Die „Bekanntmachung der aktualisierten diagnostischen Referenzwerte für nuklearmedizinische Untersuchungen" des Bundesamtes vom Strahlenschutz vom 25. September 2012 nennt keine Referenzwerte für die SLN-Diagnostik (Bundesamt für Strahlenschutz 2012). Die Tab. 14.1 gibt Empfehlungen.

14.7.4.2 Tc-99m-Tilmanocept (Lymphoseek®)

Tc-99m-Tilmanocept (Lymphoseek®) ist ein in den U.S.A. und Europa neu eingeführtes Radiopharmakon, das beim malignen Melanom, Mammakarzinom und bei Plattenepithelkarzinomen des Mundraumes eingesetzt werden kann. In der Produktbeschreibung wird aufgeführt, dass die Sicherheit und Wirksamkeit bei Personen unter 18 Jahren mangels Daten nicht erwiesen ist, auch liegen keine Erfahrungen bei Schwangeren vor. Tilmanocept ist ein Makromolekül, das aus mehreren Einheiten von Diethylentriaminpentaessigsäure (DTPA) und Mannose besteht, die synthetisch mit einem 10 kDa-Dextrangerüst verbunden sind. Die Mannose fungiert als Substrat für eine spezifische Bindung an Mannose-bindende Rezeptorproteine (CD206), die sich an der Oberfläche von Makrophagen und dendritischen Zellen befinden. Makrophagen kommen in hohen Konzentrationen in Lymphknoten vor. Der mittlere Durchmesser von Tilmanocept beträgt nur 7 nm und diese geringe Molekülgröße ermöglicht einen beschleunigten Transport in den Lymphgefäßen, was zu einer raschen Clearance an der Injektionsstelle führt. Die Markierung von 50 mg Tilmanocept pro Patient erfolgt mit 18,5 MBq Tc-99m im 1-Tages- und 74 MBq Tc-

Tab. 14.1 Empfehlungen zur Injektion von Tc-99m-markiertem nanokolloidalem Albumin

Tumor	Malignes Melanom und andere Haut tumore	Mammakarzinom	Vulvakarzinom	Peniskarzinom	Oropharynx-karzinom
Art der Injektion	Intradermal, peritumoral bzw. nach vorangegangener Operation um die Narbe	Meist periareolär ([b])*, weitere publizierte Injektionsorte: peritumoral ([a]), subdermal ([b]), subareolär ([b])	Peritumoral, intra- bzw. subkutan, meist Innenseiten der Labia minora	Peritumoral, intra- bzw. subkutan, meist peritumoral bzw. lateraler Penisschaft unterhalb der Glans penis	Intramukosal, peritumoral bzw. nach vorangegangener Operation um die Narbe**
Injektionsanzahl	≥2	1–2[b] (–4[a])	≥2	≥2	≥3
Volumen (ml) pro Injektion	0,05–0,2	0,2–1,0	0,05–0,2	0,05–0,2	0,05–0,2
Gesamtaktivität (MBq)	80–100	100 (–200), niedriger beim Eintagesprotokoll	80–100	80–100	40–100
Lokalanästhesie	Empfindliche Stellen z. B. Kopf, Fuß, (Lidocain / Procain-Creme)		Lidocain / Procain-Creme	Lidocain / Procain-Creme	Xylocain-Spray

*Mammakarzinom: Bei ausschließlich periareolärer (bzw. subdermaler oder subareolärer) Injektion geht es um die Darstellung axillärer SLN. Eine Darstellung parasternaler Lymphknoten ist in der Regel nicht gegeben. Injektionszahl (a) n = 4; (b) meist 1–2 Injektionen. Das Aufsuchen extraaxillärer SLN beim Mammakarzinom ist heutzutage nicht mehr Standard. Zur Lokalisation extraaxillärer SLN ist eine peritumorale Injektion beim Mammakarzinom erforderlich. Der Lymphabtransport ist deutlich langsamer als bei der heutzutage bevorzugten periareolären Injektion. Die Darstellung parasternaler, anterior interkostaler, interpectoraler oder paramammärer (Gerota-) SLN wird heute mangels klinischer Konsequenzen nicht mehr verfolgt
Bei der aktuell bevorzugten periareolären Injektionstechnik reichen in der Regel 1–2 Injektionen. Da der Lymphabtransport über den Sappeyschen subareolären Plexus erfolgt und hier keine anatomischen Grenzen existieren, ist eine ein- oder gar mehrfache Injektion in jeden Quadranten (4–8-Injektionstechnik) heutzutage als obsolet anzusehen.
Oropharynxkarzinom: Bei intra- oder perioraler Applikation, anschließend Spülung der Mundhöhle zur Vermeidung artifizieller Aktivitätsbereiche in Mundhöhle, Pharynx und Ösophagus; **cave: Kontamination von Kopf und Hals

99m im 2-Tages-Protokoll. Die Untersuchung ist mit einer niedrigen Strahlenexposition von max. 0,7 mSv für den Patienten verbunden. In-vitro-Studien zeigten eine spezifische und starke Bindung an menschliche CD206-Rezeptoren. Die klinische Datenlage für dieses neue und im Vergleich zu den Kolloiden teureren Radiopharmakons ist bisher überschaubar. In einer klinischen Phase-3-Studie war Tc-99m-Tilmanocept innerhalb von 10 min in Wächterlymphknoten nachweisbar. Das gebundene Tc-99m-Tilmanocept wurde bis zu 30 Stunden im Wächterlymphknoten zurückgehalten. Die Übereinstimmung zwischen der präoperativen Lymphszintigrafie und intraoperativen Messungen der Lymphknoten zur Lokalisation der Radioaktivität betrug 97,8 %. Weitere Phase-3-Studien zum Einsatz von Tc-99m-Tilmanocept beim malignen Melanom,

beim Mammakarzinom und bei intraoralem oder kutanem Plattenepithelkarzinomen zeigten hohe Lokalisationsraten für Wächterlymphknoten von 97–100 %. Ein klinischer Vorteil gegenüber den kolloiden Radiopharmaka bietet sich möglicherweise vor allem bei Plattenepithelkarzinomen des Mundraumes, da beim Einsatz von Tilmanocept die Aktivitätsüberlagerung durch residuelle Aktivität an der Injektionsstelle im Vergleich zu den kolloiden Radiopharmaka geringer ist und benachbarte Wächterlymphknoten des Tumors so besser detektierbar sein können (Tilmanocept o.J.).

14.7.4.3   Tc-99m- oder In-111-markierte PSMA-Liganden

Tc-99m- oder In-111-markierte PSMA-Liganden sind Radiopharmaka, die nicht wie die beiden zuvor genannten Radiopharmaka in der Nähe des

Primärtumors injiziert und dann über Lymphgefäße abtransportiert werden, sondern intravenös
injiziert werden, um tumorbefallene Lymphknoten direkt zu markieren, die zuvor in der Regel
mit PSMA-PET/CT nachgewiesen wurden. Hier
wird das oben beschriebene Wächterlymphkno-
tenkonzept erweitert, da hier keine N0-Situation
vorliegt. Prostata-spezifisches Membran-Antigen
(PSMA) ist das molekulare Target, eine trans-
membranöse Carboxypeptidase, die vor allem
beim Prostatakarzinom überexprimiert wird.
Eine PSMA-Überexpression wurde in immunhistochemischen Untersuchungen vor allem beim
hormonrefraktären Prostatakarzinom, in entdiffe-
renzierten Prostatakarzinomen und im Stadium
der Metastasierung gefunden. Das Ziel besteht
darin, im Falle einer Oligometastasierung alle tumorbefallenen Lymphknoten in einer Salvage-
Situation zu resezieren. Die tumorbefallenen
Lymphknoten werden durch intravenöse Injektion von Tc-99m- oder In-111-markiertem
PSMA-Liganden präoperativ markiert und intraoperativ mit einer Messsonde lokalisiert und
operativ entfernt. Die Methode ist neu, bisher nur
an elektiven Standorten verfügbar und bedarf der
weiteren klinischen Evaluation. Der klinische
Nutzen für den Patienten soll darin bestehen,
dass durch einen limitierten operativen Eingriff
eine sekundäre Heilung erreicht werden kann
(Schottelius et al. 2015).

14.7.5 Datenakquisition

Zur Datenakquisition sollte möglichst eine
Großfeld-Gammakamera mit LEGP- oder
LEHR-Kollimator verwendet werden. Die statischen Aufnahmen werden mit einer 128×128
Matrix und mindestens 100 kcts oder Zeiten zwischen 2 und 10 Minuten akquiriert. Positionie-
rung und Projektionswechsel erfolgen je nach Lokalisation von Tumor und Lymphabfluss (Schmidt
et al. 2020). Die Forderung nach einer dynamischen Datenakquisition ist heutzutage überholt
und wird allenfalls als individuelle Entscheidung
durchgeführt. Speziell für das Mammakarzinom
ist auf den interdisziplinär abgestimmten Konsensus der Deutschen Gesellschaft für Senologie

zu verweisen (Kühn et al. 2003, 2005). Danach ist
die Durchführung einer dynamischen Lymphszintigraphie beim Mammakarzinom nicht notwendig. In einer prospektiven randomisierten Mul-
ticenterstudie konnte gezeigt werden, dass die
Durchführung einer Lymphszintigraphie weder
die Detektionsrate noch die Anzahl detektierter
SLNs oder die Rate an positiven SLNs (als Surro-
gatparameter für die Falsch-Negativ-Rate) beeinflusst (Kümmel et al. 2019). Der Nuklearmediziner kann auf ein Szintigramm allerdings nicht
verzichten, weil er seine Detektionsrate nachweisen muss. Dies ist zum einen für die vom Gesetzgeber vorgeschriebenen Überprüfungen durch die
ärztlichen Stellen erforderlich, die ein Szintigramm
verlangen. Zum anderen ist die Detektionsrate
ein bei der Zertifizierung von Brustzentren nachzu-
weisender Qualitätsindikator und erfolgt über
die szintigraphische Dokumentation. Die Dokumentation von Countraten im OP nach SLNE
sind hierzu nicht ausreichend, da die Messgeometrie nicht standardisiert ist.

Der Zeitpunkt der Akquisition kann variabel
gewählt und in den Arbeitsablauf integriert werden. Planare Aufnahmen können nach Ende der
Injektionen begonnen werden, wenn man als Ein-
zelfallentscheidung die Lymphbahnen darstellen
will. Frühstatische (ca. 10–30 min.p.i) oder
spätstatische (ca. 1–4 h p.i. bis 24h p.i.) Aufnahmen sind für die Dokumentation geeignet. Sollte
sich bis 1 h p.i. kein SLN trotz lymphabflussanre-
gender Maßnahmen in Form von Bewegungs-
übungen und/oder einer Massage der Injektionsstelle demarkieren, sollte eine Nachinjektion
erwogen werden.

Die Verwendung einer Handmesssonde ist für
die Lokalisation des oder der SLN alternativ oder
in Ergänzung möglich. Mit einer Handmesssonde
kann auch überprüft werden, ob die Zählrate für
die intraoperative Messung ausreicht (Schmidt
et al. 2020).

Abschirmplatten für die Injektionsstelle, Mie-
der (zur Mammafixation) und Lagerungshilfen
(z. B. Mammaliege) sind mögliche Hilfsmittel.
Zur Konturfestlegung und morphologischen Orientierung kann eine Umrissmarkierung mittels
eines Prüfstrahlers oder ein Transmissionsszin-
tigramm mit einem ^{57}Co-Flächenquellenphantom

verwendet werden. Dieses Vorgehen wird aber heutzutage durch den Einsatz der SPECT-CT verdrängt, wodurch eine sehr präzise dreidimensionale Lokalisation des oder der Wächterlymphknoten möglich ist. SPECT/CT – insofern verfügbar – ist besonders geeignet, SLN in bestimmten klinisch herausfordernden Situationen zu detektieren, z. B. bei Vulva- oder Peniskarzinom oder bei Kopf-Hals-Tumoren.

14.7.6 Datenauswertung und Dokumentation

Die Definition als SLN geschieht über die anatomische Lage zum Tumor und den Uptake. Dabei gilt zunächst jeder speichernde Lymphknoten im Abflussgebiet des Tumors als Wächterlymphknoten. Das Konzept der dynamischen Lymphszintigrafie mit den Kriterien a) eigene Bahn(en) und b) Erscheinungszeit ist heutzutage sekundär. Auch für das Mammakarzinom gilt laut Konsensus von 2005 jeder speichernde LK als SLN (Kühn et al. 2003, 2005). Die Lokalisation ist dabei kein Kriterium. Bei mehr als 3 speichernden Wächterlymphknoten sollen zunächst die höchst speichernden SLN bis zu einer maximalen Anzahl von n = 3 entnommen werden. Anschließend soll eine Count Ratio von 1:10 bezogen auf den am stärksten anreichernden SLN gelten.

Die Untersuchung kann beendet werden, wenn der Arzt eine räumliche Vorstellung von der Lage der SLN hat. Es erfolgt eine Dokumentation unter standardisierten Bedingungen mit schriftlicher Befundung. Ob eine Markierung auf der Haut erfolgen soll, ist mit dem operativ tätigen Kooperationspartner abzusprechen. Da Nuklearmediziner regelmäßigen Kontrollen im Rahmen der gesetzlich vorgeschriebenen Qualitätssicherung unterliegen und für die korrekte Indikationsstellung, Untersuchungsdurchführung und Befundung verantwortlich sind, muss die erfolgreiche Lokalisation des oder der Wächterlymphknoten nachvollziehbar dokumentiert werden. Bei optimaler Durchführung der SLN-Diagnostik ist ein präoperativer Nachweis des SLN bei über 95 % der Patienten zu erwarten (Schmidt et al. 2020).

14.7.7 Mögliche Fehlerquellen

Mögliche Fehlerquellen können sich ergeben durch

- Kontaminationen bei der Applikation (Hilfsmittel: Abdeckhilfen, z. B. Lochtuch),
- inkorrekte Applikation (z. B. zu tiefe Injektionen in das subkutane Fettgewebe),
- ggf. unzureichende Dokumentation des Lymphbahnverlaufs,
- Überlagerung des SLN-Signals durch die Injektionsstelle (oder andere Radioaktivitätsquellen),
- Vooperationen und andere Manipulationen im Lymphabstromgebiet (z. B. Mammareduktions- oder Mammaaugmentationsplastik),
- Abdeckung tumornaher Lymphknoten durch die Bleiabschirmung der Injektionsstelle (v. a. bei Tumoren im Kopf-Hals-Bereich),
- falsch negativer Befund bei Lymphangiosis carcinomatosa bzw. vollständiger metastatischer Durchsetzung der Lymphknoten,
- unzureichende Sondenmesstechnik (geringe Ansprechwahrscheinlichkeit, unzureichende Beachtung der Winkelauflösung bei der Benutzung, mögliche Kontamination des Geräts, entladener Akkumulator).

14.7.8 Intraoperative Lokalisation

Die intraoperative Lokalisation braucht Operateure mit Erfahrung in der nuklearmedizinischen Messtechnik. Für Operateure ist ein 6h-Kurs vom Gesetzgeber vorgeschrieben. Die Wächterlymphknoten werden mit Hilfe einer Handmesssonde, die Gammastrahlung detektieren kann, intraoperativ lokalisiert und entnommen (Abb. 14.1).

Vor der Operation soll der Operateur den nuklearmedizinischen Befund kennen und über Anzahl und Lage der SLN sowie über weitere Aktivitätsanreicherungen informiert sein. Die Lage der szintigraphisch nachgewiesenen SLN sollte bei oberflächlichen Lymphknoten unmittelbar vor der SLNE mithilfe der Gammasonde nochmals verifiziert werden. Die intraoperative Messung erfolgt begleitend zur Freipräparation der

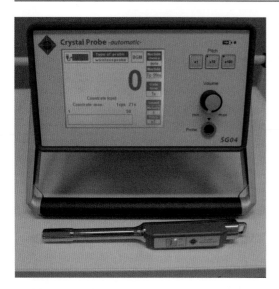

Abb. 14.1 Handmesssonde mit kabellosem Handsensor (es sind mehrere kommerzielle Anbieter verfügbar)

Lymphknoten. Sie beinhaltet eine Richtungsinformation und führt den Operateur zum gesuchten Lymphknoten.

Das Messsignal kann visuell, digital, analog oder akustisch vermittelt und quantitativ erfasst werden. Durch eine akustische Anzeige kann sich der Anwender visuell auf den Operationssitus konzentrieren. Die Lokalisierung der SLN erfolgt mittels Gammasonde nach den szintigraphischen Vorgaben. Eine erfolgreiche Lokalisierung der SLN wird gewährleistet durch:

- Messungen aus mehreren Richtungen,
- Messungen nach den einzelnen Präparationsschritten,
- Abgrenzung gegenüber dem Untergrund,
- Abgrenzung gegenüber weiteren Aktivitätsanreicherungen (z. B. Injektionsdepot, Organanreicherungen).

Bei der SLNE sind die Wächterlymphknoten einzeln exakt zu beschreiben und der histopathologischen Untersuchung zuzuführen. Es sollten dokumentiert werden:

- Lage der SLN,
- Messsignal der SLN (ex vivo),
- Übereinstimmung mit dem szintigraphischen Befund,

- ggfs. Beschreibung weiterer Gewebeentnahmen.
- Es gibt mögliche intraoperative Fehlerquellen. Hierzu zählen Überlagerungen des Messsignals durch weitere Aktivitätsanreicherungen. Bei mehreren anreichernden Lymphknoten in geringer Distanz ist eine Differenzierung zwischen SLN und nachgeschalteten Lymphknoten kaum möglich. Bei speichernden LK in unmittelbarer Nachbarschaft (szintigraphisch ein SLN) sollten daher alle speichernden LK entfernt werden, da intraoperativ eine Differenzierung kaum noch möglich ist. SLN sind intraoperativ nicht messbar bei zu geringer Aktivität, fehlerhafter Messung, falscher Lokalisationsannahme oder eines Gerätefehlers der Handmesssonde.
- Neue Entwicklungen sind mobile Gammakamerasysteme, die an wenigen Standorten verfügbar sind und eine verbesserte SLN-Detektionsrate zum Ziel haben (Bugby et al. 2017). Die letzte Entwicklung stellt die 3D-Szintigraphie mit Freihand-SPECT-Technologie dar (Bluemel et al. 2016).

14.7.9 Apparative und klinische Qualitätskontrolle:

- Die Handmesssonde (Abb. 14.1) muss einer regelmäßigen Qualitätsprüfung unterzogen werden. Hierzu zählt die Messung des Nulleffektes. Die Zählrate am Gerät sollte ohne Quelle Null oder einen sehr kleinen Wert anzeigen. Das Ansprechvermögen muss für den Messzweck ausreichend sein und sollte regelmäßig auf Konstanz geprüft werden. Außerhalb nuklearmedizinischer Einrichtungen dürfen, sofern keine Umgangsgenehmigungen erteilt wurden, nur Prüfstrahler unterhalb der Freigrenze eingesetzt werden. Für die Prüfungen des Ansprechvermögens ist auf die Herstellerangaben zu verweisen. Die Anzeigeeinheit muss die Messergebnisse schnell und deutlich vermitteln (z. B. durch gute Ablesbarkeit des optischen und gute Wahrnehmbarkeit des akustischen Signals mit möglichst exakter Korrelation zwischen akustischem Signal und Zählrate). Im Batteriebetrieb muss der Ladezustand des Akkus regelmäßig geprüft werden, ein geladenes Ersatzakku sollte vorgehalten werden. Die Form der Sonde muss für den Anwendungsfall geeignet sein, z. B. erlauben gewinkelte bzw. gekröpfte Sonden auch bei engen Zugangsmöglichkeiten Messungen aus mehreren Richtungen. Die Lokalisation der entnommenen SLN ist mit dem szintigraphischen Befund zu korrelieren (Schmidt et al. 2020).

14.7.10 Rechtliche Aspekte der Qualitätssicherung

Die Qualitätssicherung in der Nuklearmedizin erfolgt durch ärztliche Stellen nach § 128 der Strahlenschutzverordnung (StrSchV). Dabei wird auch die SLN-Diagnostik geprüft. Die erfolgreiche Detektion wird über ein Szintigramm nachgewiesen. Die Angabe von Countraten, die mit einer Messsonde im OP am SLN ermittelt wird, ist aufgrund der fehlenden Standardisierung der Messgeometrie für diesen Zweck nicht ausreichend. In der Richtlinie „Strahlenschutz in der Medizin" wird die Zusammenarbeit verschiedener Fachdisziplinen am Beispiel des Strahlenschutzes bei der Wächter-Lymphknoten-Szintigrafie dargelegt (Abschn. 6.9). Hierzu gehören die Aspekte

a) schriftliche Arbeitsanweisung,
b) Nutzung qualitätsgesicherter Sonden,
c) vertragliche Beziehung zwischen Operateur und Nuklearmediziner.

Für die Operateure gilt die Notwendigkeit der Teilnahme an einem 6h-SLN-Kurs (Richtlinie zur Verordnung über den Schutz vor Schäden durch ionisierende Strahlen 2018).

14.8 Spezielle klinische Indikationen und Ergebnisse

14.8.1 Malignes Melanom und Plattenepithelkarzinome der Haut

14.8.1.1 Indikation

Beim malignen Melanom kommt die Wächterlymphknoten-Szintigraphie sowohl bei klinisch diagnostiziertem malignen Melanom als auch nach histologisch gesichertem malignen Melanom vor einer Nachresektion zum Einsatz. Dabei wird eine Standardindikation für die Wächterlymphknoten-Szintigraphie beim malignen Melanom ab einer Tumordicke von 1 mm nach Breslow ohne Hinweis auf lokoregionäre oder Fernmetastasen gesehen. Die Wächterlymphknoten-Szintigraphie kann bei geringeren Tumordicken eines malignen Melanoms zum Einsatz kommen, wenn ungünstige Prognoseparameter vorliegen (Ulzeration des Primärtumors, Mitoserate/mm$^2 \geq 1$; jüngeres Lebensalter <40 Jahre) (Alazraki et al. 2002; Bluemel et al. 2015a; S3-Leitlinie zur Diagnostik, Therapie und Nachsorge des Melanoms 2018). Beim malignen Melanom wurden Lymphknotenmetastasen bereits ab einer Tumordicke von 0,75 mm gefunden (Kretschmer et al. 2004; S3-Leitlinie zur Diagnostik, Therapie und Nachsorge des Melanoms 2018). Die aktuellen Empfehlungen der American Society of Clinical Oncology (ASCO) orientieren sich ebenfalls an der Melanomdicke (Wong et al. 2018). Danach kann eine SLNB bei dünnen Melanomen ab einer Tumordicke zwischen 0,8–1,0 mm nach Breslow empfohlen werden, bei geringeren Tumordicken im Falle zusätzlicher Risikofaktoren. Eine SLNB wird bei intermediären Tumordicken T2 und T3 > 1,0–4,0 mm als Standardindikation empfohlen. Auch bei dickeren Melanomen im T4-Stadium >4 mm ist eine SLNB nach entsprechender Patientenaufklä-

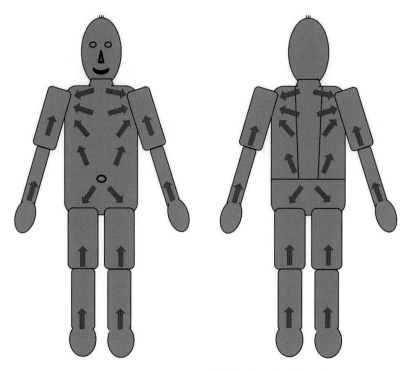

Abb. 14.2 Lymphabflusswege am Körperstamm und den Extremitäten. Am Stamm erfolgt der Lymphabfluss von medial nach lateral. Oberhalb der Höhe des Bauchnabels erfolgt der Lymphabfluss zur ipsilateralen Axilla, unterhalb des Bauchnabels zur ipsilateralen Leiste. An den Extremitäten fließt die Lymphe von distal nach zentral zur ipsilateralen Leiste (Beine) bzw. Axilla (Arme)

rung eine Behandlungsoption. Die aktuellen Empfehlungen beruhen vor allem auf den Ergebnissen von zwei neueren Studien, und zwar der Multicenter Selective Lymphadenectomy II-Studie (MSLT-II) Study und der German Dermatologic Oncology Cooperative Group (DeCOG-SLT)-Studie (Wong et al. 2018).

Abb. 14.2 visualisiert den typischen Lymphabstrom am Körperstamm und den Extremitäten.

Beim Plattenepithelkarzinom der Haut mit höherem Metastasierungsrisiko (immunsupprimierter Patient, vertikale Tumordicke >6 mm, horizontale Tumordicke >2 cm) kann im Einzelfall ebenfalls eine SLNE erwogen werden. Der prognostische und therapeutische Wert der SLNE beim PEC der Haut ist nicht abschließend geklärt.

14.8.1.2 Methode

Es erfolgen üblicherweise (2-) 4 Injektionen um das maligne Melanom bzw. um die Exzisionsstelle, bei längeren Exzisionsnarben kann eine noch größere Zahl von Injektionen erforderlich werden (Abb. 14.3). Neben den typischen Lymphabstromregionen werden gelegentlich „In-transit-SLN" lokalisiert, die dann zu beschreiben sind. Die Dokumentation markierter Sentinel Nodes erfolgt wie oben beschrieben vorzugsweise mit SPECT/CT (Abb. 14.4).

14.8.1.3 Ergebnisse

Aktuelle Studien sollen die Frage klären, inwieweit Patienten mit tumorbefallenen Lymphknoten entweder eine komplettierende Lymphknotendissektion (CLND) bekommen sollen oder ob mit regelmäßigen sonografischen Kontrollen konservativ vorgegangen werden kann. In der deutschen DeCOG-SLT-Studie fanden sich keine Unterschiede im rezidivfreien (HR 0,959; 90 % CI 0,70–1,31; p = 0,83) oder Gesamtüberleben (HR 1,02; 90 % CI 0,68–1,52; p = 0,95). Nebenwirkungen traten bei 24 % der 240 Patienten auf: Grad 3 und 4 Ereignisse beinhalteten Lymphödeme (n = 20), Lymphfisteln (n = 3), Serome (n = 3), In-

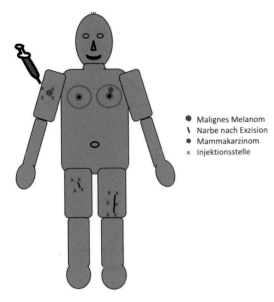

Malignes Melanom
Narbe nach Exzision
Mammakarzinom
× **Injektionsstelle**

Abb. 14.3 Injektionslokalisationen beim malignen Melanom und Mammakarzinom. Beim malignen Melanom wird an 4 Stellen um den Tumor oder die Narbe injiziert, bei längeren Narben können auch mehr Injektionen erfolgen. Beim Mammakarzinom erfolgen 1–2 Injektionen periareolär im tumortragenden Quadranten

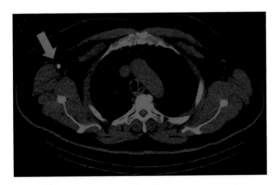

Abb. 14.4 SPECT/CT-Fusionsbild eines Sentinel-Lymphknotens rechts axillar bei malignem Melanom des rechten Arms

fektionen (n = 3) und eine verzögerte Wundheilung (n = 5). In der MSLT-II-Studie mit 1934 Patienten fand sich kein signifikanter Unterschied im Melanom-spezifischen Überleben (HR 1,08; 95 % CI, 0,88–1,34; p = 0,42) oder metastasenfreien Überleben (HR (adjustiert) 1,10; 95 % CI 0,92–1,31; p = 0,31). Das krankheitsfreie Überleben nach 3 Jahren betrug 68 % +/- 1,7 % in der CLND-Gruppe versus 63 % +/- 1,7 % in der Beobach-

tungsgruppe (log-rank p = 0,05). Die Autoren begründen dies durch Unterschiede in der Nachsorge. Es lässt sich schlussfolgern, dass ein konservatives Vorgehen mit regelmäßigen sonografischen Kontrollen oder eine komplettierende Lymphadenektomie Behandlungsalternativen bei Patienten mit Mikrometastasen sind, wobei das letztgenannte Vorgehen mit höherer Morbidität einhergeht. Bei Patienten mit einer niedrigen Tumorlast eines tumorbefallenen SLN stellt eine SLNB nicht nur ein diagnostisches, sondern auch ein therapeutisches Vorgehen dar, weil hierdurch metastatische Gewebe operativ entfernt werden (Kretschmer et al. 2004). Der therapeutische Nutzen der SLNB wird auch in der aktuellen deutschen S3-Leitlinie ausgeführt (S3-Leitlinie zur Diagnostik, Therapie und Nachsorge des Melanoms 2018). Die Empfehlung des kontrollierten Zuwartens gilt aber nicht für Patienten, die sich nicht für die beiden genannten Studien qualifizieren, nämlich Patienten mit extrakapsulärer Tumorausbreitung, Mikrosatelliteninstabilität des Primärtumors, mehr als 3 befallenen Lymphknoten oder mehr als 2 befallenen Lymphknotenstationen oder immunsupprimierte Patienten (S3-Leitlinie zur Diagnostik, Therapie und Nachsorge des Melanoms 2018; Schmidt et al. 2020; Wong et al. 2018).

14.8.2 Mammakarzinom

14.8.2.1 Indikation
Beim Mammakarzinom kommt die Wächterlymphknoten-Lokalisation nach bioptischer Sicherung des Primärtumors zum Einsatz (Giammarile et al. 2013; Kretschmer et al. 2004; Kühn et al. 2003, 2005; S3-Leitlinie für die Früherkennung, Diagnostik, Therapie und Nachsorge des Mammakarzinoms 2018; Lyman et al. 2005; Schmidt et al. 2020). Die SLNB ist bei allen Patientinnen mit einem Mammakarzinom indiziert, die einen klinisch negativen Lymphknotenstatus aufweisen und für die ein axilläres Staging indiziert ist. Die SLNB ist bei klinischem Verdacht auf fortgeschrittene Lymphknotenbeteiligung und tumordurchsetzte Lymphknoten nicht indiziert. Eine Standardindikation beim Mammakarzinom ist ein unifokales Mammakarzinom

im T1- oder T2-Stadium mit klinisch negativem Nodalstatus. Auch bei multilokulären Mammakarzinomen kann die Wächterlymphknoten-Szintigraphie eingesetzt werden (Giammarile et al. 2013; Kretschmer et al. 2004; Kühn et al. 2003, 2005; S3-Leitlinie für die Früherkennung, Diagnostik, Therapie und Nachsorge des Mammakarzinoms 2018; Lyman et al. 2005; Schmidt et al. 2020). Seit 2016 wird die SLNB nach AGO-Empfehlung bei cN0 Patientinnen auch nach neoadjuvanter Chemotherapie empfohlen. Es ist auf die deutsche S3-LL zum Mammakarzinom zu verweisen. Die SLNE kann auch Männern mit einem Mammakarzinom angeboten werden (Cheng et al. 2011).

14.8.2.2 Kontraindikationen
Nicht empfohlen ist die Wächterlymphknoten-Szintigrafie beim inflammatorischen Mammakarzinom, im T4-Stadium, nach präoperativer systemischer Therapie und nach ausgedehnter präoperativer Brustoperation (Reduktion, Augmentation, usw.) (Kretschmer et al. 2004; Kühn et al. 2003, 2005; Schmidt et al. 2020). Inwieweit die zuletzt genannten Kontraindikationen in Zukunft revidiert werden müssen, ist unter Berücksichtigung neuer Publikationen zukünftig neu zu definieren.

14.8.2.3 Methode
Es sind mehrere Injektionstechniken publiziert, die sich vom Grundsatz dahingehend unterscheiden, dass entweder eine tiefe (intra- oder) peritumorale Injektion oder eine oberflächliche (sub- oder) periareoläre Injektion erfolgt (Tanis et al. 2001). Bei der tiefen peritumoralen Injektion erfolgt der Lymphabfluss auch über tiefergelegene

Lymphbahnen und es werden extraaxilläre SLN miterfasst (z. B. Mammaria interna LK, anteriore interkostale LK, interpektorale LK oder paramammäre Gerota-LK). Es existieren unterschiedliche Meinungen zum klinischen Stellenwert dieser SLN, deren operative Exzision meist deutlich aufwändiger ist als die Exzision von axillären SLN. Weiterhin ist der Lymphabstrom bei der tiefen peritumoralen Injektion deutlich langsamer, sodass die Prozedur meist deutlich länger dauert als bei einer oberflächlichen Injektionstechnik. Es überwiegt heute die Ansicht, dass die Lokalisation und Exzision extraaxillärer SLN nicht indiziert ist, da sich das Überleben der Patientinnen dadurch nicht verbessert. Bei der oberflächlichen periareolären Injektion kommt es im Vergleich zur zuerst genannten Injektionstechnik in der Regel zu einem zügigeren und kräftigeren Lymphabstrom in die Axilla und zu einer besseren Markierung des Wächterlymphknoten aufgrund eines höheren Uptakes, nachdem üblicherweise 1–2 periareoläre Injektionen erfolgt sind. Eine Injektion in die tumortragenden Quadranten ist zwar ein übliches klinisches Vorgehen (Abb. 14.3), aber nicht zwingend erforderlich, da es ein dichtes Netz von subareolären Lymphgefäßen gibt, den sogenannten Sappeyschen subareolären Plexus. Bei den allermeisten Patientinnen findet sich der Wächterlymphknoten medial der Vena thoracica lateralis (Clough et al. 2010) (Abb. 14.5).

14.8.2.4 Ergebnisse
- Im Regelfall finden sich bei weniger als 10 % der Patientinnen tumorbefallene Lymphknoten und eine komplettierende Axilladissektion ist heute nur noch bei relativ wenigen Patientinnen indiziert. Der individuelle Nutzen für die betrof-

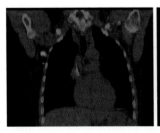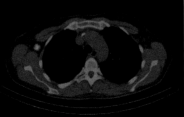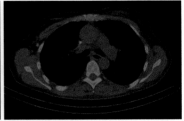

Abb. 14.5 SPECT/CT-Fusionsbild zweier Sentinel-Lymphknoten rechts axillar bei Mamma-Ca rechts. Der kraniale SLN weist eine kräftigere Anreicherung auf als der kaudale SLN

fenen Patientinnen liegt in signifikant weniger Nebenwirkungen bei der SLNE im Vergleich zur Axilladissektion. Ein Abduktionsdefizit, eine Armumfangdifferenz, Taubheitsgefühle oder Kribbelparästhesien treten seltener auf (Ashikaga et al. 2010). Liu et al. berichteten in einer Übersichtsarbeit, dass die Art der Operation (ein- versus zweizeitig), eine Strahlentherapie, die Tumorlokalisation, der Body-Mass-Index und die Technik des Lymphknotenmappings morbiditätsrelevante Faktoren sind. Folgende Häufigkeiten von späten (> 6 Monate nach Therapie) Nebenwirkungen bei 7235 SLNB wurden berichtet: Armschmerz: 7,5–36 %, Abduktionsdefizit: 0–31 %, Armumfangdifferenz: 0–14 %, Kraftverlust: 11–19 % und Taubheit und Kribbeln: 1–66 % (Liu et al. 2009). Der klinische Nutzen wurde bereits früh in umfangreichen Analysen herausgearbeitet. Van der Ploeg et al. berichteten in einer Meta-Analyse von 48 Studien an knapp 15000 Patientinnen mit SLN-negativem Mammakarzinom und einem mittleren Follow-up von 34 Monaten über lediglich 76 Patientinnen mit einem LK-Rezidiv (0,3 %, zum Vergleich Rezidivrate nach axillärer Lymphknotendissektion: 0,8–2,3 %), so dass die SLNE-gesteuerte Therapie gegenüber der Axilladissektion eine nicht unterlegene Behandlungsalternative darstellt (Van der Ploeg et al. 2008). Große Studien haben die Nichtunterlegenheit der SLNE gegenüber der Axilladissektion bestätigt (z. B. Am Coll Surg Oncol Group Z0011 trial, NSABP [= National Surgical Adjuvant Breast and Bowel Project] B32 randomisierte Phase 3-Studie) (Ashikaga et al. 2010; Veronesi et al. 2003). Weitere Verbesserungsmöglichkeiten durch gezieltere und schonendere Entnahmetechniken eröffnen sich durch den Einsatz eines 3D-Navigationssystems zur intraoperativen SLN-Lokalisation (Abb. 14.6).

14.8.3 Genitaltumoren der Frau

Es existieren umfangreiche Vorarbeiten zur Anatomie des Lymphgefäßsystems der weiblichen Genitalien (Plentl und Friedman 1971). Untersuchungen an Patientinnen zeigten, dass

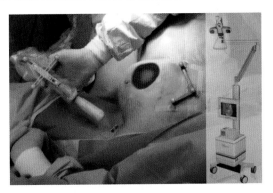

Abb. 14.6 Darstellung eines 3D-Navigationssystems zur intraoperativen Lokalisation zweier axillarer SLN. (Bildmaterial freundlicherweise von der SurgicEye GmbH zur Verfügung gestellt)

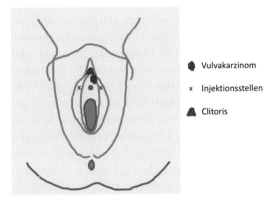

Abb. 14.7 Injektionslokalisationen beim Vulvakarzinom. Beim Vulvakarzinom erfolgen 2 (–4) Injektionen meist in die Innenseiten beider Labia minora. In die Klitoris wird nicht injiziert und es erfolgt auch keine großflächige Infiltration der Labia majora !

die Lymphe von der Vulva zu Leisten- und iliakalen Lymphknoten abfließt (Iversen und Aas 1983). Von der Klitoris und dem Perineum erfolgt der Lymphabfluss beidseits, zudem bestehen zahlreiche Anastomosen zwischen großen und kleinen Schamlippen, aber auch zwischen beiden Labia minora. Als klinische Konsequenz ergibt sich, dass die Wächterlymphknoten-Szintigraphie bei Tumoren der Vulva zum Ziel hat, rechts- und linksseitige Leisten- bzw. iliakale Wächterlymphknoten zu identifizieren. Die lediglich ipsilaterale Identifikation des Wächterlymphknotens reicht in der Regel nicht aus. Abb. 14.7 veranschaulicht die Vorgehensweise.

14.8.3.1   Vulvakarzinom

14.8.3.1.1   Indikation

Für die Wächterlymphknoten-Szintigraphie und SLNE existiert eine konsensbasierte Empfehlung der Deutschen Gesellschaft für Gynäkologie und Geburtshilfe (S2k-Leitlinie Diagnostik, Therapie und Nachsorge des Vulvakarzinoms 2015). Voraussetzungen sind dabei ein unifokaler Tumor unter 4 cm Durchmesser in der Hautebene. Klinisch und ggf. sonografisch sollen sich die Leistenlymphknoten unauffällig darstellen. Es sollte eine lokale Expertise in der Technik bestehen, für die die entsprechend aufgeklärte Patientin ihr Einverständnis geben muss. Neben der Aufklärung über die Vorteile und mögliche onkologische Risiken soll auch eine entsprechende Compliance für eine regelmäßige Nachsorge gegeben sein (S2k-Leitlinie Diagnostik, Therapie und Nachsorge des Vulvakarzinoms 2015). Zudem wird die Möglichkeit eines Ultrastagings mit immunhistochemischen Zusatzuntersuchungen gefordert. Es soll eine Befundung in den Kategorien tumorfreier Lymphknoten, dem Vorliegen isolierter Tumorzellen ≤ 0,2 mm, einer Mikrometastasierung zwischen 0,2 und < 2 mm und einer Makrometastasierung ≥ 2 mm (Cibula et al. 2015).

14.8.3.1.2   Kontraindikationen

Kontraindikationen sind der Nachweis von Lymphknoten- oder Fernmetastasen, eine vorangegangene Operation oder Strahlentherapie, was zu Veränderungen des physiologischen Lymphabflusses führt oder Kontraindikationen, weshalb sich eine Patientin aufgrund ihres Alters oder von Komorbiditäten oder aufgrund der Ablehnung der Behandlung nicht mehr für eine Operation qualifiziert.

14.8.3.1.3   Methode

Nach klinischer Identifikation des Tumors und Applikation einer Anästhesiecreme erfolgen in der Regel 2 (- 4) paratumorale Injektionen mit 40–100 MBq Tc-99m-nanokolloidalem Albumin. Oftmals bieten sich 2 mittelliniennahe oberflächliche Injektionen in die Innenseiten beider Labia minora an (Abb. 14.7). Eine großflächige

Infiltration der Labia majora ist unbedingt zu vermeiden. Die Wächterlymphknoten liegen meist nur in geringer Distanz zum Injektionsort. Zur besseren Erkennung der meist beidseits inguinal gelegenen Wächterlymphknoten kann das Injektionsareal mit schmalen Bleiziegeln abgedeckt werden. Bewegung bzw. Umherlaufen kann den Lymphabfluss anregen (Schmidt et al. 2020).

14.8.3.1.4   Ergebnisse

In einer Metaanalyse von 29 Studien mit 1779 Patientinnen berichteten Meads et al über eine deutlich bessere Sensitivität der nuklearmedizinischen Identifikation von Wächterlymphknoten im Vergleich zur Farbstoffmethode (94 % versus 68,7 %). Die gepoolte Sensitivität lag bei 95 % und der negative Vorhersagewert bei 98 % (Meads et al. 2014).

Der individuelle Nutzen für die Patientin besteht darin, dass im Vergleich zur inguinalen Lymphadenektomie die Nebenwirkungsrate in Form von Sensibilitätsstörungen und Lymphödemen bei der SLNE signifikant niedriger ist. Die Zahl der Tumorrezidive ist bei der Selektion von geeigneten Patientinnen mit 2,3 % niedrig und nicht höher als bei der inguinalen Lymphadenektomie (Van der Zee et al. 2008). Die GROINSS-V-Studie zeigte, dass Patientinnen mit Mikrometastasen eine 7 %-Wahrscheinlichkeit für einen Tumorbefall von Lymphknoten außerhalb des Wächterlymphknotens hatten (Oonk et al. 2010). Oonk et al. berichteten auch über die prognostische Bedeutung des Ausmaßes des Tumorbefalls in Wächterlymphknoten. Bei isolierten Tumorzellen war die Überlebenskurve besser als bei Mikro- und dann immer noch besser als bei Makrometastasen. Im Falle eines Tumorbefalls von Wächterlymphknoten wird daher eine adjuvante Therapie empfohlen (Oonk et al. 2010).

14.8.4   Zervix- und Endometriumkarzinom

14.8.4.1   Indikation

Die SLNE beim Zervixkarzinom hat bisher keinen Eingang in Leitlinien gefunden und wird in der klinischen Praxis kaum angewandt. Ein

Grund liegt in dem relativ hohen Aufwand (Cibula et al. 2015; S3-Leitlinie Diagnostik, Therapie und Nachsorge der Patientin mit Zervikkarzinom 2014).

14.8.4.2 Methode

Beim Zervixkarzinom erfolgen 4 peritumorale Injektionen von insgesamt ca. 110 MBq Tc-99m-nanokolloidalem Albumin in 2 ml in alle 4 Quadranten, i.e. 0,5 ml pro Injektion (Giammarile et al. 2014). Beim Endometrium-Karzinom stehen 3 Injektionstechniken zur Verfügung mit Injektionen des Radiopharmakons in:

1. die Zervix in alle 4 Quadranten, Detektionsraten 70–87 %,
2. das Endometrium peritumoral, Detektionsraten 40–65 %,
3. das Myometrium /die Subserosa, Detektionsraten 45–92 %.

mit mindestens 3 Injektionen (Giammarile et al. 2014).

14.8.4.3 Ergebnisse

Bei etwa 65–85 % der Patientinnen findet sich ein Lymphabfluss zu Lymphknoten entlang der A. iliaca externa und zwischen A. iliaca externa und interna. Bei 10 % der Patientinnen findet sich der Lymphabfluss zu präsakralen Lymphknoten oder Lymphknoten in den Parametrien bzw. entlang der A. iliaca interna. Bei 4–9 % der Patientinnen erreicht der Lymphabfluss paraaortale Lymphknoten oberhalb der Aortenbifurkation. Der Befall hat prognostische Bedeutung: tumorbefallene Becken- oder paraaortale Lymphknoten gehen mit einer schlechteren Überlebenswahrscheinlichkeit einher (Chéreau et al. 2012).

In der SENTICOL-Studie bei frühem Zervixkarzinom war die Identifikationsrate tumorbefallener Lymphknoten während der Operation niedrig (5/22 tumorbefallenen LK), was vor allem daran lag, dass der Nachweis von Tumorzellen einen Aufarbeitungsaufwand unter Einsatz immunhistochemischer Methoden bedeutet (Bats et al. 2011) und erst postoperativ geleistet werden kann.

Beim Zervixkarzinom ist die alleinige SLNE bisher kein Standardverfahren. Die Therapieentscheidung basiert auf dem histologischen Tumorstadium inkl. des LK-Status.

Nach einem Expertenkonsens hat die SLNE beim Zervixkarzinom nur Aussagekraft bei

- einem Primärtumor < 2 cm ohne Risikofaktoren,
- präoperativer beidseitiger Darstellung der Lymphknoten mittels Szintigraphie,
- beidseitiger intraoperativer Darstellung von SLN,
- der intraoperativen Entfernung aller bildgebend dargestellten SLN (S3-Leitlinie Diagnostik, Therapie und Nachsorge der Patientin mit Zervikkarzinom 2014).

Beim Endometriumkarzinom berichteten Ballster et al. unter Auswertung von 12 Studien über sehr heterogene Detektionsraten zwischen 45 und 100 %, wobei teils nur Farbstoffmarkierungen teils nur Tc-99m-Kolloide und teils beide Methoden zum Einsatz kamen. Wurden die Markierungsmethoden kombiniert (Farbstoff + Tc-99m-Kolloide), lagen die Detektionsraten meist zwischen 80 und 100 % (Ballester et al. 2009). In einer Metaanalyse von 51 Studien mit insgesamt 2071 Patientinnen berichteten Ansari et al. über eine gepoolte Sensitivität von 78 %. Injektionen in die Zervix hatten mit 85 % die höchste und endometriale Injektionen mit 50 % die niedrigste Sensitivität (Ansari et al. 2013). Crivellaro et al. berichteten in ihrer Analyse von 40 Studien an 6162 Patientinnen über eine Detektionsrate von 88 % und einen negativen prädiktiven Wert von über 99 % (Crivellaro et al. 2018). Insgesamt ist festzustellen, dass über eine verbesserte Injektionstechnik und bessere Messsonden die Detektionsrate in den letzten Jahren gestiegen ist. Der klinische Standard ist bisher noch die systematische Lymphadenektomie beim Endometriumkarzinom, da das Ausmaß des Tumorbefalls prognostische Bedeutung hat, jedoch kann die SLNE zukunftsweisend dieses Vorgehen modifizieren (Ansari et al. 2013; Bluemel et al. 2016; Crivellaro et al. 2018).

14.8.5 Peniskarzinom

14.8.5.1 Indikation

- Eine Indikation für eine SLNB ist ein Peniskarzinom ohne Hinweis auf Lymphknoten- oder Fernmetastasen. Eine deutsche S3-Leitlinie zum Peniskarzinom ist derzeit in Vorbereitung. Beim Vorliegen eines Peniskarzinoms hat die klinische Untersuchung der Leistenregion zur Detektion von Lymphknotenmetastasen eine Sensitivität von nur 82 % und eine Spezifität von nur 79 %. Die klinische Untersuchung führte bei 26 % der Patienten zu einem nicht korrekten klinischen Staging (Under-Staging 10 %, Over-Staging 16 %). 20 % der Patienten mit klinisch unauffälligen Leistenlymphknoten hatten okkulte Metastasen. Bei ca. 70 % der Patienten mit wenigstens einem klinisch tastbaren Lymphknoten war die Ursache eine Metastasierung, wohingegen bei ca. 30 % der Patienten eine entzündlich bedingte Lymphknotenvergrößerung gefunden wurde (O'Brien et al. 2017). Eine SLNB soll ein verbessertes Staging ermöglichen (Savoie et al. 2018).

14.8.5.2 Methode

- Es erfolgen meist 2 (–4) Injektionen, üblicherweise peritumoral bzw. in den Penisschaft. Der Lymphabfluss des Penis ist variabel und man kann einen oberflächlichen von einem tiefen Lymphabfluss unterscheiden. Oberflächliche Lymphgefäße drainieren die Vorhaut und die Haut des Penisschaftes in die Leistenlymphknoten. Die Glans penis und tiefe Penisstrukturen werden von tiefen Lymphgefäßen drainiert und erreichen die Leistenlymphknoten und das femorale Dreieck. Das oberflächliche und das tiefe Lymphgefäßsystem durchziehen den Penis bis zur Peniswurzel und erreichen auch Lymphgefäße und Lymphknoten vor der Symphyse, von wo aus der Abfluss zu beiden Leistenregionen kreuzen kann. Erst nach den Leistenlymphknoten erreicht der Lymphabfluss nachgeschaltete iliakale Lymphknoten. Die Wächterlymphknoten befinden sich meistens im Segment 2 nach Daseler (Abb. 14.8

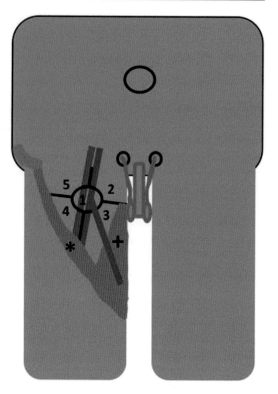

Abb. 14.8 Lymphdrainage-Regionen nach Daseler (Peniskarzinom). 1: Mündungsstelle der V. saphena magna in die V. femoralis. 2: kraniomedial (supéro-interne), 3: kaudomedial (inféro-interne), 4: kaudolateral (inféro-externe), 5: kraniolateral (supéro-externe). * M. sartorius, + M. adductor longus. Das Femoraldreieck wird begrenzt durch die Spina iliaca ant. sup., die mediale Seite des M. sartorius, die laterale Seite des M. adductor longus und das Tuberculum pubicum

und 14.9): Leistenlymphknoten superior und medial zur Einmündung der V. saphena magna in die V. femoralis).

14.8.5.3 Ergebnisse

- Die Herausforderung beim Peniskarzinom liegt in der Abwägung zwischen den Limitationen der klinischen und bildgebenden Untersuchungen, um Lymphknotenmetastasen nachzuweisen und der potenziellen Heilung durch eine radikale Lymphadenektomie. Eine prophylaktische Lymphadenektomie wurde mit einem Überlebensvorteil verbunden. Demgegenüber steht die zunehmende Überzeugung, dass eine prophylaktische radikale Lymphadenektomie mit nicht mehr akzeptablen Nebenwirkungen

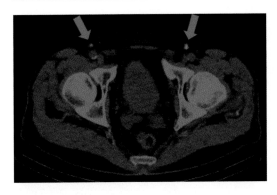

Abb. 14.9 SPECT/CT-Fusionsbild mit je einem SLN rechts und links inguinal bei Penis-Ca

und langfristig erhöhter Morbidität einhergeht. Bei tumorfreien Wächterlymphknoten wird daher auf eine radikale Lymphadenektomie verzichtet. In einer Metaanalyse von 19 Studien ergab sich eine gepoolte Sensitivität von 88 % und eine Spezifität von 90 % (Sadeghi et al. 2012). Die SLNB setzt sich daher zunehmend bei cN0-Peniskarzinompatienten durch. Demgegenüber ist die radikale Lymphadenektomie noch der therapeutische Standard beim Nachweis von Lymphknotenmetastasen, die eine zentrale prognostische Bedeutung haben. Die radikale Lymphadenektomie ist für ca. 80 % der Männer kurativ, wenn ein bis zwei inguinale Lymphknotenmetastasen vorliegen. Das krankheitsfreie 5-Jahres-Überleben liegt dann bei etwa 75 %. Männer mit Beckenlymphknotenmetastasen haben demgegenüber ein krankheitsfreies 5-Jahres-Überleben von nur noch 33 % (Sadeghi et al. 2012; Savoie et al. 2018).

14.8.6 Mundhöhlen- / Oropharynxkarzinom

14.8.6.1 Indikation
Patienten mit einem Plattenepithelkarzinom der Mundhöhle im Stadium T1 oder T2 und cN0 können einer SLNB zugeführt werden (Bluemel et al. 2015b; Koch et al. 1998).

14.8.6.2 Kontraindikationen
Patienten mit einem T3 oder T4 Plattenepithelkarzinom des Oropharynx (Bluemel et al. 2015b; Koch et al. 1998)

14.8.6.3 Methode
Meist erfolgen 4 peritumorale Injektionen von insgesamt 40 –100 MBq Tc-99m-nanokolloidalem Albumin. Eine Anästhesiecreme vor den Injektionen ist eine Anwendungsoption.

14.8.6.4 Ergebnisse
Die SLNB beim Mundhöhlenkarzinom wurde 1996 von Alex und Krag eingeführt (Alex und Krag 1996). Zahlreiche Studien haben die technische Machbarkeit gezeigt. In einer Metaanalyse von 66 Studien mit insgesamt mehr als 3500 Patienten mit einem frühen Plattenepithelkarzinom der Mundhöhle errechneten Liu et al. eine gepoolte Nachweisrate von 96.3 % (95 % CI: 95,3 %–97,0 %), eine gepoolte Sensitivität von 0,87 (95 %CI: 0,85 ± 0,89), einen gepoolten negativen Vorhersagewert von 0,94 (95 % CI: 0,93 ± 0,95) und einen AUC-Wert von 0,98 (95 % CI: 0,97 ± 0,99). Der hohe negative prädiktive Werte bedeutet, dass nur etwa 6 % von SLN-negativen Patienten einen falsch-negativen Befund haben mit der möglichen Konsequenz eines Rezidivs. Eine solche Rezidivwahrscheinlichkeit findet sich auch nach elektiver Neck dissection und liegt unter einer durchaus klinisch akzeptierten Rezidivrate von 20 % nach prophylaktischer Neck dissection (Liu et al. 2017).

14.8.7 Prostatakarzinom (Tc-99m- oder In-111-markierter PSMA-Ligand)

14.8.7.1 Indikation
Die über rektalen Ultraschall kontrollierte direkte Injektion von Tc-99m-nanokolloidalem Albumin in die Prostata zur Darstellung von SLN wurde mittlerweile verlassen. Es stellten sich üblicherweise zahlreiche iliakale und retroperitoneale Lymphknoten dar, sodass der Nutzen gegenüber einer systematischen Lymphadenektomie nicht gut zu belegen war (S3-Leitlinie zur Früherkennung, Diagnose und Therapie der verschiedenen Stadien des Prostatakarzinoms 2018). Neu hingegen ist die Markierung von Lymphknotenmetastasen über das Prostata-spezifische Membran-Antigen (PSMA). Durch Tc-99m- oder In-111-markierte PSMA-Liganden soll eine direkte Darstellung metastatischer

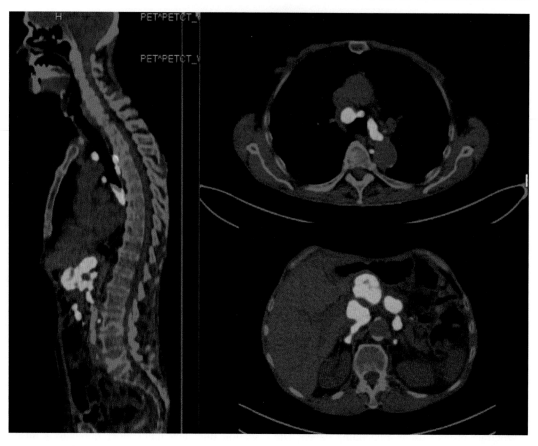

Abb. 14.10 ^{68}Ga-PSMA-PET/CT mit ausgedehntem Tumorprogress durch abdominelle und thorakale LK-Metastasen bei einem Patienten mit kastrationsresisten-tem Prostatakarzinoms. Status nach Arbirateron, Enzalutamid, Docetaxel und Cabazitaxel. ^{68}Ga-PSMA PET/CT-Fusionsbilder

Lymphknoten erfolgen (Abb. 14.10), die präoperativ zunächst mit einer PSMA-PET/CT lokalisiert wurden und dann intraoperativ mit einer Messsonde nach intravenöser Injektion von Tc-99m- oder In-111-markierten PSMA-Liganden aufgesucht werden (siehe auch Abschn. 14.7.4.3). Die Indikation ergibt sich vor allem beim biochemischen Rezidiv eines Prostatakarzinoms in der Situation der Oligometastasierung und daraus sich ergebender Indikation zu einer Salvage-Operation mit dem Ziel der sekundären Heilung (Schottelius et al. 2015).

14.8.7.2 Methode

Intravenöse Injektion von ca. 150 MBq In-111-PSMA oder ca. 500–650 MBq Tc-99m-PSMA. Hier kann die Aktivität die sogenannte Freigrenze im Operationssaal überschreiten, so

dass die Methode erst nach behördlicher Genehmigung und temporärer Einrichtung eines Kontrollbereiches angeboten werden kann. Die Methode ist bisher nicht breit etabliert und wird nur in ausgewählten Zentren angewandt.

14.8.7.3 Ergebnisse

Die Datenlage zum bisher Tc-99m- oder In-111-markierten PSMA ist derzeit noch limitiert, allerdings sind erste Ergebnisse vielversprechend. Maurer et al. berichteten über 31 Patienten, bei denen eine Salvage-Operation durchgeführt wurde. Bezogen auf 132 Gewebeproben wurde eine Sensitivität von 83.6 % (CI: 70,9–91.5 %), eine Spezifität von 100 % und eine diagnostische Genauigkeit von 93.0 % (CI: 85.5–96.7 %) erzielt. 13 Patienten erreichten eine biochemische Heilung bei einem medianen

Follow-up von 13,8 (Spannbreite 4,6–18,3) Monaten (Maurer et al. 2018).

14.9   Strahlenexposition

14.9.1   Patient

- Bei den einzelnen Injektionsarten ist mit der in Tab. 14.2 genannten effektiven Dosis für den Patienten zu rechnen. Aufgrund der Kinetik von Tc-99m-markiertem nanokolloidalem Albumin bewegt sich auch bei den anderen Tumorentitäten die effektive Dosis des Patienten im Bereich von etwa einem Millisievert [mSv] (Zum Vergleich: natürliche jährliche Strahlenexposition in Deutschland ca. 2,4 mSv) (Schmidt et al. 2020; Sudbrock et al. 2008).

14.9.2   Uterusdosis bei Schwangerschaft:

Da nach intra-, subkutaner oder subareolärer Injektion etwa 95 % der Injektionsaktivität am Injektionsort verbleibt und eine Anreicherung der abtransportierten Aktivität im Uterus nicht er-folgt, ist die Strahlenexposition des Uterus bei der SLN-Diagnostik sehr gering. Selbst bei räumlich naher Injektion zum Uterus (z. B. Vulvakarzinom) bewegt sich die Uterusdosis bei einer applizierten Aktivität von 50 MBq lediglich im Bereich von 1 mSv. Somit kann die rechtfertigende Indikation einer SLN-Diagnostik auch bei Schwangerschaft oder Laktation gestellt werden. Die Information zum Vorliegen einer Schwangerschaft ist nötig, um die Strahlenexposition möglichst gering zu halten (z. B. geringere injizierte Aktivität im 1-Tages-Protokoll) (Bundesministerium für Umwelt 2001; Pandit-Taskar et al. 2006; Schmidt et al. 2020).

14.9.3   Personal außerhalb der Nuklearmedizin

Je nach Annahme unterschiedlicher in der Praxis vorkommender Aufenthaltszeiten, Abstände zum Patienten und Zeitdifferenzen zwischen Injektion und SLNE ergeben sich bei der Operation und bei der daran anschließenden pathologischen Untersuchung folgende Ganzkörper-Strahlenexpositionen für Operateur, OP-Personal (Anästhesist) und Pathologen (Tab. 14.3).

Tab. 14.2 Effektive Dosis für den Patienten entsprechend der Injektionsart

Injektion Tc-99m-markiertes makroaggregiertes Albumin	Malignes Melanom	Mammakarzinom
Applizierte Aktivität (MBq)	80	100
Effektive Dosis (mSv)	< 0,5	< 1,0
Injektion Tilmanocept	**Malignes Melanom**	**Mammakarzinom**
Brust (Injektionsstelle)	0,0427 mGy/MBq	0,0897 mGy/MBq
Effektive Dosis (Männer)	0,01094 mGy/MBq	0,01600 mGy/MBq
Effektive Dosis (Frauen)	0,01357 mGy/MBq	0,01785 mGy/MBq

Tab. 14.3 Ganzkörper-Strahlenexposition für Personal. Annahmen: durchschnittlicher Abstand für den Operateur 0,5 m, für das OP-Personal 1 m und für den Pathologen 0,1 m

Tumor		Malignes Melanom (Tc-99m-Kolloid)	Mammakarzinom (Tc-99m-Kolloid)	Prostatakarzinom (Tc-99m-PSMA)
Aktivität (MBq)		80	160	650
Ortsdosisleistung (µSv/h)	**Operateur**	0,4	0,9	3,5
	OP-Personal	0,1	0,2	0,9
	Pathologe	0,1	0,2	0,9
	Augenlinse	0,9	1,8	7,3

Aufgrund der sehr geringen Strahlenexposition müssen diese Personen selbst bei häufiger Durchführung der SLNE nicht als beruflich strahlenexponierte Personen geführt werden. Dies wäre erst ab einer effektiven Dosis von mehr als 1000 µSv/ = 1 mSv/Jahr notwendig. Aus Gründen des Strahlenschutzes muss allerdings darauf geachtet werden, dass keine Kontamination oder Verschleppung von Radioaktivität erfolgt (Brenner 2006; Bundesministerium für Umwelt 2001; Schmidt et al. 2020).

14.10 Zusammenfassung und klinische Wertung

Die nuklearmedizinische Wächterlymphknoten-Diagnostik ist eine Untersuchungsmethode mit zahlreichen Einflussfaktoren. Es sind multiple Methoden zur Injektionstechnik, insbesondere beim Mammakarzinom, publiziert. Auch existieren lokal unterschiedliche Vorgehensweisen in der Wahl der eingesetzten Hilfsmittel und Vorgehensweisen (früher dynamische Lymphszintigrafie versus heute planare, früh- und ggf. spätstatische Aufnahmen, SPECT-CT, Einsatz von Handmesssonden, mobile Gammakamera, etc.). Ziel ist die Identifikation des oder der SLN, was erheblich von der individuellen Erfahrung sowohl des die Untersuchung durchführenden Nuklearmediziners als auch des Operateurs abhängig ist. Ein Kriterium für den Erfolg ist die sehr gute interdisziplinäre Zusammenarbeit und Kommunikation.

Wie bei jeder nuklearmedizinischen Diagnostik ist die Indikationsstellung durch einen fachkundigen Arzt erforderlich. Diesem Arzt obliegt auch die Verantwortung für die eingesetzte Radioaktivität, die technische Durchführung und die korrekte Befundung. Das heißt konkret, er hat dafür zu sorgen, dass der maximale Nutzen für den Patienten aus der Anwendung gezogen wird. Nach der Verordnung zur weiteren Modernisierung des Strahlenschutzrechtes bedeutet das auch, dass unter der Verantwortung des Fachkundigen (Nuklearmediziner) mit dem Operateur und eventuell anderen Beteiligten ein Vertrag zu schließen ist, der die strahlenschutzrelevanten Aspekte regelt (Gesetz zum Schutz vor der schädlichen Wirkung ionisierender Strahlung 2017; Verordnung zur weiteren Modernisierung des Strahlenschutzrechts 2018).

Die SLNB ist ein dynamisches Gebiet, das sich bei zahlreichen Tumorentitäten klinisch durchgesetzt hat und die Zahl ausgedehnter Lymphadenektomien reduzieren soll. Der individuelle Patientennutzen besteht in einer reduzierten Morbidität. Die Zahl der Publikationen zu diesem Thema ist groß und der vorliegende Buchbeitrag kann viele Aspekte nur sehr komprimiert darstellen. Für detaillierte Informationen sei auf die nationalen S3-Leitlinien und Leitlinien der Deutschen Gesellschaft für Nuklearmedizin (Schmidt et al. 2020) sowie die Leitlinien der European Association of Nuclear Medicine (www.eanm.org) verwiesen. Neuentwicklungen bei den Radiopharmaka und bei der Gerätetechnik lassen auf weitere Verbesserungen zum Wohle der Patientinnen und Patienten hoffen (Bluemel et al. 2016; Tilmanocept o.J.).

14.11 Abkürzungen

CLND	completion lymph node dissection, i.e. komplettierende Lymphknotendissektion
kcts	kilocounts (Impulse)
kDa	Kilo-Dalton [Einheit der Molekülmasse. Ein Dalton ist definiert als der zwölfte Teil der Masse des ^{12}C-Isotops (Kohlenstoffatoms)]
StrSchG	Strahlenschutzgesetz, i.e. Gesetz zum Schutz vor der schädlichen Wirkung ionisierender Strahlung
LEGP-Kollimator	low energy general purpose-Kollimator
LEHR-Kollimator	low energy high resolution-Kollimator
mSv	Millisievert (Einheit zur biologischen Wirkung von

radioaktiver Strahlung. In der Medizin wird damit die Strahlenexposition beschrieben. Natürliche jährliche Strahlenexposition in Deutschland: ca. 2,4 mSv)

PEC   Plattenepithelkarzinom

PSMA   Prostata-spezifisches Membran-Antigen

SLN   sentinel lymph node, i.e. Wächterlymphknoten

SLNB   sentinel lymph node biopsy

SLND   SLNE + vollständige Lymphknotenausräumung (Dissektion)

SLNE   sentinel lymph node excision, Wächterlymphknotenentnahme, Sentinel-Lymphonodektomie

---

Literatur

Alazraki N, Glass C, Castronovo F, et al. Procedure guideline for lymphoscintigraphy and the use of intraoperative gamma probe for sentinel lymph node localization in melanoma of intermediate thickness 1.0. J Nucl Med. 2002;43:1414–8.

Alex J, Krag D. The gamma-probe-guided resection of radiolabeled primary lymph nodes. Surg Oncol Clin N Am. 1996;5:33–41.

Ansari M, Ghodsi Rad M, Hassanzadeh M, et al. Sentinel node biopsy in endometrial cancer: systematic review and meta-analysis of the literature. Eur J Gynaecol Oncol. 2013;34:387–401.

Ashikaga T, Krag D, Land S, et al. Morbidity results from the NSABP B-32 trial comparing sentinel lymph node dissection versus axillary dissection. J Surg Oncol. 2010;102:111–8.

Ballester M, Rouzier R, Coutant C, et al. Limits of lymphoscintigraphy for sentinel node biopsy in women with endometrial cancer. Gynecol Oncol. 2009;112:348–52.

Bats A-S, Buénerd A, Querleu D, et al. Diagnostic value of intraoperative examination of sentinel lymph node in early cervical cancer: A prospective, multicenter study. Gynecol Oncol. 2011;123:230–5.

Bluemel C, Herrmann K, Giammarile F, et al. EANM practice guidelines for lymphoscintigrafy and sentinel lymph node biopsy in melanoma. Eur J Nucl Med Mol Imaging. 2015a;42:1750–66.

Bluemel C, Rubello D, Colletti P, et al. Sentinel lymph node biopsy in oral and oropharyngeal squamous cell carcinoma: current status and unresolved challenges. Eur J Nucl Med Mol Imaging. 2015b;42:1469–80.

Bluemel C, Matthies P, Herrmann K, Povoski S. 3D scintigraphic imaging and navigation in radioguided surgery: freehand SPECT technology and its clinical applications. Exp Rev Med Devices. 2016;13:339–51.

Brenner W. Strahlenexposition des Personals bei der Sentinel-Lymph-Node-Diagnostik. Der Nuklearmediziner. 2006;29:88–94.

Bugby SL, Lees JE, Perkins AC. Hybrid intraoperative imaging techniques in radioguided surgery: present clinical applications and future outlook. Clin Transl Imaging. 2017;5:323–41.

Bundesamt für Strahlenschutz. Bekanntmachung der aktualisierten diagnostischen Referenzwerte für nuklearmedizinische Untersuchungen. Bundesanzeiger vom 25. September 2012.

Bundesministerium für Umwelt NuR. Nuklearmedizinischer Nachweis des Wächterlymphknotens. 2001.; www.ssk.de/werke/volltext/2001/ssk0107.pdf

Bundesministerium für Umwelt NuR. Strahlenschutz in der Medizin. Richtlinie zur Verordnung über den Schutz vor Schäden durch ionisierende Strahlen (Strahlenschutzverordnung – StrlSchV). RS II 4–11432/1. 29. November 2018.

Cabanas R. An approach for the treatment of penile carcinoma. Cancer. 1977;39:456–66.

Cheng G, Kurita S, Torigian D, Alavi A. Current status of sentinel lymph-node biopsy in patients with breast cancer. Eur J Nucl Med Mol Imaging. 2011;38:562–75.

Chéreau E, Feron J-G, Ballester M, et al. Contribution of pelvic and para-aortic lymphadenectomy with sentinel node biopsy in patients with IB2–IIB cervical cancer. Br J Cancer. 2012;106:39–44.

Cibula D, Oonk M, Abu-Rustum N. Sentinel lymph node biopsy in the management of gynecologic cancer. Curr Opin Obstet Gynecol. 2015;27:66–72.

Clough K, Nasr R, Nos C, et al. New anatomical classification of the axilla with implications for sentinel node biopsy. Br J Surg. 2010;97:1659–65.

Crivellaro C, Baratto L, Dolci C, et al. Sentinel node biopsy in endometrial cancer: an update. Clin Translat Imaging. 2018;6:91–100.

Deutsche Gesellschaft für Gynäkologie und Geburtshilfe: S2k-Leitlinie Diagnostik, Therapie und Nachsorge des Vulvakarzinoms und seiner Vorstufen. Version 1.2, Stand August 2015, gültig bis 21.10.2020. AWMF-Register-Nummer: 015/059 www.awmf.org

Faries M, Thompson J, Cochran A, Andtbacka R, Mozzillo N, et al. Completion dissection or observation for sentinel-node metastasis in melanoma. N Engl J Med. 2017;376:2211–22.

Gesetz zum Schutz vor der schädlichen Wirkung ionisierender Strahlung (Strahlenschutzgesetz – StrlSchG). Bundesgesetzblatt Jahrgang 2017 Teil I Nr. 42, ausgegeben zu Bonn am 03.07.2017.

Giammarile F, Alazraki N, Aarsvold J, et al. The EANM and SNMMI practice guidelines for lymphoscitigraphy and sentinel node localization in breast cancer. Eur J Nucl Med Mol Imaging. 2013;40:1932–47.

Giammarile F, Bozkurt M, Cibula D, et al. The EANM clinical and technical guidelines for lymphoscintigrafy and sentinel node localization in gynaecological cancers. Eur J Nucl Med Mol Imaging. 2014;41:1463–77.

Gould E, Winship T, Philbin P, Kerr H. Observations on a „sentinel node" in cancer of the parotid. Cancer. 1960;13:77–8.

Iversen T, Aas M. Lymph drainage from the vulva. Gynecol Oncol. 1983;16:179–89.

Koch W, Choti M, Civelek A, et al. Gamma probe-directed biopsy of the sentinel node in oral squamous cell carcinoma. Arch Otolaryngol Head Neck Surg. 1998;124:455–9.

Kretschmer L, Hilgers R, Mohrle M, et al. Patients with lymphatic metastasis of cutaneous malignant melanoma benefit from sentinel lymphonodectomy and early excision of their nodal disease. Eur J Cancer. 2004;40:212–8.

Kühn T, Bembenek A, Büchels H, et al. Sentinel-Node-Biopsie beim Mammakarzinom. Interdisziplinär abgestimmter Konsensus der deutschen Gesellschaft für Senologie für eine qualitätsgesicherte Anwendung in der klinischen Routine. Onkologe. 2003;9:1011–6.

Kühn T, Bembenek A, Decker T, et al. A concept for the clinical implementation of sentinel lymph node biopsy in patients with breast carcinoma with special regard to quality assurance. Cancer. 2005;103:451–61.

Kühn T, Tio J, Himsl I, Bauerfeind I. Sentinel-Lymphknotenentfernung beim Mammakarzinom – neue Indikationen. Gynakologe. 2007;40:440–7.

Kümmel S, Holtschmidt J, Gerber B, Von der Assen A, Heil J, et al. Prospective, multicenter, randomized phase III trial evaluating the impact of lymphoscintigraphy a spart of sentinel node biopsy in early breast caner: SenSzi (GBG80) trial. J Clin Oncol. 2019;37:1490–8.

Leiter U, Stadler R, Mauch C, Hohenberger W, Brockmeyer N, et al. Final analysis of DeCOG-SLT trial: no survival benefit for complete lymph node dissection in patients with melanoma with positive sentinel node. J Clin Oncol. 2019;37:3000–8.

Liu C, Guo J, Shi J, Sheng Y. Late morbidity associated with a tumour-negative sentinel lymph node biopsy in primary breast cancer patients: a systematic review. Eur J Cancer. 2009;45:1560–8.

Liu M, Wang S, Yang X, Peng H. Diagnostic efficacy of sentinel lymph node biopsy in early oral squamous cell carcinoma: a meta-analysis of 66 studies. PLoS One. 2017;12:e0170322.

Lyman G, Giuliano A, Somerfield M, et al. American Society of Clinical Oncology guideline recommendations for sentinel lymph node biopsy in early-stage breast cancer. J Clin Oncol. 2005;23:7703–20.

Maurer T, Robu S, Schottelius M, et al. [99m]Technetium-based Prostate-specific membrane antigen-radioguided surgery in recurrent prostate cancer. Eur Urol. 2018. https://doi.org/10.1016/j.eururo.2018.03.013.

Meads C, Sutton A, Rosenthal A, et al. Sentinel lymph node biopsy in vulval cancer: systematic review and meta-analysis. Br J Cancer. 2014;110:2837–46.

Morton D, Thompson J, Cochran A, Mozzillo N, Nieweg O, et al. for the MSLT Group. Final trial report of sentinel-node biopsy versus nodal observation in melanoma. N Engl J Med 2014; 370: 599–609.

Nieweg O, Tanis P, Kroon B. The definition of a sentinel node. Ann Surg Oncol. 2001;8:538–41.

Nieweg O, Estourgie S, Olmos R. Lymphatic mapping and sentinel node biopsy. In: Ell PJ, Gambhir SS, Herausgeber. Nuclear medicine in clinical diagnosis and treatment. 3. Aufl. Edinburg: Churchill Livingstone; 2004. S. 229–60.

O'Brien J, Perera M, Manning T, et al. Penile cancer: contemporary lymph node management. J Urol. 2017;197:1387–95.

Oonk M, van Hemel B, Hollema H, et al. Size of sentinel-node metastasis and chances of non-sentinel-node involvement and survival in early stage vulvar cancer: results from GROINSS-V, a multicentre observational study. Lancet Oncol. 2010;11:646–52.

Pandit-Taskar N, Dauer L, Montgomery L, et al. Organ and fetal absorbed dose estimates from 99mTc-sulfur colloid lymphoscintigraphy and sentinel node localization in breast cancer patients. J Nucl Med. 2006;47:1202–8.

Plentl A, Friedman E. Lymphatic system of the female genitalia. WB Saunders Company; 1971. Philadelphia (ISBN 0-7216-7266-3).

S3-Leitlinie Diagnostik, Therapie, Nachsorge der Patientinnen mit Endometriumkarzinom. Version 1.0 – April 2018. Leitlinienprogramm Onkologie. AWMF-Register-Nummer: 032/034OL.

S3-Leitlinie Diagnostik, Therapie und Nachsorge der Patientin mit Zervikkarzinom. Version 1.0 – September 2014. Leitlinienprogramm Onkologie. AWMF-Registernummer 032/033OL.

S3-Leitlinie Diagnostik, Therapie und Nachsorge des Melanoms. Version 3.1 – Juli 2018. Leitlinienprogramm Onkologie. AWMF-Register-Nummer: 032/024OL.

S3-Leitlinie Früherkennung, Diagnose und Therapie der verschiedenen Stadien des Prostatakarzinoms. Version 5.0 – April 2018. Leitlinienprogramm Onkologie. AWMF-Register-Nummer: 043/022OL.

S3-Leitlinie Früherkennung, Diagnostik, Therapie und Nachsorge des Mammakarzinoms. Version 4.1 – September 2018. Leitlinienprogramm Onkologie. AWMF-Register-Nummer: 032/045OL.

Sadeghi R, Gholami H, Zakavi S, et al. Accuracy of sentinel lymph node biopsy for inguinal lymph node staging of penile squamous cell carcinoma: systematic review and meta-analysis of the literature. J Urol. 2012;187:25–31.

Savoie P-H, Fléchon A, Morel-Journel N, et al. Recommandations françaises du Comité de Cancérologie de l'AFU – Actualisation 2018–2020: tumeurs du pénis. Prog Urol. 2018;suppl 12S:131. https://www.urofrance.org.

Schauer A, Becker W, Reiser M, Possinger K. The sentinel lymph node concept. Berlin: Springer-Verlag; 2005.

Schmidt M, Hohberg M, Felcht M, Kühn T, Eichbaum M, Krause BJ, Zöphel BK, Kotzerke J. DGN-Handlungsempfehlung (S2k-Leitlinie) – Version 3. Nuklearmedizinische Wächter-Lymphknoten-Diagnostik. Stand 5/2020 – AWMF-Registernummer 031-033. www.awmf.org.

Schottelius M, Wirtz M, Eiber M, et al. [(111)In]PSMA-I&T: expanding the spectrum of PSMA-I&T applications towards SPECT and radioguided surgery. EJNMMI Res. 2015;5:68.

Sudbrock F, Boldt F, Kobe C, et al. Radiation exposure in the environment of patients after application of radiopharmaceuticals. Part 1: diagnostic procedures. Nuklearmedizin. 2008;47:267–74.

Tanis P, Nieweg O, Valdes Olmos R, Kroon B. Anatomy and physiology of lymphatic drainage of the breast from the perspective of sentinel node biopsy. J Am Coll Surg. 2001;192:399–409.

Tilmanocept (Lymphoseek®). https://ec.europa.eu (Summary of product characteristics); o.J.

Van der Ploeg L, Nieweg O, van Rijk M, et al. Axillary recurrence after a tumour-negative sentinel node biopsy in breast cancer patients: A systematic review and meta-analysis of the literature. Eur J Surg Oncol. 2008;34:1277–84.

Van der Zee AG, De Hullu JA, et al. Sentinel node dissection is safe in the treatment of early-stage vulvar cancer. J Clin Oncol. 2008;26:884–9.

Veronesi U, Paganelli G, Viale G, et al. A randomized comparison of sentinel-node biopsy with routine axillary dissection in breast cancer. N Engl J Med. 2003;349:546–53.

Verordnung zur weiteren Modernisierung des Strahlenschutzrechts. Bundesgesetzblatt Jahrgang 2018 Teil I Nr. 41, ausgegeben zu Bonn am 05.12.2018.

Wong S, Faries M, Kennedy E, et al. Sentinel lymph node biopsy and management of regional lymph nodes in melanoma: American society of clinical oncology and society of surgical oncology clinical practice guideline update. J Clin Oncol. 2018;36:399–413.

Positronenemissionscomputertomografie (PET); Detektion pathologischer Lymphknoten mit Hilfe der Positronenemissionscomputertomografie

15

Peter Reuland

Inhaltsverzeichnis

15.1 Einleitung

Die nicht invasive Abklärung von Lymphknotenerkrankungen benötigt den Einsatz verschiedener technischer Geräte, um z. B. bei palpablen und sichtbaren Lymphknoten mögliche Strukturveränderungen mit dem Ultraschallgerät nachzuweisen.

P. Reuland (✉)
Nuklearmedizinische Praxis am Bertoldsbrunnen, Freiburg, Deutschland
e-mail: freiburg@nuk-suedbaden.de

© Der/die Autor(en), exklusiv lizenziert durch Springer-Verlag GmbH, DE, ein Teil von Springer Nature 2021
W. J. Brauer (Hrsg.), *Bildgebung Lymphologie*, https://doi.org/10.1007/978-3-662-62530-9_15

In der Tiefe gelegene Lymphknoten sind ebenfalls teilweise der Sonografie zugänglich. Einen Überblick können aber vor allem auch die Computertomografie (CT) und Kernspintomografie (MRT) liefern. Während durch die CT vor allem die Größe bewertet werden kann, ist die MRT zur Beurteilung von Signalveränderungen, d. h. Perfusionsänderungen und Gewebsveränderungen, hilfreich.

Ein Ganzkörperscreening und gleichzeitig metabolische Messungen erlaubt die Positronenemissionstomografie (PET). Heutzutage wird die PET zur Optimierung der Aussage mit dem CT oder auch MRT in Kombination als Hybridgerät (PET/CT oder PET/MRT) eingesetzt (Alessio et al. 2004; Catana et al. 2006; Queiroz und Huellner 2015).

15.2 Positronenemissionstomografie

Grundprinzip der PET ist, wie auch bei der konventionellen nuklearmedizinischen Diagnostik mit Gammakameras, radioaktiv markierte Pharmaka im Körper des Patienten zu detektieren (Talbot et al. 2006). Die Besonderheit bei der PET ist die Verwendung von besonderen Radionukliden, wie z. B. 18F, 15O, 13N und 11C, die im Zyklotron als kurzlebige Radionuklide mit Halbwertszeiten von Minuten bis mehrere Stunden hergestellt werden (Blosser 1993; Goto et al. 2014). Diese Radionuklide können aufgrund ihrer chemischen Eigenschaften in viele für die Diagnostik interessante chemische Verbindungen eingebaut werden (Wadsak und Mitterhauser 2010). Dabei bleiben die Eigenschaften der chemischen Verbindungen entweder unverändert oder verändern sich in einer Weise, durch die die Möglichkeit der Detektion von Veränderungen im Patienten noch optimiert wird (Pauwels et al. 1998; Yu 2006).

15.2.1 Gerätetechnik

15.2.1.1 PET/CT
Die Positronentomografie hat methodisch den Nachteil, dass zwar sensitiv z. B. Stoffwechseländerungen detektiert werden können, die anatomische Zuordnung aber insbesondere bei der Fragestellung von Lymphknotenmetastasen zum Teil sehr schwierig ist. Nachdem anfänglich reine PET-Systeme verwendet wurden und die Bilder mit morphologischen Verfahren am Befundungsplatz zunächst korreliert wurden, haben sich später Kombigeräte mit CT durchgesetzt. Heutzutage werden nur noch PET-Kombigeräte hergestellt (Talbot et al. 2006).

Die Hybridgeräte aus PET und CT erlauben eine Patientenmessung mit beiden Methoden in gleicher Patientenposition unmittelbar hintereinander und ohne Umlagerung. Trotzdem verbleiben manchmal Probleme durch unterschiedliche Atemlagen und damit unterschiedlichen Zwerchfellstand, Darmbewegungen oder z. B. unterschiedliche Blasenfüllung bei den Messungen durch die beiden Verfahren, die trotz einer festen Gerätekombination, nacheinander durchgeführt werden. Beim PET erfolgt weiterhin die Messung durch eine Summation der ausgesandten Strahlung über einen längeren Zeitraum, während beim CT die Messung innerhalb weniger Sekunden erfolgt.

15.2.1.2 PET/MRT
Obwohl die Hybridbildgebung mit PET/CT sich erfolgreich bei der Detektion von Tumoren bei vielen onkologischen Fragestellungen durchgesetzt hat, erfolgte die Entwicklung von PET/MRT-Hybridgeräten (Pichler et al. 2010; Rota Kops et al. 2006). Diese sind wegen des besseren Gewebekontrastes der MRT bei manchen Fragestellung dem PET/CT überlegen. Zum anderen hat die MRT den Vorteil, dass keine zusätzliche ionisierende Strahlung verwendet wird, was vor allem bei pädiatrischem Einsatz ein Argument darstellt. Die MRT wird dabei sowohl für die Ko-Registrierung und damit morphologische Information genutzt, daneben aber auch für die Schwächungskorrektur der durch die PET-Tracer emittierten Strahlung, die für die Qualität der PET-Information essenziell ist.

Neben dem Nachweis der Vitalität und der Lokalisation von Primärtumoren können auch die metastatischen Absiedlungen in Lymphknoten ab einer gewissen Größe bzw. einer gewissen Menge an Tumorzellen im Lymphknoten detektiert werden.

15.2.2 Anwendung spezifischer Tracer bei Lymphknotenmetastasen

Die Rolle von Glukose als neben Sauerstoff wichtigstem Substrat für das Überleben der Tumorzelle wurde schon in den 1950er-Jahren von Warburg (Warburg 1927; Warburg 1956; Potter et al. 2016) ausführlich dargestellt. Mittlerweile hat man über 10 verschiedene Glukosekanäle identifizieren können, die in unterschiedlicher Häufigkeit bei verschiedenen Tumorentitäten vorkommen. Die Tumorzellen nehmen daher deutlich mehr Glukose auf als normale Körperzellen, außer den Zellen der grauen Hirnsubstanz. Auch die übrigen Körperzellen nehmen Glukose in unterschiedlicher Stärke auf, z. B. die Leber stärker als das Pankreas, das Knochenmark in Abhängigkeit von einer evtl. Aktivierung, z. B. durch chemotherapeutische Stimulierung. Das Myokard kann die Verwendung des jeweiligen Energiesubstrats (Zucker, Aminosäuren, Eiweiß) je nach Substratangebot variieren.

Lymphknotenmetastasen nehmen Glukose in Abhängigkeit von dem Typ der Tumorzellen auf. Im Unterschied zur Glukose, die durch Metabolismus abgebaut wird und die Zelle als Metabolite anschließend verlässt, wird die variierte Desoxyglukose als Fluordesoxyglukose (FDG) zwar noch phosphoryliert, jedoch nicht mehr weiter metabolisiert und wird daher in der Tumorzelle gelagert (getrappt). Markiert man FDG durch radioaktives Fluor, dem Fluor 18, kann man nach 60–120 Minuten intravenöser Injektion Lymphknotenmetastasen von z. B. folgenden Tumoren mit hoher Sensitivität nachweisen.

Plattenepithelkarzinome der Kopf-/Hals-Region, Sarkome, Lymphome, Adenokarzinome, Bronchialkarzinome, Adenokarzinome der Lunge, Pankreaskarzinome, Magenkarzinome, Kolonkarzinome, Rektumkarzinome, Lymphome, Melanome, Sarkome der Weichteile und Knochen, sind durch einen hohen Glukosestoffwechsel ausgezeichnet und können deshalb mit der 18F-FDG-PET sehr gut detektiert werden (Facey et al. 2007).

Schilddrüsenkarzinome sind unterschiedlich zu werten. Während gut differenzierte papilläre und follikuläre Schilddrüsenkarzinome 124J sehr gut aufnehmen und mit PET/CT nachgewiesen

werden können, wird hingegen Glukose nicht ausreichend zur Diagnostik mit der PET-Technik gespeichert. Die Aufnahme von Glukose nimmt aber mit zunehmender Entdifferenzierung zu und wird dann zu einem wichtigen diagnostischen Instrument. Ein anderer, in der Schilddrüse entstehender Tumor, das medulläre Karzinom, zeigt hingegen in der Regel mehr Speicherung mit anderen Substanzen anstelle der Glukose. Insbesondere das 18F-DOPA, teils auch 68Ga-Somatostatin-Analoga, werden für den Nachweis einer Metastasierung des C-Zell- oder medullären Karzinoms eingesetzt (Treglia et al. 2012).

Primäre Leberkarzinome, wie das hepatozelluläre Karzinom, können wegen einem niedrigen Glukosemetabolismus dem Nachweis durch 18F-FDG entgehen, ebenso wie Nierenkarzinome und deren Lymphknotenmetastasen. Für den Nachweis von Prostatakarzinomzellen verwendet man ebenfalls andere Tracer als 18F-FDG, z. B. verschiedene PSMA-Moleküle, die mit 68Ga oder 18F markiert werden (s. u.).

15.3 Beispiele für das primäre Lymphknotenstaging und für die Nachsorge von verschiedenen Tumorentitäten, für die PET/CT eine große Bedeutung erlangt hat

15.3.1 Kopf-Hals-Tumore

Die Tumore der Kopf- und Halsregion betreffen 2–5 % der neuauftretenden Tumore. Zu diesen gehören als Ursprung die Zunge, der Mund, die Mundhöhle, der Pharynx, die Tonsillen u. a. (Nathan et al. 2014). Am verbreitetsten sind die Plattenepithelkarzinome (Diesen und Skinner 2016), andere sind z. B. Sarkome. Aufgrund der notwendigen Lokalisation der Lymphknotenmetastasen für die chirurgisch operative oder strahlentherapeutische Behandlung ist das primäre Lymphknotenstaging und die Nachsorgeuntersuchung mittels Bildgebung von besonderer Bedeutung. Hier nimmt die PET vor allem mit 18F-FDG einen großen Stellenwert ein (Agarwal et al. 2008).

15.3.2 Lungentumore

Maligne Lungentumore sind vor allem Adenokarzinome, Plattenepithelkarzinome und klein-
zellige Karzinome (Wagner 2011). Diese sind
einem Nachweis und einem Lymphknotenstaging mit F18-FDG gut zugänglich (Carter et al.
2014). Dieses ist auch im Hinblick auf eine Entscheidung für oder gegen eine Operabilität wichtig. Bei manchen Lungenkarzinomen können
andere PET-Tracer eingesetzt werden, weil erhöhte Wachstumsrezeptoren an der Tumoroberfläche vorliegen oder auch eine hormonelle Aktivität besteht (Ambrosini et al. 2012; Caroli et al.
2010; Friedberg 2010; Travis et al. 2015)
(Abb. 15.1).

Dagegen entgeht das Bronchioalveolarzell-
karzinom durch die diffuse und langsame Wachs-
tumsform oft dem Nachweis durch 18F-FDG
bzw. müssen die Bilder unter Wertung des morphologischen Bildes besonders beurteilt werden.

15.3.3 Kolorektale Tumore

Die Bedeutung des primären Lymphknotensta-
gings bei Anal- und Kolorektalkarzinomen ist
schon lange bekannt und hat sich in der Routine-
diagnostik etabliert. Zusätzlich wird versucht,
auch einen prognostischen Nutzen der Anwendung von 18F-FDG und dessen Anreicherungs-
verhalten in den Tumorzellen herauszuarbeiten

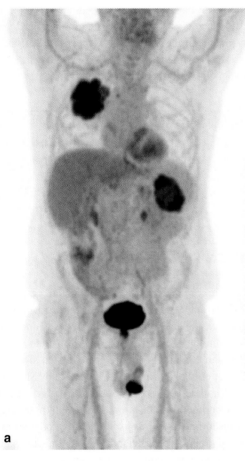

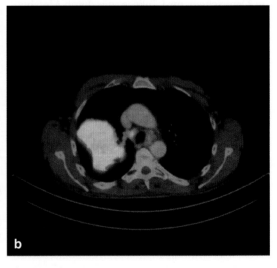

F18-FDG
NSCLC G3
LK-Metastase 4R

Abb. 15.1 a, b 18F-FDG-PET/CT mit großem, zentralem non-small-cell-lung-cancer (NSCLC). Nachweis einer ipsilateralen, paratrachealen Lymphknotenmetastase.
(PET/CT [**b**]). (Mit freundlicher Überlassung der Klinik
für Nuklearmedizin Freiburg)

(de Geus-Oei et al. 2009). Insbesondere hat die 18F-FDG PET-CT Untersuchungstechnik eine große Bedeutung in der Nachsorge bei ansteigendem Tumormarker, um das erneute Tumorwachstum zu lokalisieren. Dies ist vor allem deshalb wichtig, da ein chirurgisches Vorgehen mit möglichst radikaler Entfernung des Tumors und damit verbundener Verbesserung der Überlebensrate (De Winton et al. 2009; Pfannschmidt et al. 2007; de Jong et al. 2009) im Vordergrund stehen.

15.3.4 Maligne Melanome

Kutane Melanome entstehen in den melaninproduzierenden (es existieren teils auch amelanotische Formen), oberflächlich in der Basalzellschicht der Epidermis liegenden Hautzellen und zeigen u. a. in Abhängigkeit von der Tiefeninfiltration (Klassifizierung nach Clark, Breslow [Breslow 1970]) eine zunehmende Tendenz zur Metastasierung (Trotter et al. 2013). Aufgrund ihrer neuroektodermalen Herkunft kommen Melanome auch enteral, uveal, subungual u. a. vor. Die hohe Glukoseanreicherung in Melanomzellen führte früh dazu, die 18 F-FDG-PET für das primäre Lymphknotenstaging und für die Nachsorge beim Melanom einzusetzen (Xing et al. 2011). Das Verfahren PET hat vor allem den Vorteil, den gesamten Körper auf einmal zu untersuchen, weil das Melanom in Abhängigkeit von der Tumoraggressivität auch im frühen Stadium eine weite Ausbreitung zeigen kann.

15.3.5 Sarkome

Das lymphatische Metastasierungsmuster von Sarkomen ist vielfältig, die lokale Abklärung beim Primärstaging ist insofern von besonderer Bedeutung, da die primäre Therapie radikal erfolgen muss, um einen kurativen Ansatz zu verfolgen. Der Nachweis der Tumorausdehnung bestimmt dann das chirurgische und radiotherapeutische Vorgehen. Sarkome und deren Metastasen haben in der Regel einen starken Glukoseumsatz, sodass die PET/CT mit 18F-FDG auch

für das Lymphknotenstaging die beste Methode darstellt. Das Ansprechen auf eine Therapie mittels OP, Chemotherapie oder Radiotherapie kann durch Messung des Glukosestoffwechsels am besten bestimmt werden (Benz et al. 2009; Bestic et al. 2009; Quartuccio et al. 2015; Roberge et al. 2012).

15.3.6 Schilddrüse

Leuchtet bei einem PET/CT mit 18F-FDG eine Raumforderung in der Schilddrüse auf, kann hieraus nicht auf einen malignen Prozess geschlossen werden. Auch benigne Adenome können einen stark erhöhten Glukosestoffwechsel aufweisen. Daher ist die PET/CT mit 18F-FDG nicht für die Abklärung von Raumforderungen, und damit nicht für den Nachweis von Schilddrüsenkarzinomen als Primarius geeignet. Anders sieht es beim Lymphknotenstaging von schlecht differenzierten Schilddrüsenkarzinomzellen aus. Diese zeigen im Gegensatz zu den zu Beginn der Erkrankung in der Regel gut differenzierten Tumorzellen, die noch eine Jodaufnahme zeigen, keine spezifische Aufnahme von Jod mehr. Der Glukosemetabolismus nimmt aber deutlich zu, sodass Lymphkotenmetastasen gut detektierbar werden (Abraham und Schöder 2011; Koopmans et al. 2008; Robbins et al. 2006; Treglia et al. 2012) (Abb. 15.2).

Auch das C-Zell-Karzinom ist mittels PET/CT einem Lymphknotenstaging gut zugänglich, jedoch werden andere PET-Tracer, wie z. B. 18F-DOPA, 11C-Methionin oder 18F-Dihydroxyphenylalanin, eingesetzt (Kauhanen et al. 2011; Marcus et al. 2014).

15.3.7 Maligne Lymphome

Einen Spezialfall stellen die malignen Lymphome dar. Die vom lymphatischen Gewebe ausgehenden Tumore, die grob in Hodgkin- und Non-Hodgkin-Tumore unterschieden werden, haben eine deutlich erhöhte Anzahl an Glukosekanälen und sind daher mit der 18F-FDG-PET gut detektierbar. Die Bedeutung der

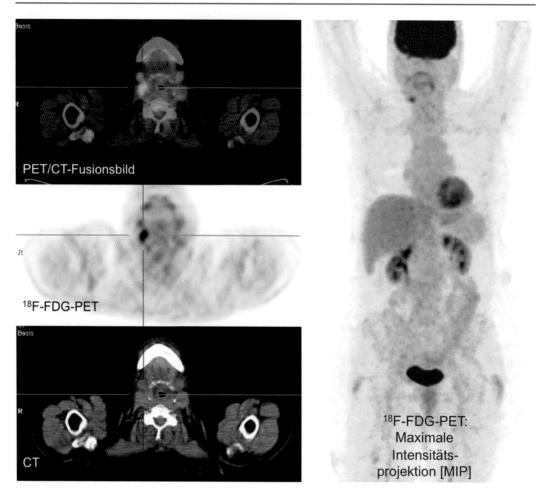

Basis

PET/CT-Fusionsbild

^{18}F-FDG-PET

Basis

CT

^{18}F-FDG-PET:
Maximale
Intensitäts-
projektion [MIP]

Abb. 15.2 ^{18}F-FDG-PET/CT einer rechtszervikalen LK-Metastase (Rezidiv nach OP und RITh) eines schlecht differenzierten, grob-invasiv wachsenden follikulären Schilddrüsenkarzinoms. Physiologische Anreicherungen in Hirn, Herz, Nieren und Blase. (Mit freundlicher Überlassung durch die Klinik für Nuklearmedizin Köln)

PET-Untersuchung liegt dabei im Primärstaging zur Therapiefestlegung (Ausbreitungsbestimmung, insbesondere Milz- und Knochenmarkbefall) (Abb. 15.3), in der frühen Therapiekontrolle zum Nachweis eines Ansprechens auf die gewählte Chemotherapie und damit der Möglichkeit der Therapieumstellung sowie im Nachweis einer erfolgreichen Therapie mit evtl. vorzeitigem Therapieende. Weiterhin ist die PET für die Nachsorge maligner Lymphome das Verfahren der Wahl.

Die Einteilung der Lymphome unterlag einem zeitlichen Wandel (Cherrier-De Wilde 2018; Non Hodgkin's Lymphoma Project Classification 1997), wobei neben der Immunhistologie auch die Symptomatik eine große Rolle spielt. Eine Unterteilung erfolgt in das Hodgkin-Lymphomund Non-Hodgkin-Lymphome (NHL). Die NHL umfassen ca. 90 %, das Hodgkin Lymphom ca. 10 % (Cherrier-De Wilde 2018). Bei den NHL dominieren die B-Zell-Lymphome wiederum mit etwa 90 % Anteil gegenüber den T-Zell-Lymphomen. Sehr unterschiedlich sind die Manifestationsorte und Befallsmuster sowie die Aggressivität der Tumorzellen (Cheson et al. 2014). Dementsprechend variieren die therapeutischen

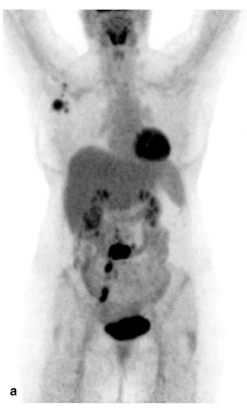

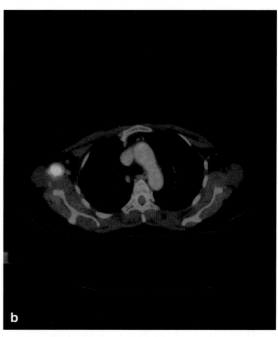

F18-FDG
Hodgkin-Lymphom

a

b

Abb. 15.3 a, b 18F-FDG-PET/CT bei einem Patienten mit einem Hodgkin-Lymphom. Es zeigt sich ein Befallsmuster rechts axillar (**a**, **b**) und ausgedehnt mesenterial, retroperitoneal und parailiakal (**a**). Primärstaging zur Festlegung des Stadiums. Sowohl das Ansprechen auf die Therapie als auch die Nachsorge werden mit 18F-FDG durchgeführt. (Mit freundlicher Überlassung durch die Klinik für Nuklearmedizin Freiburg)

Ansätze vom wait-and-see-Konzept bis hin zu aggressiven radiochemotherapeutischen Ansätzen (Matasar und Zelenetz 2008).

Die Notwendigkeit eines genauen Stagings und Restagings ergibt sich aus der Verschiedenartigkeit der Lymphome und ihres Ansprechens auf die Therapie. Sowohl für das Primärstaging als auch für das Follow-up ist die bildgebende Funktionsmessung mit der PET/CT unter Einsatz von 18F-FDG das Instrument der Wahl (Cheson et al. 2014; Fueger et al. 2009; Kwee et al. 2008; Specht 2007; Zinzani et al. 2009). Im Primärstaging lässt sich das genaue Ausmaß der Lymphomausbreitung einschließlich der Knochenmarksbeteiligung mit einem Verfahren nachweisen. Von besonderer Bedeutung ist die frühe Dokumentation des guten oder fehlenden Ansprechens auf die Chemothera-

pie. Hier hat sich gezeigt, dass sich schon nach dem zweiten Chemotherapiezyklus das Ansprechen auf die Therapie beurteilen lässt, sodass das weitere therapeutische Vorgehen individuell optimiert werden kann (Verkürzung der Therapie oder Prolongation u. U. mit aggressiverer Therapieform) (Hutchings und Barrington 2009; Juweid et al. 2007). Der Einsatz der PET/CT mit 18F-FDG führt nicht nur zu einem optimierten Therapieeinsatz, sondern auch zu einer Zunahme der Quality-of-Life für den Patienten und zu einer längeren Überlebenszeit (Halasz et al. 2012; Hutchings und Barrington 2009; Radford et al. 2015). Auch prognostische Aussagen für das Ansprechen auf Therapie und die Überlebenszeit werden durch den Einsatz von PET/CT mit 18F-FDG möglich (Coughlan und Elstrom 2014).

15.3.8 Infekte, reaktive Lymphknoten

Blande Entzündungen und Infektionsherde sind durch immunologische Reaktionen gekennzeichnet, deren zelluläre Immigrationen durch deutlich vermehrten Glukosemetabolismus gekennzeichnet sind. Bei der Abklärung von Ursachen für Fieber oder Leukozytosen stellt die PET/CT mit 18F-FDG die empfindlichste Methode dar, um einen Infektfokus aufzuspüren. Ein weiterer Vorteil besteht darin, dass im Gegensatz zu anderen Methoden der ganze Körper auf einmal untersucht werden kann (Love et al. 2005; Meller et al. 2007; Zhuang et al. 2005). Derartige Speicherbezirke sind im Einzelfall von tumorösen Veränderungen nicht immer problemlos zu differenzieren.

Ebenso können reaktive Lymphknoten mit der PET/CT dargestellt werden. Insbesondere dann, wenn diese im Tributargebiet eines malignen Tumors liegen, kann dies zu Überschneidungen mit der Detektion von Lymphknotenmetastasen führen (Nakagawa et al. 2008).

15.3.9 Prostatakarzinom

Die Problematik bei der Diagnose des primären Prostatakarzinoms liegt bei grenzwertigen PSA-Spiegeln im Nachweis des Primarius. Biopsien können frustran sein oder von manchen Patienten gescheut werden. Die PET mit verschiedenen Tracern erlaubt neben der Lokalisation des Primarius auch die Detektion von multifokalem Auftreten und vor allen auch ein primäres Lymphknotenstaging, das für die zu wählende Therapie von entscheidender Bedeutung ist. Auch in der Nachsorge bei wieder ansteigendem PSA spielt die PET-Untersuchung z. B. mit Ga86-PSMA oder F18-PSMA für das Restaging und die Festlegung der dann durchzuführenden Therapie eine große Rolle (Abb. 15.4 und 14.10). Zurzeit wird untersucht, welche prostataspezifische Membranantigen- (PSMA)-Moleküle und welche Markierungen am besten für die Diagnostik von Prostatakarzinomzellen geeignet sind (Afshar-Oromieh et al. 2014, Dietlein et al. 2015,

Dietlein et al. 2017, Giesel et al. 2017, Perera et al. 2016,). Auch andere langsam wachsende Malignome zeigen teilweise für eine PET/CT mit PSMA einen ausreichenden Besatz mit entsprechenden Rezeptoren.

15.3.10 Somatostatinpositive Tumoren und Lymphknotenstaging

Die Anwendung von Somatostatinrezeptoranaloga für die Behandlung und den diagnostischen Nachweis von somatostatinpositiven Tumoren nach Markierung mit 111In oder 99mTc erfolgt schon lange. Nach Entwicklung von 68Ga-Dotatoc und später 68Ga-Dotatate ((^{68}Ga-DOTA^0,Tyr3)-Octreotid bzw. (^{68}Ga-DOTA^0,Tyr^3,Thr^8)-Octreotid) (Velikyan et al. 2014) und verwandten, für die Markierung mit PET-Tracern geeigneten Wachstumsrezeptorenanaloga (Miederer et al. 2009), setzte sich die PET/CT mit diesen Tracern für das Staging von verschiedenen Tumorentitäten mit erhöhtem Somatostatinbesatz an der Tumoroberfläche durch, Somatostatinrezeptoren-(SSTR)-PET/CT (Kowalski et al. 2003; Kwekkeboom et al. 2010). Zu den Tumoren gehören vor allem die neuroendokrinen Tumoren des Gastrointestinaltraktes (Yang et al. 2014) (Abb. 15.5).

15.4 Individualisierte Tumortherapie und Spezialtechniken (Chemotherapeutika, Tumortransformationen, Tumorabwehrtechniken, Fibroblasten, Theranostika) zum Nachweis von Lymphknotenmetastasen

Prinzipiell können alle Moleküle mit PET-Radionukliden (Positronenstrahler) wie 124J, 68-Ga, 60Cu,18F, 15O, 13C, 11N und anderen markiert werden. Dadurch können z. B. wichtige Elemente des Immunsystems, Chemotherapeu-

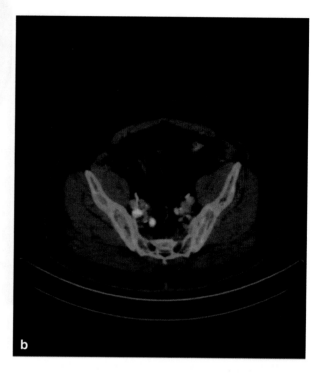

F18-PSMA

Abb. 15.4 a, b 18F-PSMA-PET/CT bei einem Patienten nach radikaler Prostatektomie und Anstieg des PSA-Spiegels in der Nachsorge. Nachweis von Lymphknoten-metasen im Becken und abdominal/ retroperitoneal. Das Ausmaß der Metastasierung bestimmt die Therapieform. (Mit freundlicher Überlassung durch die Klinik für Nuklearmedizin Freiburg)

tika, Medikamente, Bakteriophagen und andere für den Einsatz am Patienten wichtige Substanzen zu PET-Tracern und mit PET/CT oder PET/MRT in der Verteilung im Patienten gemessen werden. Besonders interessant sind die Pharmaka, die nach Markierung mit Positronenstrahlern für die Detektion am Patienten eingesetzt und gleichzeitig nach Markierung mit Elektronen- oder Alphastrahlern wie z. B. 90Y, 131J, 177Lu o. a. zur Therapie verwendet werden können. Diese Pharmaka heißen Theranostics, weil sie für Diagnose und Therapie Verwendung finden und der therapeutische Nutzen durch vorhe-rige Diagnose gesichert werden kann (Baum et al. 2012, Kelkar und Reineke 2011). Es kann im einzelnen Patienten überprüft werden, welche Therapieform die beste ist (individualisierte Therapie) (Baum und Kulkarni 2012; Bouchelouche und Capala 2010). Die moderne onkologische Forschung, die sich mit speziellen Eigenschaften der Tumorzelle befasst, damit, das Immunsystem des Patienten zu supprimieren oder auch mit Besonderheiten der Tumorzelle, wie z. B. die Apoptose zu umgehen, kann die Wirkweise von Immunmodulationen, Tumortransformationen oder die Einleitung der Apoptose in der Tumorzelle

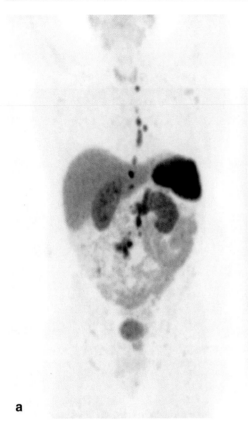

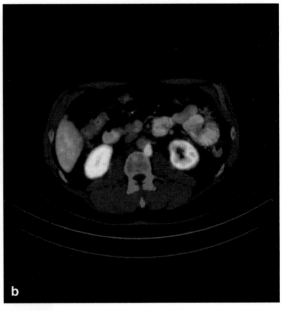

a

b

Ga68-DOTATATE
LK-Metastase RP

Abb. 15.5 **a, b** 68Ga-Dotatate-PET/CT bei einem Patienten mit einem neuroendokrin aktiven gastrointestinalen Tumor (neuroendokriner Tumor, NET). In der Nachsorge zeigt sich eine abdominale/retroperitoneale Lymphknotenmetastasierung und eine ausgedehnte mediastinale Lymphkotenmetastasierung. Weitere Metastasierung links axillär. (Mit freundlicher Überlassung durch die Klinik für Nuklearmedizin Freiburg)

durch Einsatz von PET-Tracern auf unterschiedlichste Weise verfolgen, indem entweder direkt der „Wirkstoff" markiert oder eine Auswirkung der Anwendung des „Wirkstoffs" gemessen wird (Zeller et al. 2006).

15.5 Abkürzungen

CT   Computertomografie
FDG   Fluordesoxyglukose
MRT   Magnetresonanztomografie
NHL   Non-Hodgkin-Lymphom
PET   Positronen Emissions-Tomografie
PSA   Prostataspezifisches Antigen.
PSMA   Prostataspezifisches Membranantigen
SSTR   Somatostatinrezeptoren

Literatur

Abraham T, Schöder H. Thyroid cancer-indications and opportunities for positron emission tomography/computed tomography imaging. Semin Nucl Med. 2011. https://doi.org/10.1053/j.semnuclmed.2010.10.006.

Afshar-Oromieh A, Avtzi E, Giesel F, et al. The diagnostic value of PET/CT imaging with the 68Ga-labelled PSMA ligand HBED-CC in the diagnosis of recurrent prostate cancer. Eur J Nucl Med Mol Imaging. 2014. https://doi.org/10.1007/s00259-014-2949-6.

Agarwal V, Branstetter I, Johnson J. Indications for PET/CT in the head and neck. Otolaryngol Clin N Am. 2008. https://doi.org/10.1016/j.otc.2007.10.005.

Alessio A, Kinahan P, Cheng P, Vesselle H, Karp J. PET/CT scanner instrumentation, challenges, and solutions. Radiol Clin N Am. 2004;42(6):1017–32. https://doi.org/10.1016/j.rcl.2004.08.001.

Ambrosini V, Nicolini S, Caroli P, et al. PET/CT imaging in different types of lung cancer: an overview. Eur J Radiol. 2012. https://doi.org/10.1016/j.ejrad.2011.03.020.

Baum R, Kulkarni H. Theranostics: from molecular imaging using Ga-68 labeled tracers and PET/CT to personalized radionuclide therapy – the bad berka experience. Theranostics. 2012. https://doi.org/10.7150/thno.3645.

Baum R, Kulkarni H, Carreras C. Peptides and receptors in image-guided therapy: Theranostics for neuroendocrine neoplasms. Semin Nucl Med. 2012. https://doi.org/10.1053/j.semnuclmed.2012.01.002.

Benz M, Tchekmedyian N, Eilber F, Federman N, Czernin J, Tap W. Utilization of positron emission tomography in the management of patients with sarcoma. Curr Opin Oncol. 2009. https://doi.org/10.1097/CCO.0b013e32832c95e2.

Bestic J, Peterson J, Bancroft L. Use of FDG PET in staging, restaging, and assessment of therapy response in Ewing sarcoma. RadioGraphics. 2009. https://doi.org/10.1148/rg.295095024.

Blosser G. Medical cyclotrons. Phys Today. 1993;46(10):70–3. https://doi.org/10.1063/1.881366.

Bouchelouche K, Capala J. „Image and treat": an individualized approach to urological tumors. Curr Opin Oncol. 2010. https://doi.org/10.1097/CCO.0b013e3283373d5c.

Breslow A. Thickness, cross-sectional areas and depth of invasion in the prognosis of cutaneous melanoma. Ann Surg. 1970. https://doi.org/10.1097/00000658-197011000-00017.

Caroli P, Nanni C, Rubello D, Alavi A, Fanti S. Non-FDG PET in the practice of oncology. Indian J Cancer. 2010. https://doi.org/10.4103/0019-509X.62998.

Carter B, Glisson B, Truong M, Erasmus J. Small cell lung carcinoma: staging, imaging, and treatment considerations. RadioGraphics. 2014. https://doi.org/10.1148/rg.346140178.

Catana C, Wu Y, Judenhofer M, Qi J, Pichler B, Cherry S. Simultaneous acquisition of multislice PET and MR images: initial results with a MR-compatible PET scanner. J Nucl Med. 2006;47(12):1968–76. doi:47/12/1968 (pii).

Cherrier-De Wilde S. Lymphoma. In: Side effects of medical cancer therapy: prevention and treatment: second edition. 2018. https://doi.org/10.1007/978-3-319-70253-7_9.

Cheson B, Fisher R, Barrington S, et al. Recommendations for initial evaluation, staging, and response assessment of hodgkin and non-hodgkin lymphoma: The lugano classification. J Clin Oncol. 2014. https://doi.org/10.1200/JCO.2013.54.8800.

Coughlan M, Elstrom R. The use of FDG-PET in diffuse large B cell lymphoma (DLBCL): predicting outcome following first line therapy. Cancer Imaging. 2014. https://doi.org/10.1186/s40644-014-0034-9.

De Winton E, Heriot A, Ng M, et al. The impact of 18-fluorodeoxyglucose positron emission tomography on the staging, management and outcome of anal cancer. Br J Cancer. 2009. https://doi.org/10.1038/sj.bjc.6604897.

Diesen D, Skinner M. Head and neck tumors. Surg Childhood Tumors. 2016. https://doi.org/10.1007/978-3-662-48590-3_24.

Dietlein F, Kobe C, Neubauer S, et al. PSA-stratified performance of ^{18} F- and ^{68} Ga-PSMA PET in patients with biochemical recurrence of prostate cancer. J Nucl Med. 2017. https://doi.org/10.2967/jnumed.116.185538.

Dietlein M, Kobe C, Kuhnert G, et al. Comparison of (18F)DCFPyL and (68Ga)Ga-PSMA-HBED-CC for PSMA-PET imaging in patients with relapsed prostate cancer. Mol Imaging Biol. 2015. https://doi.org/10.1007/s11307-015-0866-0.

Facey F, Bradbury I, Laking G, Payne E. Overview of the clinical effectiveness of positron emission tomography imaging in selected cancers. Health Technol Assess (Rockv). 2007. https://doi.org/10.3310/hta11440.

Friedberg E. A comprehensive catalogue of somatic mutations in cancer genomes. DNA Repair (Amst). 2010. https://doi.org/10.1016/j.dnarep.2010.01.013.

Fueger B, Yeom K, Czernin J, Sayre J, Phelps M, Allen-Auerbach M. Comparison of CT, PET, and PET/CT for staging of patients with indolent non-hodgkin's lymphoma. Mol Imaging Biol. 2009;11(4):269–74. https://doi.org/10.1007/s11307-009-0200-9.

de Geus-Oei L-F, Vriens D, van Laarhoven H, van der Graaf W, Oyen W. Monitoring and predicting response to therapy with 18F-FDG PET in colorectal cancer: a systematic review. J Nucl Med. 2009. https://doi.org/10.2967/jnumed.108.057224.

Giesel F, Hadaschik B, Cardinale J, et al. F-18 labelled PSMA-1007: biodistribution, radiation dosimetry and histopathological validation of tumor lesions in prostate cancer patients. Eur J Nucl Med Mol Imaging. 2017. https://doi.org/10.1007/s00259-016-3573-4.

Goto A, Tachikawa T, Jongen Y, Schillo M. Cyclotrons. Compr Biomed Phys. 2014;8:179–95. https://doi.org/10.1016/B978-0-444-53632-7.00612-2.

Halasz L, Jacene H, Catalano P, et al. Combined modality treatment for PET-positive non-hodgkin lymphoma: favorable outcomes of combined modality treatment for patients with non-hodgkin lymphoma and positive interim or postchemotherapy FDG-PET. Int J Radiat Oncol Biol Phys. 2012. https://doi.org/10.1016/j.ijrobp.2012.01.060.

Hutchings M, Barrington S. PET/CT for therapy response assessment in lymphoma. J Nucl Med. 2009. https://doi.org/10.2967/jnumed.108.057190.

de Jong M, Mayo S, Pulitano C, et al. Repeat curative intent liver surgery is safe and effective for recurrent colorectal liver metastasis: results from an international multi-institutional analysis. J Gastrointest Surg. 2009.

Juweid M, Stroobants S, Hoekstra O, et al. Use of positron emission tomography for response assessment of lymphoma: consensus of the imaging subcommittee of international harmonization project in lymphoma. J

Clin Oncol. 2007. https://doi.org/10.1200/JCO.2006.08.2305.

Kauhanen S, Schalin-Jantti C, Seppanen M, et al. Complementary roles of 18F-DOPA PET/CT and 18F-FDG PET/CT in medullary thyroid cancer. J Nucl Med. 2011. https://doi.org/10.2967/jnumed.111.094771.

Kelkar S, Reineke T. Theranostics: combining imaging and therapy. Bioconjug Chem. 2011. https://doi.org/10.1021/bc200151q.

Koopmans K, de Groot J, Plukker J, et al. 18F-Dihydroxyphenylalanine PET in patients with biochemical evidence of medullary thyroid cancer: relation to tumor differentiation. J Nucl Med. 2008. https://doi.org/10.2967/jnumed.107.047720.

Kowalski J, Henze M, Schuhmacher J, Mäcke H, Hofmann M, Haberkorn U. Evaluation of positron emission tomography imaging using (68Ga)-DOTA-D Phe1-Tyr3- octreotidein comparison to (111In)-DTPAOC SPECT. First results in patients with neuroendocrine tumors. Mol Imaging Biol. 2003. https://doi.org/10.1016/S1536-1632(03)00038-6.

Kwee T, Kwee R, Nievelstein R. Imaging in staging of malignant lymphoma: a systematic review. Blood. 2008. https://doi.org/10.1182/blood-2007-07-101899.

Kwekkeboom D, Kam BL, Van Essen M, et al. Somatostatin receptor-based imaging and therapy of gastroenteropancreatic neuroendocrine tumors. Endocr Relat Cancer. 2010. https://doi.org/10.1677/ERC-09-0078.

Love C, Tomas M, Tronco G, Palestro C. FDG PET of infection. Radiographics. 2005. https://doi.org/10.1148/rg.255045122.

Marcus C, Whitworth P, Surasi D, Pai S, Subramaniam R. PET/CT in the management of thyroid cancers. Am J Roentgenol. 2014. https://doi.org/10.2214/AJR.13.11673.

Matasar M, Zelenetz A. Overview of lymphoma diagnosis and management. Radiol Clin N Am. 2008. https://doi.org/10.1016/j.rcl.2008.03.005.

Meller J, Sahlmann C, Scheel A. PET and PET/CT in Fever of 18F-FDG PET and PET/CT in fever of unknown origin. J Nucl Med. 2007. https://doi.org/10.1530/rep.1.00500.

Miederer M, Seidl S, Buck A, et al. Correlation of immunohistopathological expression of somatostatin receptor 2 with standardised uptake values in68Ga-DOTATOC PET/CT. Eur J Nucl Med Mol Imaging. 2009. https://doi.org/10.1007/s00259-008-0944-5.

Nakagawa T, Yamada M, Suzuki Y. 18F-FDG uptake in reactive neck lymph nodes of oral cancer: relationship to lymphoid follicles. J Nucl Med. 2008;49(7):1053–9. https://doi.org/10.2967/jnumed.107.049718.

Nathan C, Ekshyyan O, Anandharaj A. Head and neck cancers. In: Translation and its regulation in cancer biology and medicine. 2014. https://doi.org/10.1007/978-94-017-9078-9_25.

Non Hodgkin's Lymphoma Project Classification. A clinical evaluation of the international lymphoma study group classification of non-Hodgkin's lymphoma. The non-Hodgkin's lymphoma classification project. Blood. 1997. https://doi.org/10.3322/canjclin.46.1.5.

Pauwels J, Ribeiro J, Stoot J, McCready V, Bourguignon M, Mazière B. FDG accumulation and tumor biology. Nucl Med Biol. 1998;25(4):317–22. https://doi.org/10.1016/S0969-8051(97)00226-6.

Perera M, Papa N, Christidis D, et al. Sensitivity, specificity, and predictors of positive68Ga–prostate-specific membrane antigen positron emission tomography in advanced prostate cancer: a systematic review and meta-analysis. Eur Urol. 2016. https://doi.org/10.1016/j.eururo.2016.06.021.

Pfannschmidt J, Dienemann H, Hoffmann H. Surgical resection of pulmonary metastases from colorectal cancer: a systematic review of published series. Ann Thorac Surg. 2007. https://doi.org/10.1016/j.athoracsur.2007.02.093.

Pichler J, Kolb A, Nagele T, Schlemmer H-P. PET/MRI: paving the way for the next generation of clinical multimodality imaging applications. J Nucl Med. 2010;51(3):333–6. https://doi.org/10.2967/jnumed.109.061853.

Potter M, Newport E, Morten K. The Warburg effect: 80 years on. Biochem Soc Trans. 2016. https://doi.org/10.1042/BST20160094.

Quartuccio N, Fox J, Kuk D, et al. Pediatric bone sarcoma: diagnostic performance of 18 F-FDG PET/CT versus conventional imaging for initial staging and follow-up. Am J Roentgenol. 2015. https://doi.org/10.2214/AJR.14.12932.

Queiroz M, Huellner M. PET/MR in cancers of the head and neck. Semin Nucl Med. 2015. https://doi.org/10.1053/j.semnuclmed.2014.12.005.

Radford J, Illidge T, Counsell N, et al. Results of a trial of PET-directed therapy for early-stage Hodgkin's lymphoma. N Engl J Med. 2015. https://doi.org/10.1056/NEJMoa1408648.

Robbins R, Wan Q, Grewal R, et al. Real-time prognosis for metastatic thyroid carcinoma based on 2-(18F) fluoro-2-deoxy-D-glucose-positron emission tomography scanning. J Clin Endocrinol Metab. 2006. https://doi.org/10.1210/jc.2005-1534.

Roberge D, Vakilian S, Alabed Y, Turcotte R, Freeman C, Hickeson M. FDG PET/CT in initial staging of adult soft-tissue sarcoma. Sarcoma. 2012. https://doi.org/10.1155/2012/960194.

Rota Kops E, Qin P, Mueller-Veggian M, Herzog H. Attenuation correction of PET scanning based on MRT-images. In: Proceedings of IEEE nuclear science symposium and medical imaging conference. 2006: Abstract only. San Diego, California. ISBN: 9781424405619.

Specht L. 2-(18F)Fluoro-2-Deoxyglucose positron-emission tomography in staging, response evaluation, and treatment planning of lymphomas. Semin Radiat Oncol. 2007. https://doi.org/10.1016/j.semradonc.2007.02.005.

Talbot N, Petegnief Y, de Beco V, Nataf V, Balard M. Basics of PET and PET/CT imaging: instrumentation and radiopharmaceuticals for clinical diagnosis. Presse Med 2006;35(9 Pt 2):1331-1337.

Travis W, Brambilla E, Nicholson A, et al. The 2015 world health organization classification of lung tumors: impact of genetic, clinical and radiologic advances since the 2004 classification. J Thorac Oncol. 2015. https://doi.org/10.1097/JTO.0000000000000630.

Treglia G, Castaldi P, Villani M, et al. Comparison of18F-DOPA,18F-FDG and68Ga-somatostatin analogue PET/CT in patients with recurrent medullary thyroid carcinoma. Eur J Nucl Med Mol Imaging. 2012. https://doi.org/10.1007/s00259-011-2031-6.

Trotter S, Sroa N, Winkelmann R, Olencki T, Bechtel M. A global review of melanoma follow-up guidelines. J Clin Aesthet Dermatol. 2013;6(9):18–26.

Velikyan I, Sundin A, Sorensen J, et al. Quantitative and qualitative intrapatient comparison of 68Ga-DOTATOC and 68Ga-DOTATATE: net uptake rate for accurate quantification. J Nucl Med. 2014. https://doi.org/10.2967/jnumed.113.126177.

Wadsak W, Mitterhauser M. Basics and principles of radiopharmaceuticals for PET/CT. Eur J Radiol. 2010;73(3):461–9. https://doi.org/10.1016/j.ejrad.2009.12.022.

Wagner H. Non-small cell lung cancer. In: Clinical radiation oncology: third edition. 2011. https://doi.org/10.1016/B978-1-4377-1637-5.00042-0.

Warburg O. The metabolism of tumors in the body. J Gen Physiol. 1927. https://doi.org/10.1085/jgp.8.6.519.

Warburg O. On the origin of cancer cells. Science. 1956;123(3191):309–14. https://doi.org/10.1126/science.123.3191.309.

Xing Y, Bronstein Y, Ross M, et al. Contemporary diagnostic imaging modalities for the staging and surveillance of melanoma patients: a meta-analysis. J Natl Cancer Inst. 2011. https://doi.org/10.1093/jnci/djq455.

Yang J, Kan Y, Ge BH, Yuan L, Li C, Zhao W. Diagnostic role of Gallium-68 DOTATOC and Gallium-68 DO-TATATE PET in patients with neuroendocrine tumors: a meta-analysis. Acta Radiol. 2014. https://doi.org/10.1177/0284185113496679.

Yu S. Review of F-FDG synthesis and quality control. Biomed Imaging Interv J. 2006;2(4):e57. https://doi.org/10.2349/biij.2.4.e57, https://doi.org/10.1007/s11605-009-1050-0.

Zeller K, Zhao X, Lee C, et al. Global mapping of c-Myc binding sites and target gene networks in human B cells. Proc Natl Acad Sci. 2006. https://doi.org/10.1073/pnas.0604129103.

Zhuang H, Yu J, Alavi A. Applications of fluorodeoxyglucose-PET imaging in the detection of infection and inflammation and other benign disorders. Radiol Clin N Am. 2005. https://doi.org/10.1016/j.rcl.2004.07.005.

Zinzani P, Stefoni V, Tani M, et al. Role of (18F)fluoro-deoxyglucose positron emission tomografy scan in the follow-up of lymphoma. J Clin Oncol. 2009. https://doi.org/10.1200/JCO.2008.16.1513.

Fluoreszenz-Mikrolymphografie – Eine Methode zur Frühdiagnose des Lymphödems

16

Silvia Gretener und Hak Hong Keo

Inhaltsverzeichnis

16.1   Einleitung

Im Jahr 1981 wurde durch Bollinger et al. eine minimal-invasive Methode entwickelt und im Journal Circulation vorgestellt, um die bisher nicht zugänglichen oberflächlichen „Lymphkapillaren" (initiale Lymphgefäße/Lymphsinus) der Haut in vivo morphologisch darzustellen (Bollinger et al. 1981). Es handelt sich um die Fluoreszenz-Mikrolymphografie (FML) mit hochmolekularen, Fluoreszein-Iso-Thio-Cyanat (FITC) markierten Dextranen. Seither ist diese Methode fester Bestandteil der erweiterten Diagnostik des Lymphödems in der Schweiz (Bollinger und Amann-Vesti 2007). Diese Methode ermöglicht die Darstellung des oberflächlichen „Lymphkapillarnetzes" (initiale Lymphgefäße/Lymphsinus) der Haut (Abb. 16.1).

Sie basiert auf der Tatsache, dass hochmolekulare Substanzen obligat lymphpflichtig sind, dass also Moleküle ab einer bestimmten Größe nur über das Lymphgefäßsystem abtransportiert werden können (Moghimi und Rajabi-Siahboomi 1996). Kleine Moleküle werden ebenfalls von den initialen Lymphgefäßen aufgenommen, verlassen diese zum Teil aber wieder (Huber et al. 1984). Deshalb wird für diese Untersuchungsmethode Dextran 150.000 Dalton – ein hochmolekularer

S. Gretener (✉)
Angiologie Oberaargau, Langenthal, Schweiz
e-mail: silvia.gretener@hin.ch

H. H. Keo
Zentrum für Gefäßmedizin Mittelland,
Aarau, Schweiz
e-mail: keoxx006@umn.edu

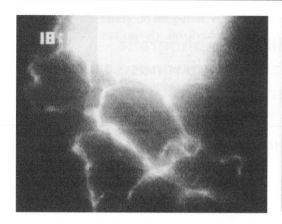

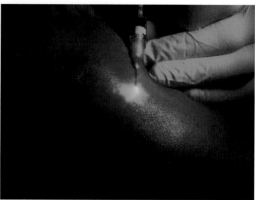

Abb. 16.1 Historisches Bild einer Mikrolymphografie (oben Teil des Depots und wenige „Lymphkapillaren"). (Aus der Publikation „Clinical Capillaroscopy" von Alfred Bollinger und Bengt Fagrell, 1990, Hogrefe und Huber Publishers, ISBN 3-456-81924-2. Abdruck mit freundlicher Genehmigung des Verlages)

Abb. 16.2 Die subepidermale Injektion von FITC-Dextran erfolgt üblicherweise unter Raumlicht, hier zur besseren Visualisierung des Depots unter Blaulicht

Zucker – verwendet, von dem eine geringe Menge in die Haut gespritzt wird (Isenring et al. 1982). Das Dextran ist wiederum an das fluoreszierende Molekül FITC gekoppelt. Wird dieser Zucker aus dem Gewebedepot über die Lymphkapillaren (initiale Lymphgefäße/Lymphsinus) abtransportiert, können die mit fluoreszierender Substanz gefüllten initialen Lymphgefäße mit einem kommerziell erhältlichen Fluoreszenz-Auflichtmikroskop mit FITC-Filtern beobachtet werden. Bei der Testentwicklung wurden zuerst verschiedene Phänomene (Dicke der initialen Lymphgefäße, Maschenzahl etc.) untersucht. Im Verlauf wurde aber der vom Depotrand aus gemessene maximale Ausbreitungsradius als geeignetes Mittel zur Lymphödemdiagnose weiterverfolgt (Isenring et al. 1982). Die Mikrolymphografie erlaubt auch die Punktion initialer Lymphgefäße zur Messung des „Lymphkapillardruckes (Gretener et al. 2000).

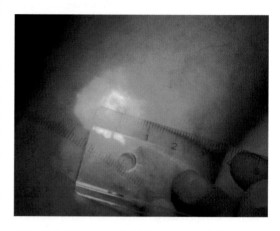

Abb. 16.3 Messung mit Millimetermass ab Depotrand. Auf der Haut klebt ein transparentes Millimetermaßband für die Fotodokumentation

16.2   Methode

Nach subepidermaler Injektion von 0,1 ml FITC-Dextran mit einem Molekulargewicht von 150.000 (25 % Lösung mit NaCl 0,9 %) mit einer 25 G-Nadel entsteht ein sichtbares fluoreszierendes Depot, aus dem sich das Rete von initialen Lymphgefäßen/Lymphsinus füllt (Abb. 16.2).

Diese Injektion wird von den Probanden als wenig schmerzhaft empfunden. Die vom Depot ausgehende Ausbreitung des Fluorochroms in den initialen Lymphgefäßen wird während mindestens 10 Minuten beobachtet. Die Messung der Ausbreitung erfolgt mit dem Millimetermaß (Abb. 16.3).

Die Visualisierung ist über die Markierung des Dextrans mit FITC möglich, das mit Blaulicht einer Wellenlänge von 495 nm angeregt wird und eine Wellenlänge von 521 nm emittiert. Mit Lichtquellen bzw. -filtern dieser Wellenlängen kann die Ausbreitung beobachtet, gemessen und dokumentiert werden (Abb. 16.4 und 16.5).

Die Injektion erfolgt am Ort der stärksten bzw. am häufigsten auftretenden Schwellung und im-

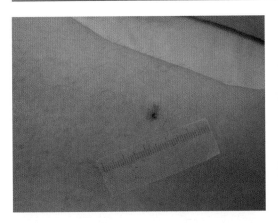

Abb. 16.4 Depot von FITC-Dextran mit Raumlicht und ohne Filter fotografiert

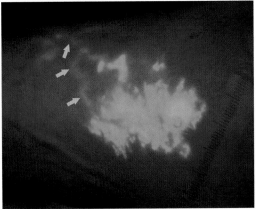

Abb. 16.6 Präkollektoren (Pfeile)

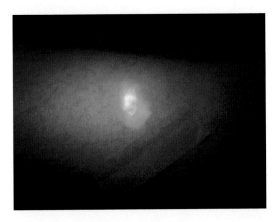

Abb. 16.5 Das gleiche Depot wie in Abb. 16.4 mit Blaulicht von 495 nm Wellenlänge beleuchtet und mit einem 521 nm Filter aufgenommen

mer an beiden Extremitäten, auch wenn eine Extremität asymptomatisch sein sollte. Beim primären Lymphödem ist dies meist am Vorfuß dorsal, sonst je nach Anamnese und Klinik (Keo et al. 2013). Vereinzelt können Präkollektoren (Abb. 16.6) visualisiert werden, eine Darstellung von tiefer liegenden Lymphgefäßen ist mit der Mikrolymphografie jedoch nicht möglich.

16.3 Auswertverfahren

Die Messung der Ausbreitung vom FITC-Dextran in den oberflächlichen initialen Lymphgefäßen erfolgt radial vom Depotrand aus. Als maximale

Ausbreitung wird die während einer Untersuchung erreichte höchste Ausdehnung in eine von 4 orthogonalen Richtungen definiert (Isenring et al. 1982).

Die maximale Ausdehnung von FITC-Dextran in den initialen Lymphgefäßen der Haut wird als Maß für eine allfällige Stauung im Lymphgefäßsystem angesehen. Das dermale lymphatische Netzwerk dient als Niederwiderstands-Kollateralkreislauf für den normalen Drainageweg über die tiefere subepidermale Lymphkollektoren, wenn ein hoher Widerstand wegen Obstruktion oder ungenügender Pumpfunktion vorliegt.

Eine pathologische Ausbreitung von 14 mm oder mehr vom Depotrand aus weist auf das Vorliegen einer lymphatischen Abflussstörung hin. Die diagnostische Genauigkeit dieses Testes ist sehr gut und wurde in 2 Studien dokumentiert (Keo et al. 2013, 2015). Eine Ausbreitung ≥ 12 mm ab Depotrand hat eine Sensitivität/Spezifität von 94 % bzw. 79 % für Lymphödeme, eine Ausbreitung ≥ 14 mm eine Sensitivität/Spezifität von 91 % bzw. 86 % und die beste Test-Genauigkeit von 89 % (Abb. 16.7, 16.8, 16.9 und 16.10) (Keo et al. 2015). Als weiteres Zeichen eines Lymphödems gilt ein kutaner Reflux (Abb. 16.11) (Keo et al. 2017). Hierzu liegen aber keine soliden statistischen Daten vor. Der kutane Reflux (engl.: Dermal Backflow) ist ein Phänomen, das auch bei der Lymphszintigrafie, direkten und indirekten Lymphgrafie, dem Patent-Blau-Test (Kinmonth 1982) und der Indocyaningrün

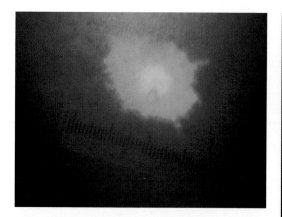

Abb. 16.7 Normale FITC-Dextran-Ausbreitung

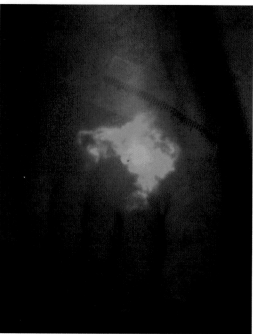

Abb. 16.10 Primäres Lymphödem mit pathologischer FITC-Dextran-Ausbreitung

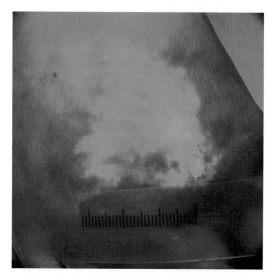

Abb. 16.8 Primäres Lymphödem mit pathologischer FITC-Dextran-Ausbreitung (15 mm)

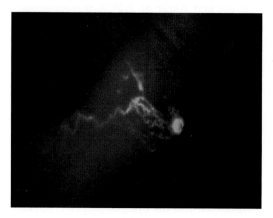

Abb. 16.9 Primäres Lymphödem mit pathologischer FITC-Dextran-Ausbreitung

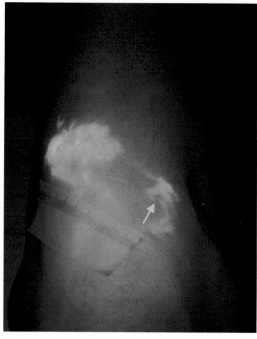

Abb. 16.11 Primäres Lymphödem mit kutanem Reflux (Pfeil)

Fluoreszenzlymphografie bekannt ist (Yamamoto et al. 2015). Auch hier besteht der pathophysiologische Mechanismus darin, dass die oberflächlichen Hautlymphgefäße als Kollateralkreislauf für gestaute/obstruierte tiefe Lymphgefäße dienen. Bei den seltenen aplastischen /hypoplastischen Lymphödemen stellt sich keine Lymphsinus dar (Bollinger et al. 1983; Pfister et al. 1990).

16.4 Indikationen

Die Fluoreszenz-Mikrolymphografie kommt zur Diagnose des Lymphödems bei klinisch unklaren Ödemen oder bei gemischt-ätiologischen Ödemen zum Einsatz. Sie wird auch zur Diagnose des Lymphödems Stadium 0 verwendet.

16.5 Nebenwirkungen und Kontraindikationen

Als seltene Nebenwirkung der FITC-Dextran-Injektion kann nach einigen Tagen passager ein Juckreiz mit ekzematöser Hautveränderung im Bereich der Injektionsstelle auftreten (in 0,5–1,1 %) (Keo et al. 2013, 2015). Ein Erysipel im Bereich der Punktionsstelle ist eine Kontraindikation.

16.6 Fazit

▶ Die Fluoreszenz-Mikrolymphografie ist eine einfach durchzuführende, praxis-basierte Untersuchung, die insbesondere in der Diagnostik von Lymphödemen im Frühstadium und bei klinisch nicht eindeutigen Fällen sehr hilfreich ist. Ausschlaggebend für die Diagnose eines Lymphödems ist ein vergrößerter Ausbreitungsradius von Fluoreszeinisothiozyanat-Dextran (FITC-Dextran) in den oberflächlichen Lymphsinus (synonym: Lymphkapillare) nach intrakutaner Injektion. Als weiteres Zeichen eines Lymphödems gilt ein kutaner Reflux („dermal backflow"). Bei den seltenen aplastischen/hypoplastischen Lymphödemen stellen sich keine Lymphsinus dar.

16.7 Abkürzungen

FITC   Fluoreszein-Iso-Thio-Cyanat
FML   Fluoreszenz-Mikrolymphografie

Literatur

Bollinger A, Amann-Vesti B. Fluorescence microlymphography: diagnostic potential in lymphedema and basis for the measurement of lymphatic pressure and flow velocity. Lymphology. 2007;40:52–62.

Bollinger A, Jager K, Sgier F, Seglias J. Fluorescence microlymphography. Circulation. 1981;64:1195–1200.

Bollinger A, Isenring G, Franzeck UK, Brunner U. Aplasia of superficial lymphatic capillaries in hereditary and connatal lymphedema (Milroy's disease). Lymphology. 1983;16:27–30.

Gretener S, Lauchli S, Leu A, Koppensteiner R, Franzeck U. Effect of venous and lymphatic congestion on lymph capillary pressure of the skin in healthy volunteers and patients with lymph edema. J Vasc Res. 2000;37:61–7.

Huber M, Franzeck U, Bollinger A. Permeability of superficial lymphatic capillaries in human skin to FITC-labelled dextrans 40.000 and 150.000. Int J Microcirc Clin Exp. 1984;3:59–69.

Isenring G, Franzeck U, Bollinger A. Fluorescence microlymphography of the medial malleolus in healthy humans and in patients with primary lymphedema. Schweiz Med Wochenschr. 1982;112:225–31.

Keo H, Schilling M, Buchel R, Grochenig E, Engelberger RP, Willenberg T, Baumgartner I, Gretener S. Sensitivity and specificity of fluorescence microlymphography for detecting lymphedema of the lower extremity. Vasc Medicine. 2013;18:117–21.

Keo H, Husmann M, Groechenig E, Willenberg T, Gretener S. Diagnostic accuracy of fluorescence microlymphografy for detecting limb lymphedema. Eur J Vasc Endovasc Surg. 2015;49:474–9.

Keo H, Gretener S, Staub D. Clinical and diagnostic aspects of lymphedema. Vasa. 2017;46:255–61.

Kinmonth J. The Lymphatics. Surgery, Lymphography and Disease of the Chyle and Lymph System. London: Edward Arnold (Publishers) Ldt.; 1982. ISBN 0-7131-4410-6.

Moghimi S, Rajabi-Siahboomi R. Advanced colloid-based systems for efficient delivery of drugs and diagnostic agents to the lymphatic tissues. Prog Biophys Mol Biol. 1996;65:221–49.

Pfister G, Saesseli B, Hoffmann U, Geiger M, Bollinger A. Diameters of lymphatic capillaries in patients with different forms of primary lymphedema. Lymphology. 1990;23:140–4.

Yamamoto T, Yoshimatsu H, Narushima M, Yamamoto N, Hayashi A, Koshima I. Indocyanine green lymphography findings in primary leg lymphedema. Eur J Vasc Endovasc Surg. 2015;49:95–102.

Stichwortverzeichnis

Printed by Wilco bv, the Netherlands